小儿内科常见疾病诊疗

XIAOER NEIKE CHANGJIAN JIBING ZHENLIAO

王 芳 编著

U0341294

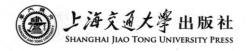

上海交通大学出版社

SHANGHAI JIAO TONG UNIVERSITY PRESS

内容提要

　　本书是一本全面介绍小儿内科疾病的参考书，详细地阐述了各种儿科常见疾病，重点论述了各种疾病临床诊断难点、鉴别诊断中遇到的困惑、疾病治疗的新进展、不同治疗方法的优缺点等。本书条理清楚，重点突出，内容紧密结合临床，实用性强，既有一定深度和广度，又有实际应用价值，适合儿科医师、医学院校学生参考使用。

图书在版编目（CIP）数据

　　小儿内科常见疾病诊疗 / 王芳编著. --上海 ： 上海交通大学出版社，2023.10
　　ISBN 978-7-313-27839-5

　　Ⅰ．①小… Ⅱ．①王… Ⅲ．①小儿疾病－内科－常见病－诊疗 Ⅳ．①R725

　　中国版本图书馆CIP数据核字（2022）第254837号

小儿内科常见疾病诊疗
XIAOER NEIKE CHANGJIAN JIBING ZHENLIAO

编　　著：王　芳

出版发行：上海交通大学出版社　　　　　　　　地　　址：上海市番禺路951号

邮政编码：200030　　　　　　　　　　　　　电　　话：021-64071208

印　　制：广东虎彩云印刷有限公司

开　　本：710mm×1000mm　1/16　　　　　　经　　销：全国新华书店

字　　数：352千字　　　　　　　　　　　　　印　　张：20.25

版　　次：2023年10月第1版　　　　　　　　　插　　页：2

书　　号：ISBN 978-7-313-27839-5　　　　　　印　　次：2023年10月第1次印刷

定　　价：88.00元

作者简介

王　芳

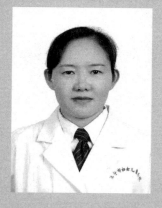

　　毕业于济宁医学院临床医学系，现就职于山东省济宁市妇幼保健计划生育服务中心儿科，兼任济宁市医学会抗癫痫分会委员、济宁市医学会儿科急救分会委员。擅长儿科常见病与多发病的诊治。2021年被评为院级"先进个人"。

前言
FOREWORD

现代医学和生命科学的快速发展使越来越多的新理论和新技术广泛应用于儿科临床,卫生事业的改革和发展也使得儿科医师和社会的距离越来越近,患者和社会对儿科医师的要求越来越高。儿科医师不仅要具备医学知识,还要具备社会学知识;不仅要掌握临床医学知识,还要掌握基础医学和预防医学知识;不仅要熟悉身体疾病,还要熟悉心理疾病;不仅要了解儿科学的经典,还要了解儿科学的进展。因此,儿科医师必须不断学习、不断进步,才能更好地为儿童的健康成长保驾护航。为了反映儿科学的新理论、新概念,为疾病诊疗提供依据,特编写了《小儿内科常见疾病诊疗》一书。

本书注重参考资料的权威性、真实性和全面性,着重反映疾病诊断、治疗、预防及预后等方面的最新动态。在内部结构上,本书以贴近临床为特色,对发病机制等方面的叙述力求简洁,而在诊断和治疗方法上则求新、求全,并注重治疗效果的评价。为了提高临床实用性,本书还引用不少规范化的诊疗常规,供国内的同道参考。

本书共有八章,首先介绍了新生儿急救操作和新生儿常见疾病的相关内容,然后详细介绍了小儿呼吸系统、消化系统、神经系统、泌尿系统等常见病和多发病,并重点讲解了疾病的病因、临床表现、辅助检查、诊断和鉴别诊断及治疗方法。本书内容丰富,知识全面,体裁独特,文本简洁,条理清楚,重点突出,既有一定深度和广度,又有实际应用价值,是一本专业性较强的儿科学著作,适合各级医院的儿科临床医师及医学院校学生学习参考。

本书在编写过程中参阅了大量国内外最新、最全面的文献资料,并将其与在临床工作中积累的经验相结合,期望能为本书读者的工作、学习带来帮助。但鉴于水平有限,编写时间较为仓促,若书中存在不足之处,恳请广大读者不吝赐教。

王芳

济宁市妇幼保健计划生育服务中心

2022 年 7 月

目 录
CONTENTS

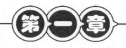

新生儿急救操作

第一节　新生儿液体疗法

新生儿的生理状态及某些疾病与婴幼儿有所不同,液体疗法应用广泛,体液的总量、分布及肾功能均有其特殊性,尤其是极低出生体重儿,如补液不当往往会导致症状性动脉导管开放、充血性心力衰竭、支气管肺发育不良(broncho-pulmonary dysplasia,BPD)及脑室内出血等,故临床医师必须掌握正确的液体治疗。

一、新生儿体液特点

(一)总体液量、分布及生后体液的变化

新生儿液体总量多,妊娠周龄越小所占比例越多,其中细胞外液占体液中的比例亦越大,如足月儿总体液占78%,细胞外液占总体液的45%,而28周龄者总体液占84%,细胞外液则占57%。

新生儿生后发生利尿排出体内较多水分,故有体重下降现象,足月儿可损失体重的5%～10%,早产儿可损失体重的15%,生后第5～7天时降至最低,10天后逐渐上升至出生体重,孕周越小者体重下降越多(表1-1),需恢复至出生体重的时间越长。足月小样儿细胞外液较少,生后体重下降可不明显。

表 1-1　不同孕周体重下降百分率

孕周	体重下降(%)
26	15～20
30	10～15
34	8～10
38	5～10

(二)生后水丢失途径

1.肾

随着胎龄增加,肾功能渐趋成熟,新生儿尤其极低出生体重儿肾功能不成熟表现:①肾小球滤过率低;②近端及远端肾小管对钠重吸收差;③浓缩及稀释功能较差,尤其是浓缩功能;④肾对 HCO_3^-、H^+、K^+ 分泌少。

早产儿在进行液体治疗时短期内不能接受过多水分,因肾脏浓缩功能差,对水、钠的重吸收差,容易造成液体不足及血清钠偏低,早产儿每天每千克体重所需液体及钠量均略多于足月儿。人乳喂养者溶质量较少,平均尿量每小时为 2.5 mL/kg。

2.肾外

(1)不显性失水(insensible water loss,IWL):早产儿由于体表面积大,皮肤薄,角质层发育不完善,不显性失水量多。体重<1 000 g者每小时平均丢失约2.7 mL/kg,体重1 000~1 500 g者每小时平均丢失为 1.7~2.3 mL/kg,体重1 500~2 500 g者每小时平均丢失为1~1.7 mL/kg,体重>2 500 g者为0.7 mL/kg。环境温度高于中性环境温度时 IWL 增多,当>35 ℃时 IWL 可增高 3 倍。用光疗及开放式辐射床时各可增加 IWL 50%左右,多活动多哭吵时可增加至 70%,湿化吸氧及用热罩时各可减少约 30%。

(2)其他途径丢失:如创口渗液、腹泻时大便丢失、胃肠引流液、造瘘液、腹腔渗液及胸腔引流液丢失等。

二、维持液及电解质需要量

(一)维持液需要量

维持液是补充正常体液消耗和生长所需量,正常情况下包括不显性失水、尿及大便三部分。新生儿每天实际所需液量与孕周、出生体重、生后日龄、环境温度及湿度、婴儿活动度、光疗及辐射床等因素有关,给液时必须将上述因素计算在内。生后 2 周内所需的液量见表1-2。

表1-2　不同出生体重儿生后2周内所需液量

出生体重(g)	第1~2天[mL/(kg·d)]	第3~14天[mL/(kg·d)]
750~1 000	100	130~150
1 001~1 250	90	120~150
1 251~1 500	90	110~140
1 501~2 500	80	100~120
>2 500	70	80~100

(二)电解质

电解质主要通过尿液排泄,生后第 1 天尿少电解质排出不多,所给液体可不含电解质,第 2 天开始需钠量:足月儿 2～3 mmol/(kg·d),早产儿(＜32 周)2～5 mmol/kg,需钾量均为 2～3 mmol/(kg·d)。新生儿并不需要常规补钙,除非有明显的低钙症状。

三、液体疗法时的监测及注意点

(一)监测

进行液体治疗时,除定期作体格检查以评估有无液体过多(眼睑周围水肿)及液体不足(黏膜干燥、眶部凹陷等)表现外,尚需监测以下项目。

1.体格检查

(1)体重变化:反映体内总液量,每天固定时间、空腹、裸体测体重至少 1 次。

(2)计算每天的总液体出入量(极低出生体重儿及水、电解质有失衡倾向者,必要时每 8 小时计算一次),正常情况下每小时尿量为 1～3 mL/kg。

(3)皮肤黏膜变化:新生儿皮肤弹性、前囟凹陷及黏膜湿润度不一定能敏感提示水或电解质失衡现象。

(4)心血管症状:心动过速示细胞外液过量或血容量过少,毛细血管再充盈时间延长提示心排血量减少或血管收缩,血压改变常提示心搏出量降低。

2.实验室检查

(1)血清电解质:每天至少 1 次(测定血 K^+、Na^+ 浓度)为制订液疗计划时参考。早产儿血钠常偏低,根据不同临床情况有时需测 Cl^-、Ca^{2+}、K^+ 浓度等。

(2)尿比重:每天 1 次,最好维持在 1.008～1.012 之间。

(3)血液酸碱平衡监测:血液 pH、HCO_3^-、碱剩余(base excess,BE)及 $PaCO_2$ 等,可间接反映血管内容量情况,当容量不足组织灌流差时常出现代谢性酸中毒。

(4)血细胞比容:可作为液体治疗的参考,液量不足时有比容上升现象。

(5)血糖及尿糖:尤其对低出生体重儿可作为调整输糖速率之用。

(6)血浆渗透压:可反映细胞外液的张力,新生儿正常值为 270～290 mOsm/L,生后 1 周可用下列公式计算。

$$血浆渗透压 = 2 \times Na^+ + \frac{血葡萄糖}{18} + \frac{BUN}{2.8}$$

此处 Na^+ 以 mmol/L 计算,血尿素氮(blood urea nitrogen,BUN)及葡萄糖

以 mg/L 计算。

(二)注意点

1.静脉补液速度

不同临床情况补液速度应不同,必须用输液泵在一定时间内按一定速度输入,脱水、休克者必须按一定速度重建容量,维持液应在 24 小时内匀速输入,短期内给液过多会引起动脉导管开放、心力衰竭及肺水肿。

2.葡萄糖液的应用

生后第 1 天的足月儿用 10％葡萄糖液,早产儿无低血糖时葡萄糖输入速率应每分钟 4～6 mg/kg,给糖浓度过高、速度过快除引起高血糖外,更因肾糖阈低易发生糖利尿而造成脱水。

3.碱性液的应用

新生儿感染或脱水时,常因进入液量及热量不足而产生代谢性酸中毒,当 $pH < 7.2$,$BE > -8$ mmol/L 时需以碳酸氢钠纠正,不能用 5％碳酸氢钠直接静脉推注,需稀释后输入,每分钟速度不超过 1 mmol/L。极低出生体重儿最好稀释至等渗液后,于 30 分钟慢速静脉输入,速度过快或浓度太高会因渗透压波动而导致脑室内出血。

4.热量供应

短期内采用静脉补液时,如置于中性环境温度中,每天至少供给 50～60 kcal/kg 的基础热量,如液量已足而热量不足时,机体将动用蛋白质补充不足之热量,此时体重的下降并非液量不足而是蛋白质被消耗之故。

四、几种特殊情况的液体治疗

(一)极低出生体重儿液体治疗中需注意的问题

1.出生后因利尿所引起的变化

生后第 2～3 天(利尿期),生后第 4～5 天(利尿后期),利尿较多时水丢失多见高钠血症,治疗时必须定期监测血清钠。

2.糖耐受性差

在静脉输糖时应注意浓度及速度并监测血糖,一般糖浓度为 5％～10％,速度(无低血糖时)为 4～6 mg/(kg·min)。

3.非少尿性高血钾

出生后的 1～2 天内可因肾小球滤过率较低及 Na^+-K^+-ATP 酶活力低等因素,可导致 K^+ 自细胞内向细胞外转移。

4.晚发性低钠血症

晚发性低钠血症常发生于生后 6～8 周,因生长迅速肾小管功能不成熟对滤过 Na^+ 重吸收不良所致。

(二)呼吸窘迫综合征

呼吸窘迫综合征患儿在低氧、酸中毒状态下,肾血流减少,肾小球滤过率降低,当采用正压通气或并发气胸时抗利尿激素分泌增加导致水分滞留,每天的维持液量应适当减少,待生后第 2～3 天利尿开始、临床症状好转后液量才可增加至 120 mL/(kg·d),但一般不超过 150 mL/(kg·d)。给液过多,动脉导管开放的机会增加,可并发坏死性小肠结肠炎或支气管肺发育不良。因患儿常同时存在呼吸及代谢性酸中毒,如以代谢性酸中毒为主时,必须补以碱性溶液纠正酸中毒,所需碳酸氢钠量(mmol/L)＝－BE×体重(kg)×0.5,为避免因渗透压的迅速变化引起脑室内出血,其速度及浓度均需按上述原则补入。呼吸窘迫综合征患儿的利尿期较生理性利尿略迟,近年来多不主张在少尿期内用呋塞米治疗,因为呋塞米可能会增加前列腺素 E_2 的分泌而促使动脉导管开放。

(三)围生期窒息

围生期窒息患儿常有脑、心、肾的缺氧、缺血性损害,严重病例有急性肾小管坏死、肾衰竭及心搏出量降低,并常有抗利尿激素分泌过多的水滞留现象,故应限制液体入量。过去认为生后第 1 天仅补不显性失水及尿量,使细胞外液容量缩减,目前推荐第 1 天总液量为 60 mL/kg,第 2 天根据尿量可增加液体至 60～80 mL/kg,第 3 天如尿量正常即可给生理维持量。窒息后血糖短期上升后即迅速下降,为减少脑损害应监测血糖,使血糖维持在正常水平,有明显代谢性酸中毒时应予以纠正。严重窒息有急性肾衰竭者,应按肾衰竭原则补液,仅补 IWL＋前一天尿量,少尿期不给含钾液(除非血钾＜3.5 mmol/L),少尿期后出现多尿体重下降,需重新调整液体入量及电解质量。

(四)腹泻脱水的液体治疗

原则与儿科患儿相同,每天总液量应包括累积损失、生理维持及继续丢失三部分。累积损失量应根据脱水所致的临床症状及体重损失计算,体重损失占原有体重的 5％时为轻度脱水,约丢失 50 mL/kg;10％为中度脱水,约丢失 100 mL/kg;15％为重度脱水,约丢失 150 mL/kg。生理维持量以每天 100 mL/kg 计算。新生儿因肾浓缩功能差,腹泻时短期内即可发展成严重脱水。故中度、重度脱水应迅速静脉内重建容量,扩容液中如不含碱性液时,常因血液中碳酸氢盐的稀释有时反而有酸中毒加重现象,故扩容液中常需加入适量碱性溶液。

新生儿腹泻脱水者,不主张口服补液,提倡静脉补液。液体选择:严重血容量不足休克时,应先以 20 mL/kg 等渗晶体液 30 分钟扩容,扩容液可重复应用至脉搏、灌流情况好转。必要时在晶体液扩容后可用胶体液 10 mL/kg,此后根据血清钠值选择溶液性质(包括累积损失量及生理维持量)。补液速度:等渗及低渗性脱水时,除扩容液外,其余液体(扣除扩容液后的累积损失量及生理维持量)于 24 小时内均匀输入。前 8 小时的继续丢失量应在后 8 小时内补入。高渗性脱水时,第 1 个 24 小时内仅补累积损失量的 1/2 及生理维持量,第 2 个 24 小时内补完全部累积量。

(五)幽门肥大性狭窄

因反复呕吐,可导致水、电解质的丢失,严重幽门梗阻者除脱水外有低血氯、低血钾及代谢性碱中毒。碱中毒时临床可表现为淡漠、低通气,某些婴儿可出现手足搐搦,静脉补液时应根据血电解质测定及时补充氯、钾的丢失,补液开始即可应用 5% 葡萄糖盐水。手术前患儿需禁食及纠正脱水、酸碱、电解质失衡后才可行手术或腹腔镜治疗。

(六)抗利尿激素不适当分泌综合征

抗利尿激素不适当分泌综合征特征为低钠血症,细胞外液不减少,尿钠 >20 mmol/L。产生因素:①中枢感染、脑外伤、颅内出血等,使下丘脑抗利尿激素分泌增多。②肺炎、气胸或机械通气时,因自肺回左房的血量减少反射性地使抗利尿激素分泌增多,此外肺部感染本身可使抗利尿激素分泌增加。③高应激状态使血浆抗利尿激素分泌增多。治疗应限制入液量(当血 Na^+ <120 mmol/L 且有神经系统症状时),亦可用呋塞米 1 mg/kg 静脉注入每 8~12 小时一次,并可同时用 3% NaCl 1~3 mL/kg,同时监测血钠,当 Na^+ >120 mmol/L 神经系统症状好转后限制入量即可。

(七)败血症休克与新生儿坏死性小肠结肠类(NEC)时的液体治疗

败血症及 NEC 可发展至休克,由于内毒素对心脏的抑制,血管活性物质如 NO、血清素、前列腺素、组胺等的释放导致周围血管阻力降低血液重新分配致相对性低容量,又因炎症、毛细血管渗漏液体可漏至间质、肠壁、腹膜腔及小肠腔内,当病情进展至 DIC 时有血小板含量减少,皮肤、黏膜、肠腔出血并可造成严重休克。治疗首先应给予容量复苏,先快速推注 10 mL/kg 等渗晶体液(10~20 分钟)以后可重复应用至组织灌注改善(1 小时内可用至 60 mL/kg),尿量逐渐增加,意识好转为止。治疗过程中最好监测 CVP 使维持在 0.7～1.1 kPa(5～8 mmHg),开始扩容时不用清蛋白,新鲜冷冻血浆仅用于凝血功能异常时。

(八)慢性肺部疾病时的液体治疗

慢性肺部疾病开始时应适当限制液体摄入,避免容量过多致肺部情况恶化,维持每小时排尿量>1 mL/kg,维持血钠水平于 140～145 mmol/L 即可,因慢性肺部疾病时常有肺液滞留,利尿可不同程度减轻肺间质液及支气管周围液,可使呼吸窘迫症状好转,肺顺应性改善及气道阻力下降,应用利尿剂一周时往往作用最大。由于利尿剂的应用常会导致低血钾、低血氯甚至代谢性碱中毒,当 pH>7.45 时有时可能会导致神经性低通气。治疗中应注意血气及电解质的监测,必要时减少利尿剂用量及增加钾摄入,以后为满足生长需要热量,每天每千克体重可用 130～150 mL 的液量。

(九)先天性肾上腺皮质增生症

因缺乏 21-羟化酶,醛固酮不足致肾严重失钠,典型患儿常有脱水、严重低血钠及高钾血症,并伴有代谢性酸中毒等。生后 1～3 周常出现失盐危象,治疗需根据脱水程度及电解质失衡情况进行补液。可用较多的生理盐水,必要时可补充 3%氯化钠,使血钠上升至 125 mmol/L,当血钾>7 mmol/L 时可用葡萄糖 0.5 g/kg 及胰岛素 0.1 U/kg,酸中毒时用碳酸氢钠 1～2 mmol/kg。补液及补钠常需较长时间,待电解质失衡情况好转后立即用盐皮质激素替代治疗,若用盐皮质激素不能恢复肾上腺皮质功能时可加用糖皮质激素。

第二节　新生儿换血疗法

换血疗法主要用于去除体内过高的间接胆红素,使其下降至安全水平,此外亦可纠正贫血、治疗严重败血症及药物中毒等。

一、适 应 证

(1)去除积聚在血液中不能用其他方法消除的毒素(其他方法如利尿、透析或螯合剂)。①异常升高的代谢产物如胆红素、氨、氨基酸等。考虑换血的胆红素水平见表 1-3。②药物过量。③细菌毒素。

表 1-3　新生儿提示换血的胆红素水平（μmol/L）

	<1 000 g	1 000~1 500 g	1 500~2 500 g	>2 500 g
健康儿	171(10)	239(14)	307(18)	342(20)
高危儿	171(10)	205(12)	274(16)	307(18)

注：表中括号中的单位为 mg/dL。

（2）调整血红蛋白水平：①正常容量或高容量性严重贫血。②红细胞增多症。

（3）调整抗体-抗原水平：①移除同族免疫抗体及附有抗体的红细胞。②移除来自母体的自身免疫抗体。③使严重败血症患儿增加免疫抗体。

（4）治疗凝血缺陷病，尤其当以单一成分输血不能纠正时。

（5）提高血液对氧的释放能力氧合受严重影响的疾病而以胎儿血红蛋白占优势者，需以增加 2,3-二磷酸甘油酯来逆转组织低氧。

二、禁忌证

凡影响换血时放置插管的因素如脐疝、脐炎、脐膨出、坏死性小肠、结肠炎及腹膜炎等。

三、物品准备

（1）辐射加温床、体温表、心肺监护仪、血压监测仪、复苏器及药品等。

（2）婴儿约束带、胃管、吸引装置。

（3）放置脐动、静脉插管的全套消毒设备（8 Fr 或 5 Fr 的脐血管插管 1~2 根或前端 3 cm 处开有 2~3 个交错小孔的硅橡胶管、能锁三通接头 3 个、血管钳 3 把、持针钳 1 把、蚊式钳 2 把、手术刀、缝针、丝线、结扎线及消毒布巾等）。

（4）静脉测压装置。

（5）换血用器皿：无菌输血点滴瓶 1 个、滤血漏斗 2 个、20 mL 注射器 20~30 副，放置废血用容器 1 个及静脉输液接管等。

（6）1 U/mL 肝素、生理盐水溶液、5% 葡萄糖注射液及 10% 葡萄糖酸钙注射液等。

（7）注射器及采血玻璃管若干。

（8）换血用血制品。

四、血制品准备

（一）换血用血制品选择

（1）Rh 血型不合时，血型选择原则为 Rh 系统与母同型、ABO 系统与婴儿同型血(表1-4)。

表 1-4　Rh 血型不合换血的血型选择

血型			换血用血液	
母	子			
A	A	O 型 Rh(一)	全血	
O	O	O 型 Rh(一)	全血	
O	A	O 型 Rh(一)	红细胞＋AB 型血浆	
O	B	O 型 Rh(一)	红细胞＋AB 型血浆	
AB	A	A 型 Rh(一)	全血	
AB	B	B 型 Rh(一)	全血	

(2)ABO 溶血病用 O 型红细胞与 AB 型血浆等份混悬液(或 O 型血其抗 A 抗 B 效价＜1∶32)。

(3)其他疾病:如 Coombs 试验阴性的高胆红素血症、败血症等用 Rh 及 ABO 血型均与婴儿相同全血。

(二)确定换血量

确定换血所需血量需根据不同疾病确定换入血量。

1.双倍量换血

双倍量换血用于血型不合所致高胆红素血症,所需血量＝2×80 mL×体重(kg),Rh 血型不合且有严重贫血时需先以浓缩红细胞作部分换血,待患儿稳定后再以全血换血。

2.单倍量换血

单倍量换血用于凝血缺陷病、败血症等。

3.部分换血

部分换血用于红细胞增多症及贫血。贫血换血时所需浓缩红细胞量计算公式如下。

$$浓缩红细胞量(mL)=\frac{婴儿总血量×(要求\ Hbg/L-测得\ Hbg/L)}{浓缩红细胞\ Hbg/L-测得\ Hbg/L}$$

婴儿总血量＝80 mL×体重(kg),浓缩红细胞＝220 g/L(22 g/dL)

(三)抗凝剂

1.肝素抗凝血

每 100 mL 中加肝素 3～4 mg,换血结束时需按换入血中所含肝素量的

1/2 用鱼精蛋白中和,肝素血的贮存不能超过 24 小时。

2.枸橼酸抗凝血

每 100 mL 中含葡萄糖 2.45 g,因葡萄糖含量较高,刺激胰岛素分泌后会造成反应性低血糖,换血用血最好为新鲜血,一般不用超过 3 天的库血。

(四)筛选

献血员应经血库筛选。同族免疫溶血病时,献血员应与母血清及婴儿血作交叉配血试验。

五、注意点

(1)开始换血前必须稳定患儿,换血后必须密切监护,换血过程中必须详细记录每次进、出血量及液量,并记录生命体征及尿量。

(2)换血不能仓促进行,速度太快会影响效果及导致严重并发症,患儿不稳定时应停止或减慢换血速度。

(3)换血过程中当抽血不顺利时首先应检查插管位置及有无堵塞,切忌用力推注液体或血液。

(4)操作暂停时应将插管中的血液用肝素生理盐水冲洗干净。

(5)用钙剂前应先用肝素生理盐水冲洗插管或自另外静脉通路输入钙剂。

六、术前准备

(1)禁食一次,抽出胃内容物,肌内注射苯巴比妥钠 10 mg/kg,置患儿于辐射保温床上约束四肢。

(2)高胆红素血症无心力衰竭者换血前 1 小时用白蛋白 1 g/kg 静脉慢注,Rh 溶血病有严重贫血时应先以浓缩红细胞作部分换血,待血色素上升至 120 g/L 以上时再行双倍量全血换血。

(3)以碘酒、乙醇常规消毒腹部皮肤,脐凹褶皱处必须彻底消毒。

七、换血步骤

常用换血途径为脐静脉,但也有人采用脐动脉抽血同时经脐静脉注入血液,这样可以缩短换血时间,但必须掌握抽注速度。

(1)作脐静脉插管以 8 Fr 脐插管或顶端有小孔的硅橡胶管,可直接自脐带断端插入(脐静脉位于断面的 12 点钟处),亦可在脐上 1 cm 处作皮肤横切口分离出脐静脉后插入(脐静脉入脐轮后位于正中线),插管进腹壁后呈 60°角向上,约进入 5 cm 处能顺利抽得血液即可(不能将插管管顶置于肝或门静脉)。

（2）脐插管与血液通路连接以大字形五通活塞与脐插管相连最佳，抽血与注血可同时进行，既方便又省时，如无大字形五通开关时亦可用 2 个或 3 个三通开关与脐插管及换血瓶相连。先将 3 个三通开关串联，第 1 个三通接脐静脉插管，作为抽出患儿血液用，第 2 个三通接装有肝素生理盐水注射器作为推注肝素用，第 3 个三通接换入血源，作为抽取换入血用。

（3）测脐静脉压正常为 0.4～0.8 kPa（4～8 cmH$_2$O），每换 100 mL 血应测脐静脉压一次，根据压力调整进、出血量，压力＞0.78 kPa 表示血量过多，宜多抽少进，压力低时宜多进少抽，一般出入量差应＜60 cm。

（4）换血速度：一般以 2～4 mL/（kg·min）的速度匀速进行，开始以每次 10 mL 等量换血，以后以每次 20 mL 等量换血，双倍量换血总时间不少于 1.5 小时，极低出生体重儿每次进、出血量应更少，速度应更慢。

（5）换血始、末的血标本应测胆红素、血红蛋白、血细胞比容、血糖，必要时测血钙及电解质。

（6）换血过程中如有激惹、心电图改变等低钙症状时，应补入 10% 葡萄糖酸钙 1～2 mL/kg，静脉慢注。

（7）换血结束压迫脐静脉缝合皮肤切口以免出血。

八、换血后注意点

（1）换血后每隔 30 分钟测生命体征 1 次，共测 4 次，以后改每 2 小时测 1 次，共测 4 次，注意心功能情况。

（2）换血后的 4 小时内每隔 1～2 小时测血糖一次，以及时发现低血糖。

（3）胆红素血症换血后应每 4 小时测血清胆红素，当其复跳至 342 μmol/L（20 mg/dL）以上时，考虑再次换血。

（4）术后 3～5 天内每隔 1～2 天验血常规 1 次，当血红蛋白＜100 g/L 时需输入与换入血型相同的浓缩红细胞。

（5）注意切口感染及出血。

（6）情况稳定，换血后 8 小时开始喂奶。

九、换血并发症

（一）血制品所致并发症

感染性疾病如乙型肝炎、巨细胞病毒感染、人类免疫缺陷病毒感染（AIDS）、梅毒及细菌感染等，输血所致的溶血样反应及移植物抗宿主反应等。

（二）心血管并发症

换血过程中偶可发生心律失常或心搏停止，进入血量过多会导致心力衰竭，换血时大量空气不慎进入血液循环时，心搏可因气栓突然停止。

（三）代谢及电解质失衡

低血糖、低血钙、低血镁、高血钾及酸中毒。

（四）与技术操作及插管有关的并发症

肠道缺血所致的坏死性小肠炎、肠穿孔、门脉气栓、肝坏死等。

第三节　新生儿动脉穿刺

一、适应证

（1）获动脉血气标本。

（2）无法获得静脉血及毛细血管血标本时。

二、禁忌证

（1）凝血缺陷病。

（2）四肢循环不良。

（3）局部有感染。

（4）桡动脉或足背动脉侧支循环不良者，股动脉一般不作动脉穿刺采血用。

三、注意点

（1）选用最细针头尽量减少血管壁损伤。

（2）避免垂直穿透双侧动脉壁。

（3）操作结束必须按压至完全止血。

（4）穿刺结束后需检查穿刺动脉远端之循环情况（包括皮肤色泽、脉搏、毛细血管充盈时间等），应注意有无供血不良现象。

（5）穿刺动脉选择：一般采用周围动脉，首选桡动脉，其次为颞动脉、足背动脉及胫后动脉，仅在急诊情况下考虑肱动脉。

四、材料

23～25 号静脉穿刺针(或最细头皮针),1 mL 抽血针筒,消毒皮肤物品及干棉球。

五、穿刺基本要点

(1)穿刺方向应直接对向血流。

(2)浅表动脉采取 15°～25°角,针头斜面向上刺入。

(3)深部动脉采取 45°角,针头斜面向下刺入。

(4)穿入皮肤后应以最小损伤刺入动脉。

(5)首次穿刺失败需重复穿刺时,应更换新针及重新消毒。

六、桡动脉穿刺术

见图 1-1。

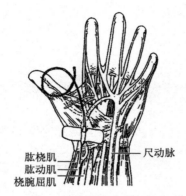

肱桡肌

肱动肌

桡腕屈肌

尺动脉

图 1-1　桡动脉穿刺部位

(1)做 Allen 试验。

(2)手掌向上,伸展腕部,勿过度伸展以免动脉受压。

(3)消毒皮肤。

(4)于手腕横纹线上针头对向桡动脉血流方向,与皮肤呈 45°角,针头斜面向上刺入,极低体重儿以 15°～25°角斜面向下刺入,进针至骨遇阻力或血液回出。当穿刺针完全插入仍未见回血时慢慢退出针头至皮下重新进针至血液回出。

(5)收集血标本后,移除针头压迫止血,检查穿刺远端循环灌流。

七、颞动脉穿刺

见图 1-2。

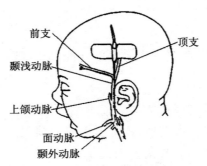

图 1-2　颞动脉穿刺部位

（1）耳屏前触及颞动脉搏动（可选择前支或顶支）。

（2）消毒局部皮肤。

（3）针与皮肤呈 15°～25°角，针头朝向动脉血流方向刺入。

（4）其他步骤与桡动脉穿刺同。

八、足背动脉穿刺

见图 1-3。

（1）于足背部（足背伸蹰长肌与伸趾长肌肌腱间）触及足背动脉搏动的最强点。

（2）针与皮肤呈 15°～25°角，针头朝向动脉血流，斜面向下刺入皮肤取血。

（3）其他步骤与桡动脉穿刺同。

九、胫后动脉穿刺

见图 1-4。

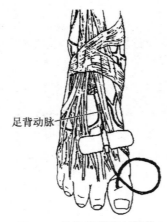

图 1-3　足背动脉穿刺部位

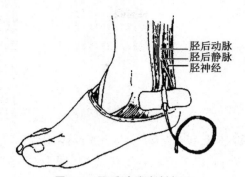

胫后动脉
胫后静脉
胫神经

图 1-4　胫后动脉穿刺部位

（1）于跟腱及内踝间触及胫后动脉的搏动。

（2）针与皮肤呈 45°角，针头朝向动脉血流，斜面向上刺入皮肤取血。

（3）其余步骤与桡动脉穿刺同。

十、并发症

（1）止血不良或损伤动脉壁引起血肿。

（2）缺血（动脉痉挛引起远端缺血）、血栓。

（3）感染：骨髓炎，尤其是股动脉穿刺可导致髋关节感染。

（4）神经损伤（如正中神经、胫后神经、股神经）。

第四节　脐动、静脉插管

一、脐动脉插管

（一）适应证

（1）需要频繁监测动脉血气者。

（2）需要持续监测中心动脉血压者。

（3）外周静脉输液有困难时维持输液。

（4）快速换血。

（5）血管造影。

（二）禁忌证

（1）下肢或臀部有局部供血障碍症状时。

（2）腹膜炎。

（3）坏死性小肠、结肠炎。

（4）脐炎。

（5）脐膨出。

(三)器械

脐动脉导管 1 根(体重＜1.5 kg 用 3.5 Fr,体重＞1.5 kg 用 5 Fr),蚊式钳 2 把,直血管钳 2 把,有齿镊 2 把,直眼科镊、弯眼科镊各 1 把,手术刀及刀柄 1 把,外科剪及虹膜剪各 1 把,三通开关(或 T 字形接管)1 个,缝针,持针器,0～2 号缝线,扎脐绳(用以止血),消毒布巾,消毒皮肤用品,输液泵,肝素生理盐水液。

(四)操作步骤

(1)测量脐至肩距离以估计插管深度(图 1-5),将测得的长度再加 1.5～2 cm,以免插管太浅。

(2)按外科手术要求洗手、戴口罩,穿手术衣,常规消毒脐及周围皮肤,尤其脐凹皱褶处,铺巾。

(3)脐插管准备:脐血管导管的尾端开口处接三通开关(或 T 字形接管),再接充满肝素生理盐水(5 U/mL)的注射器,将肝素生理盐水液注入并充满导管,确保管内无气泡后关闭三通开关。

(4)将扎脐绳松扎于脐根部,以便出血时拉紧止血,于离脐根部 1.0～1.5 cm 处切断脐残端,显露 2 根脐动脉(位于"4"及"8"点钟处,管壁厚、管腔小约大头针帽大小)及 1 根脐静脉(位于"12"点钟处,管壁薄、腔大)。

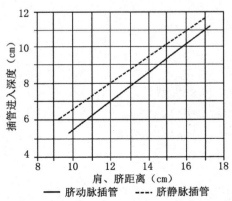

图 1-5　脐动、静脉插管深度估计

（5）助手用 2 把血管钳将脐带边缘夹住,术者选择一根脐动脉,用直眼科镊的 1 支插入脐动脉内,另一支夹住脐带边缘,将弯眼科钳的两支并拢一起插入脐动脉口内,然后分开钳的两支扩大脐动脉管腔,助手立即将脐插管插入动脉内,插管送入时应与腹壁垂直,略向下方,在通过 2 cm(腹壁处)及 5～7 cm(膀胱水平处)常有阻力,但轻轻用力即能顺利进入。

（6）插入预定深度后,开放三通开关,如立即有血液回流则证实导管已入脐动脉,可将血注回冲净后关上三通开关,如无回血导管可能插入血管壁假窦道中,如抽吸后回血不畅则表明位置不当,应适当调整,如无回血则不能推注任何液体。

（7）用床边 X 线确定插管位置(图 1-6)按上述方法插入导管,管顶应位于 L_3～L_4 间,称为低位插管,目前较常采用;高位插管为将管顶置于 T_8～T_{10} 间,由于并发症难以发现,目前已较少采用,如插管太深可根据 X 线所示拔出所需长度,插管太浅则不能再行插入,以免感染。

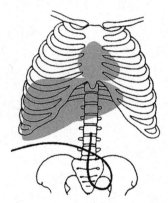

图 1-6　脐动脉插管位置

（8）固定脐插管:先用缝线将插管固定于脐带组织(不缝及皮肤),再以胶布搭桥固定(图 1-7)。

（9）连接输液装置:关闭三通开关侧端,另一端与输液管相连,以每小时 1～2 mL 速度用输液泵持续泵入 1 U/mL 的肝素生理盐水维持液,以保持导管通畅。

（五）插管中的常见问题

（1）切断脐残端时出血可用扎脐绳拉紧止血,如脐动脉出血可用手将脐及周围组织捏紧止血,如脐静脉出血可用手指按压脐根上方腹壁止血。

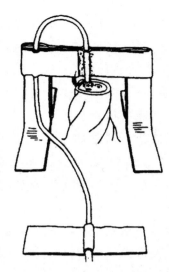

图 1-7　脐动脉插管固定法

（2）血管壁可因用力过度而撕断，故操作应轻柔。

（3）插管进入假窦道（动脉壁与周围组织间）时无回血，应拔出插管重新插入。

（4）插管误入脐静脉：插入脐动脉内时回血压力高，自动流出有搏动。入脐静脉回血慢，常需抽吸流出，X线片观察插管走向可鉴别。

（六）并发症

（1）失血：应注意将各接头拧紧。

（2）插管时或插管后动脉痉挛影响肢体血供，可见一侧下肢发白。应将插管退出并热敷对侧下肢以达到反射性的解除痉挛作用。

（3）血栓、气栓及栓塞：可引起肾栓塞、肠系膜血管栓塞导致肠坏死等，但往往不易及时发现，故操作过程必须确保无空气及血凝块进入。

（4）感染：操作及采血均需遵循无菌原则，输液管道及三通等24小时更换1次。

（5）低血糖：如脐插管位于 L_3 以上且作为持续输注葡萄糖液时，因胰岛对局部输入的糖液反应后，分泌过多胰岛素而引起低血糖。

（七）拔管

当不需要频繁血气监测或血压监测时，或因出现并发症如血栓、栓塞、坏死性小肠炎、腹膜炎或脐周有感染时，应立即拔除脐插管。

方法:先去除缝线及固定胶布,开放三通开关同时逐渐拔出插管,当拔至插管只剩 3 cm 时,若无血液流出亦不见血液搏动,则等待 3～5 分钟后(待动脉痉挛收缩后)拔除插管,全过程需 5～10 分钟。

二、脐静脉插管

(一)适应证

(1)产房内紧急情况下给药、输液及抽血标本用。

(2)作中心静脉压监测。

(3)换血。

(二)禁忌证

同脐动脉插管。

(三)器械

同脐动脉插管,<3.5 kg 者用 5 Fr 脐血管插管,>3.5 kg 者采用 8 Fr 脐血管插管。

(四)注意点

(1)导管前端不能置于肝脏血管、门静脉及卵圆孔处,而应置于静脉导管或下腔静脉处(X 线约位于膈上 1 cm)(图 1-8)。

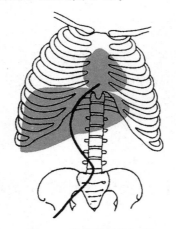

图 1-8　脐静脉插管位置

(2)换血时,导管仅需插至顺利抽得血液即可(一般为 5～6 cm 处),换血前最好以 X 线检查导管位置,当导管前端位于门静脉或肝静脉分支处时不能换血。

(3)在换血过程中如遇抽血不畅则不能再次推入导管。

（4）导管前端不在下腔静脉时，不能输高渗液。

（5）为避免空气进入导管，导管内应充满液体，导管之尾端应连好三通开关及输液装置。

（6）经脐静脉输注高营养液时不能同时测中心静脉压。

（五）操作技术

（1）测肩、脐距离确定导管插入深度后再加上 1.5～2 cm（为腹壁及脐残端长度）。

（2）按常规消毒脐周围皮肤、铺巾（同脐动脉插管）。

（3）脐插管准备：将脐血管导管的尾端连接三通开关，再连 5 mL 注射器，将 5 U/mL 肝素生理盐水液充满导管及三通开关，检查无空气后关闭三通。

（4）找出脐静脉，轻轻将虹膜钳插入静脉，扩开管腔，插管前应去净管腔内凝血块。

（5）将导管插入脐静脉，当导管进入腹壁与水平面呈 60°角的位置时，向头侧推进。若导管进入门脉系统或嵌在肝静脉时常有阻力，这时可拔出导管 2 cm 轻轻转动重新慢慢推入。导管通过静脉导管后即进入下腔静脉。

（6）X 线定位确定导管位置。

（7）固定脐静脉插管（与脐动脉插管相同）。

（六）并发症

（1）感染、败血症。

（2）血栓、栓塞。

（3）导管位置不良：位于心脏时可产生心脏穿孔、心包填塞、心律不齐等，当导管位于门脉系统可发生坏死性小肠炎、肠穿孔、肝实质穿破、肝坏死（因肝静脉栓塞或高渗液进入肝组织）等。

第五节　新生儿辅助呼吸治疗

辅助呼吸治疗对于危重新生儿，特别是具有呼吸系统疾病的重症患儿是非常关键的急救措施。自从 20 世纪 60～70 年代辅助呼吸被引入新生儿急救中心（NICU）以来，危重新生儿的预后得到了改善。由于新生儿肺生理特点及不同疾病的肺病理机制差异，新生儿辅助呼吸的方法也不应完全相同。特别是近年来辅助通气的模式进展迅速,设备不断更新,本节只介绍当前在新生儿临床常用的持续正压通气与常频呼吸机治疗两部分。

一、持续气道正压通气治疗

持续气道正压通气(continuous positive airway pressure,CPAP)治疗新生儿肺疾病虽早在 20 世纪 40 年代已开始出现,但直到 1971 年 Gregory 才首先应用气管插管式 CPAP 治疗新生儿呼吸窘迫综合征,1973 年 Kattwinkel 开始使用鼻塞装置的持续气道正压(nasal CPAP,nCPAP),之后才进一步推广。目前 nCPAP 在新生儿急救中心已较普遍应用。

(一)作用机制

1.增加跨肺压

CPAP 使气道持续保持正压,可间接增加跨肺压。

2.增加功能残气量

CPAP 压力可传送至肺泡,使其在呼气末期维持正压,以避免肺泡塌陷,且可促进已塌陷肺泡重新扩张,增加了功能残气量,提高了肺顺应性,并减少了肺内分流,从而有效改善了氧合。

3.减少呼吸运动所需能量及表面活性物质丧失

CPAP 可增加肺容积,改善气体交换,从而可减少因呼吸困难而增加呼吸功所需能量,并减少因肺泡萎陷和肺不张而增加的肺表面活性物质的消耗。这对防止新生儿呼吸衰竭甚为重要。

4.其他

其他如减少呼吸道阻力、增加呼吸驱动力及对胸壁的稳定作用等。

(二)装置

全套装置系统包括三部分。

(1)产生气道正压气源装置。

(2)连续性气流回路装置。①空气氧气混合器,用于空气和氧气的混合、氧气浓度的调整;②加温湿化器;③压力表或用水封瓶代替,应用水封瓶时,其在水面下的深度(cm)即为此回路中正压值;④排气调压阀;⑤连接管道,可选用乳胶管、螺旋管等高顺应性管道。

(3)连接管路方式:理想的 CPAP 管路连接应不影响医务人员对患儿的检查,不妨碍患儿的喂养,且在患儿出现呕吐等病情变化时能做紧急处理。常用方式包括以下几种。①气管插管:可最直接地传送正压至呼吸道,但插管本身会伤害纤毛的正常功能,黏液排出受到影响,临床多主张采用其他方法。②面罩:使用面罩来产生压力至患儿呼吸道,必须使面罩边缘紧贴于脸部以防止漏气,但过度压力会影响脸部皮肤循环,且此种方式喂养不便,也不利于医务人员对患儿进行紧急处理,目前已不在临床使用。③头罩为最先应用于婴儿的方式,但头罩体积大,且紧贴橡皮胶膜于额部,会影响头部静脉回流,甚至引起颅内出血,故此方式也不再使用。④鼻塞管:nCPAP 压力最高可达 $0.7 \sim 0.8$ kPa($7 \sim 8$ cmH$_2$O),因鼻腔易于阻塞也需间断吸痰,以保持呼吸道通畅。不同体重婴儿可选择不同尺寸($0 \sim 5$ 号)。因其材质柔软,管腔较大,气流阻力小,可有效提高呼吸效率。目前多主张采用此种方式。

(三)适应证

持续气道正压通气(CPAP)主要适用于有自主呼吸,吸入氧浓度(FiO$_2$)在 $0.4 \sim 0.6$,动脉血氧分压 $6.7 \sim 8.0$ kPa($50 \sim 60$ mmHg),PaO$_2 < 6.7 \sim 9.3$ kPa($50 \sim 70$ mmHg)的各种原因导致的新生儿呼吸窘迫。主要为下列疾病。

1.早产儿呼吸暂停及心跳过缓

治疗应首先针对早产儿呼吸暂停的原因,此外可应用 CPAP 来治疗早产儿阻塞性呼吸暂停,其机制为增加呼吸运动的驱动力、提高气体交换,维持早产儿上呼吸道通畅。

2.早产儿呼吸窘迫综合征(respiratory distress syndrome,RDS)

应用 CPAP 治疗 RDS 可使患儿肺功能余气量(functional residual capacity,FRC)增加,肺泡与肺微血管内血液的气体交换改善,动脉氧分压上升。由此,可降低本病患儿吸入氧浓度,从而减少支气管肺发育不良等氧疗并发症。此外,应用 CPAP 因持续维持呼吸道的通畅,可促使患儿早期拔除气管插管,缩短机械通气时间,从而减少呼吸机并发症。

3.多种新生儿肺疾病

多种新生儿肺疾病如肺炎、毛细支气管炎、胎粪吸入综合征、气管及支气管软化症、膈肌瘫痪及手术后的呼吸支持治疗。其治疗机制均基于增加 FRC,恢复肺萎缩、改善肺通气及换气功能,但不同疾病及病情应采取相应的压力及时间。

(四)应用策略及注意事项

(1)小早产儿合并肺表面活性物质缺乏时,容易出现肺膨胀不全,适合早期使用 nCPAP,以改善气体交换促使表面活性物质释放,缩短 RDS 病程,降低死亡率。

（2）保持适宜的温度与湿度，吸入气体一般以维持在 35 ℃ 左右为宜。适当的湿度可减少氧气与能量的消耗。湿度宜维持在 0.8～1.0，并注意患儿水与电解质的平衡。

（3）加强血氧监测，一般应用血氧饱和度监测仪及动脉血气监护。吸入氧气的浓度是根据血中氧气分压而定，氧气浓度每次调整以 2%～5% 为宜。nCPAP 压力多调整在 0.5 kPa（5 cmH$_2$O），每次可调整 0.1～0.2 kPa（1～2 cmH$_2$O）。

（4）使用呼吸机的指征：①吸入氧浓度（FiO$_2$）＞80% 以上，动脉血氧分压 ＜6.7 kPa（50 mmHg）。②动脉血中二氧化碳浓度（PaCO$_2$）＞8.0 kPa（60 mmHg）。③难以纠正的代谢性酸中毒。④临床仍持续出现胸部凹陷体征。⑤持续出现呼吸暂停、心动过缓。

（五）并发症

1.气压伤

各种气压性创伤（如气胸、皮下气肿、纵隔积气、间质性肺气肿等）与肺泡过度扩张及肺病变本身均有关，应注意压力及病情监测。

2.腹胀

腹胀多在应用 nCPAP 4～5 天后出现，因气体进入消化道所致。尤其是出生体重越低的早产儿，发生腹胀的概率越高，与其肠功能不成熟有关。此种腹胀可通过胃管减压而改善，常不必禁食。

3.对循环功能的影响

CPAP 可致胸腔压力增高而影响静脉血回流；也可因呼吸衰竭本身的肺血管阻力增加，右心室压力升高，造成心排血量降低。

4.对肾脏功能的影响

胸内压力增加，心排血量减少，可致肾皮质血流灌注减少，致使尿量减少，钠盐在体内积存。

5.脑压上升

CPAP 治疗期间，心脏静脉回流受阻，颅内静脉血压因而增加，导致脑压升高。

综上可知，CPAP 在临床上已是治疗新生儿特别是早产儿 RDS 等重症肺疾病的重要措施，但应强调，CPAP 并非可以完全治疗新生儿 RDS，也不能完全取代呼吸机，只是可减少呼吸机的应用。在治疗过程中必须密切监护病情，及早治疗病因及并发症，才能取得更好的疗效。

二、常规呼吸机的应用

由于新生儿呼吸生理的特点,即新生儿的潮气量较小,同时气管插管无气囊,易出现肺容量损伤,在新生儿机械通气中,主要使用压力控制、时间循环式呼吸机。近年来,由于呼吸机设备本身的迅速发展及 NICU 在我国的普遍成立,新生儿机械通气已经在我国新生儿急救中普遍应用并累积了丰富经验。应该强调,在常规呼吸机使用过程中有 4 个方面的问题会发生相互间的影响,包括呼吸机本身的参数、动脉血中气体含量与酸碱度、呼吸系统本身的特性及患儿自身的自主呼吸。大多数人都把注意力放在呼吸机参数调整与动脉血中气体含量的变化,但事实上每次对呼吸机参数的调整都会引起患儿肺脏力学上的急性变化,同时也会影响患儿的自主呼吸。最恰当的呼吸机调整不单是让血中的酸碱度与气体含量正常,更应减少患儿肺脏的伤害。

(一)适应证

(1)各种呼吸道疾病引起的呼吸衰竭,如 RDS、胎粪吸收综合征、肺炎、肺出血等。

(2)中枢神经系统疾病引起的呼吸衰竭,如重症缺氧缺血性脑病、颅内出血等。

(3)早产儿原发性或继发性呼吸暂停。

(4)新生儿心力衰竭、休克需要呼吸支持者。

(5)新生儿外科术后需要呼吸支持者。

(二)应用机械通气指征

(1)频繁的呼吸暂停、严重呼吸困难、呼吸节律不整。

(2)严重高碳酸血症:$PaCO_2 > 9.3$ kPa(70 mmHg)。

(3)严重低氧血症:在 CPAP 下吸入氧浓度 $\geq 60\%$,或压力 ≥ 0.8 kPa(8 cmH$_2$O)时,$PaO_2 < 6.7$ kPa(50 mmHg)。

(4)有下述情况,尽早使用:①已诊断 RDS 的小早产儿(出生体重 <1 350 g)。②肺出血的进展期。③各种原因引起的心脏停搏、呼吸骤停经复苏后仍未建立规则的自主呼吸。

(三)呼吸机的选择

选择新生儿呼吸机,在结构上应具有压力限制、时间循环和持续气流等特点,可做 CPAP、IMV、IPPV＋PEEP 等各种辅助通气形式。国产呼吸机有上海产 SC-Y200 型,进口有 Sechrist、Infant-Star、Vicker、Healthdyne、Bearcub 和 Bourns BP2001 等型可供选择。

(四)呼吸机治疗的准备及注意事项

(1)有条件应在上呼吸机前插好脐静脉导管,以便随时进行血气及其他监测。

(2)备好高压氧和高压空气气源,两者压力要相等(50 磅/吋^2±25 磅/吋^2),以避免压力型空氧混合器空气及氧的混合浓度不准确。也可用流量表式空氧混合器,每次调节吸入气氧浓度后,均需用氧浓度计核校或连续监测。

(3)管道连接正确,接头牢固,防止漏气。

(4)湿化器宜加水适当,保持适宜温度,送入气必须加温湿化,一般接口温度在 34～35 ℃。应避免冷氧吸入,以防止增加氧耗和降低体温。

(5)呼吸机与患儿连接前调定好各种参数。

(6)气管插管深度适宜,防止滑动或脱管。

(7)定期气管冲洗、拍背,保持气道通畅。吸引器压力不可过高,一般早产儿为 5.3～6.7 kPa(54～68 cmH$_2$O),足月儿为 6.7～10.6 kPa(68～100 cmH$_2$O),以免引起气道损伤。

(8)注意保温以减少热能及氧的消耗。

(9)操作应轻柔、无菌,避免感染。

(10)加强监护,记录好呼吸机观察表格。

(五)呼吸机参数及初调值

呼吸机可调定流量、FiO$_2$、PIP、T$_i$、T$_i$/T$_e$ 比值及呼吸频率,有的呼吸机可显示平均气道压(MAP)。

1.最大吸气压力(PIP)

PIP 是决定潮气量的主要参数。改变 PIP,即可调节潮气量大小,从而影响通气状态。当提高 PIP 时,因增加潮气量及每分通气量,使 CO$_2$ 排出增多而改善通气,PaCO$_2$ 下降,反之则 CO$_2$ 排出减少,PaCO$_2$ 增高。增加 PIP 时可增加平均气道压力而改善氧合。但增加 PIP,＞3.0 kPa(30 cmH$_2$O)易发生肺气压伤和支气管肺发育不良(BPD)的机会。PIP 的一般初调值在新生儿无呼吸道病变(如早产儿呼吸暂停)为 1.5～1.8 kPa(15～18 cmH$_2$O),有肺不张病变(如 RDS)或阻塞性病变(如胎粪吸收综合征、肺炎)为 2.0～2.5 kPa(20～25 cmH$_2$O)。

2.呼气末正压通气

呼气末正压通气(positive end expiratory pressure,PEEP)可稳定呼气时的

肺容量,改善肺内气体分布和通气/血流比例。提高 PEEP 使功能残气量增加,潮气量及每分通气量减少,CO_2 排出减少,$PaCO_2$ 升高,反之则相反。PEEP 过低时,肺顺应性降低,易发生肺不张和 CO_2 潴留。PEEP 过高也会使肺顺应性降低。提高 PEEP 可使 MAP 增加而改善氧合。PEEP 初调值,在无呼吸道病变为 $0.2\sim0.3$ kPa($2\sim3$ cmH_2O),在有肺不张型病变,功能残气量减少者为 $0.4\sim0.6$ kPa($4\sim6$ cmH_2O),在有阻塞性病变,功能残气量增加者为 $0\sim0.3$ kPa($0\sim3$ cmH_2O)。

3.呼吸频率(RR 或 VR)

RR 是决定每分通气量(肺泡)及 CO_2 排出量的另一主要因素。提高 RR 使通气量及 CO_2 排出量增加,$PaCO_2$ 降低,反之则相反。在新生儿机械通气时,应用较快频率(>60 次/分)时可用较低 PIP,有减少肺气压伤的优点。但 RR 过快,吸气时间不足,潮气量将下降,且影响气道压力波形,使 MAP 下降,导致 PaO_2 降低。如 RR 增快,吸气和呼气时间足够时,则可因肺泡气 PCO_2 降低,PaO_2 相应增加,而使 PaO_2 升高。很慢的 RR(<20 次/分)加自主呼吸即间歇指令呼吸(IMV),常用于撤离呼吸机时。RR 初调值,在健康肺为 $20\sim25$ 次/分,有病变肺为 $30\sim45$ 次/分。

4.吸气与呼气时间之比(I:E 比值)

一般呼吸机治疗常用吸气时间等于或短于呼气时间。提高 I:E 比值,使 MAP 增加,吸入时间较长,有利于气体分布,改善氧合。I:E 比值在肺不张型病变应为 $1:1\sim1:1.2$,在阻塞型病变宜为 $1:1.2\sim1:1.5$,在健康肺吸气时间(T_i)宜为 $0.50\sim0.75$ 秒。

5.平均气道压(MAP)

MAP 是整个呼吸周期中施于气道近端压力的均值。可经下列公式计算:$MAP=(RR)(T_I)(PIP)+[60-(RR)(T_I)(PEEP)]/60$。$MAP>0.5\sim1.5$ kPa($10\sim15$ cmH_2O)时发生肺气漏(气胸或间质性肺气肿)的危险性增加。

6.流量(FR)及气道压力波形

流量是达到一定高度 PIP 及气道压力波形(方形波)的决定因素。一般至少应为每分通气量的 2 倍(正常新生儿每分通气量为 $200\sim260$ mL/(kg·min),$0.5\sim1.0$ L/min,一般用 $4\sim10$ L/min。方形波、低 RR 及高 I:E 比值可改善氧合。

7.吸入气氧浓度(FiO_2)

呼吸机的可调氧浓度为 $0.21\sim1.00$。提高 FiO_2 使 P_AO_2 及 PaO_2 增加。由于 FiO_2 和 MAP 均可改善氧合,一般欲提高 PaO_2 时,首先增加 FiO_2 至 $0.6\sim0.7$ 时

再增加 MAP。撤离呼吸机时,首先降低 FiO_2(在 0.4～0.7),然后降低 MAP,因为保持适宜的 MAP 可明显降低 FiO_2 的需要。但如 MAP 很高时,则应先降 MAP,后降 FiO_2。常用的 FiO_2 初调值在无呼吸道病变为 <0.4,在有肺部病变时为 0.4～0.8。

8.氧合指数(OI)

结合 FiO_2、MAP 及 PaO_2,OI 可由以下公式计算:$OI=(FiO_2)\times(MAP)\times 100/PaO_2$。OI 为 30～40 提示严重的呼吸窘迫。如果常频机械通气时 OI 逐渐从 30 增至 40 持续 6 小时以上,表明有严重的呼吸窘迫存在,死亡率达 80%。

(六)根据血气调节呼吸机参数的方法

在机械通气过程中应密切观察临床反应,如观察胸廓运动及肺呼吸音以了解肺内进气情况,观察血压、心率以了解心肺功能,观察皮肤及面色以了解血氧情况等。血气检测是判定呼吸机参数是否适宜的唯一指标。每次调节参数后 10～20 分钟或病情突变时均应检测血气,作为是否需要调节参数的依据。

1.适宜的血气值

pH 为 7.35～7.45,PaO_2 为 9.3 kPa(70 mmHg),$PaCO_2$ 为 4.7～6.0 kPa(35～45 mmHg)。

2.影响血气的呼吸机参数和每次调整范围

一般每次调整 1 个参数或 2 个参数(其中之一常是 FiO_2)。调整范围:①RR 为 2～10 次/分;②PIP 为 0.2～0.3 kPa(2～3 cmH_2O);③PEEP 为 0.1～0.2 kPa(1～2 cmH_2O);④T_i 或 T_e 为 0.25～0.5 秒;⑤FiO_2 为 0.05,当 PaO_2 接近 0.02～0.03 时,当 >13.3 kPa(100 mmHg)时为 0.10。总的原则是以尽量低的氧浓度和吸气峰压,使 PaO_2 维持在 8～12 kPa(60～90 mmHg)。

3.调节方法

(1)提高 PaO_2,可采用:①增加 FiO_2;②增加 PIP;③增加呼吸频率;④增加 PEEP(功能残气量不足时);⑤延长吸气时间;⑥延长吸气平台。如以上参数调节无效时,应检查呼吸机故障、插管阻塞或出现气胸、心功能衰竭等并发症,应在手控气囊通气下,排除以上情况,待患儿氧合好转后进一步进行机械通气。

(2)降低 $PaCO_2$,可采用:①增加 PIP;②增加 RR;③降低 PEEP(功能残气量增多时)。

(3)调整参数后,根据临床表现和复查血气,再确定如何进一步调节。

(七)机械呼吸时的监护

1.体温

置患儿于辐射热式抢救台上或暖箱内,同时监护体温。

2.生命体征

应每2小时记录一次血压(收缩压、舒张压、平均动脉压)及心率值,维持心率、血压在正常范围,必要时做EKG监护。

3.临床体征

主要观察面色、皮肤颜色、自主呼吸、胸廓运动、呼吸音、肺啰音、心杂音、节律及肝大、水肿等心肺功能状态。

4.出入水量

每天精确计算摄入量和尿量并测体重,上呼吸机患儿的经肺不显性失水减少或无,甚至吸收少量水分,对心力衰竭、有水肿者应精确计算出入水量,确定前一天入液量是否合适。

5.胸片

用呼吸机前及用后各摄胸片一张,有条件者应每天或隔天摄胸片一张。

6.血气

用呼吸机前及后0.5~1.0小时各查一次血气,以后每隔4~6或8小时测一次。有条件可用经皮氧分压和经皮二氧化碳分压监护,也可用经皮脉搏血氧饱和度仪监护。

(八)肌肉松弛剂的应用

1.肌松剂的适应证

(1)患严重RDS的巨大新生儿(糖尿病母亲所生婴儿)。

(2)胎粪吸入综合征需用较高PIP者。

(3)有发生气胸危险的间质性肺气肿者。

2.肌松剂对呼吸机参数的影响

(1)因取消自主呼吸,可能需提高通气频率。

(2)自主呼吸对肺顺应性低的患儿通气量影响很小;对肺顺应性不太降低者,可使通气量明显增加。后一情况,取消自主呼吸后,有时需提高RR,以免通气不足。

(3)由于胸壁肌被麻痹,用较以前小的PIP即可得到充分通气,可稍降PIP,以免通气过度。

3.注意护理

停止经口喂养,注意口咽及气管吸引,勤变换体位,定期排空膀胱。

(九)准备撤离呼吸机

当患儿病情好转,可逐渐减少呼吸机支持,直至撤离呼吸机。此过程可短于24 小时或长达数天或数周(如 BPD),根据病种、严重程度、恢复快慢、并发症、日龄和体重综合考虑。

1.停用呼吸机的指征

(1)自主呼吸有力,呼吸机的支持已明显小于自主呼吸的作用。

(2)$FiO_2 \leqslant 0.4$,$PIP \leqslant 2.0$ kPa(20 cmH_2O),血气正常。

(3)呼吸道分泌物不多,能耐受每 2 小时 1 次的吸痰操作,无全身情况恶化。

(4)RDS 患儿日龄>3 天。

2.撤机步骤

(1)撤机过程要密切监护临床表现,如自主呼吸、循环及全身情况。每次调整呼吸机参数后均应检测血气,维持血气在正常范围,如发现异常,应立即恢复原来参数。

(2)当 PIP 降到 1.5～2.2 kPa(15～22 cmH_2O),$PEEP \leqslant 0.5$ kPa(5 cmH_2O),$FiO_2 < 0.5$ 时考虑转入准备撤离呼吸机。对控制呼吸和应用肌松剂及吗啡的患儿,首先停用两药。待自主呼吸出现,使呼吸机与患儿自主呼吸同步。

(3)自主呼吸良好,血气正常,改用 IMV,并逐渐降低 PIP、PEEP、FiO_2 及RR,吸气时间 TI 维持在 0.5～1.0 秒,锻炼自主呼吸,减少呼吸机支持。

(4)待 PIP 降到 1.2～1.8 kPa(12～18 cmH_2O),PEEP 为 0.2～0.4 kPa(2～4 cmH_2O),$FiO_2 \leqslant 0.4$,RR 为 6 次/分,血气正常,改用 CPAP。此时应提高 FiO_2 0.05～0.10 以补偿停用 IMV 后呼吸功增加,预防缺氧。如果耐受良好,FiO_2 每次逐渐降低 0.05,CPAP 每次降低 0.1 kPa(1 cmH_2O)。

(5)待 FiO_2 为 0.25～0.40,CPAP 为 0.2 kPa(2 cmH_2O)时,于患儿最大吸气时拔管。拔管时可给如下处理:①拔管前 30 分钟给地塞米松 1 mg/kg,静脉滴注,或在拔管后应用内含地塞米松 2.5 mg,异丙肾上腺素 0.25 mg,生理盐水20 mL雾化吸入,每隔 2 小时一次,计 2～3 次。②拔管前充分吸出口和鼻咽部分泌物,以手控复苏气囊给患儿过度通气,直到拔出管为止。③拔管后用头罩吸氧。有人主张应用鼻塞 CPAP 可防止肺不张、呼吸暂停及低氧血症,尤适于<1 500 g早产儿。FiO_2 每次逐渐降低 0.05,直到改为完全呼吸空气。拔管后检测血气,且在 24～48 小时内,每小时进行拍背和变换体位。拍 X 线胸部平片观

察是否有肺不张。至少 6 小时后试验喂养。④极低体重儿自主呼吸弱,而气管导管很细(直径 2.5 mm),阻力较大,不易耐受 CPAP,常发生呼吸暂停。宜将 IMV 时间适当延长,呼吸机参数降得更低些(PIP 为 1.2 kPa,RR 为 2～5 次/分),使自主呼吸得到更多锻炼,或给予氨茶碱刺激呼吸。如自主呼吸良好,血气正常,可改用 CPAP,1 小时后仍耐受良好,无呼吸暂停,可拔管。

3.撤机后的护理

需持续监测血气、呼吸运动、生命体征。在拔管后常常需要立即给予供氧。

(1)供氧:氧供可由头罩或鼻导管供给,氧浓度要比患儿撤机时呼吸机给定的浓度高 5%。

(2)经鼻 CPAP:在预防拔管后的肺不张而需重新气管插管方面尤为有用。

(3)撤机后胸部物理治疗(每 3～4 小时):有助于维持呼吸道通畅。叩背吸痰、体位引流应常规进行。支气管扩张剂气雾吸入治疗有助于保持呼吸道开放。

(4)如果患儿对氧需要量增加或临床上病情恶化,在撤机 6 小时内应拍正侧位胸片以发现有无肺不张。

第六节　危重新生儿营养支持

营养是新生儿生长发育,维持正常生理功能,组织修复的物质基础。新生儿特别是早产儿各种营养物质储备少,重病时机体处于应激状态,基础代谢率增加;原发疾病或先天畸形伴有胃肠道功能障碍,使摄入营养不足,机体分解代谢加剧,体内蛋白质减少,影响组织修复和免疫功能,使危重患儿存活困难,在需要用机械通气的危重患儿,营养低下损害肺的发育,影响肺动力学和呼吸肌的功能,并可能对支气管肺发育不良更易感;新生儿脑的快速发育期自妊娠第三阶段延伸至生后 18 个月,危重患儿即使存活,但若生后早期营养缺乏,将导致脑的重量和 DNA 减少,头围生长缓慢,影响日后智力发育和运动功能。

以往对危重症新生儿仅给予极少的营养,而将注意力集中于支持生命的抢救。由于对营养重要性认识的提高,营养产品、提供营养技术的改进,目前已能对危重患儿根据各种不同情况给予肠外营养(parenteral nutrition,PN)、肠内营养(enteral nutrition,EN)及PN+EN,使一些过去认为不能救治的危重症患儿获救并能获得适当的营养;并使过去由于过早给予EN而产生的疾病(如吸入性肺炎、NEC等)减少。

一、肠外营养

PN是由静脉途径供给各种营养物质。其初始目标是提供足够的热量和氨基酸以阻止分解代谢和负氮平衡,进而满足适当的体重增长。在给予PN过程中,根据患儿的耐受情况,逐步加入EN,直至EN完全替代PN。完整的PN溶液包含碳水化合物、蛋白质、脂肪、电解质、多种维生素及微量元素多种营养物质,满足液体、能量、蛋白质及必需脂肪酸等的需要。葡萄糖和结晶氨基酸溶液为基本溶液。

(一)营养液的组成和应用

1.水和电解质

营养支持的第一步是确定水的需求,水的维持主要根据患儿IWL和肾排水量。新生儿液体需要量的一般原则是胎龄、体重越低所需液量越多,生后数天内因细胞外液减少,有生理性体重下降期,其程度应在15%之内,至7～10天恢复至出生体重。影响不显性失水的主要因素:成熟度、生后日龄、活动度、周围环境如辐射加热。光疗可使IWL增加20%或更多,呼吸因素对IWL也有显著影响,IWL的30%由呼出气排出,IWL随分钟通气量而增加,机械通气吸入气体的温度和湿度影响婴儿的IWL,若吸入和呼出气的温度相当,则呼吸道IWL可减少。肾脏在低氧、低血压时血流量减少易致肾小管坏死,可影响水的排泄,机械通气患儿若发生抗利尿激素分泌综合征也可影响水的排泄,在RDS、BPD、PDA及肾功能不全者要限制水摄入。用PN新生儿,孕周>30者生后第一周液体供给60～80 mL/(kg·d),生后第2周增至100～120 mL/(kg·d),第3周通常可给150 mL/(kg·d)。根据各种影响IWL的因素及体重、尿量、电解质、皮肤弹性、心血管功能状态等定时评估和调整,特别是极低出生体重儿,在生后第一周内,需每12～24小时评估一次,增减液体供应量。

早产儿生后用钠3～5 mmol/(kg·d)、氯2～4 mmol/(kg·d),3天后开始用钾1～2 mmol/(kg·d),第一天开始用钙和磷1～1.5 mmol/(kg·d),用此量必需供给120～150 mL/(kg·d)的液体(每100 mLPN液体含钙和磷各1.3～1.5 mmol)以避免浓度过高发生钙磷沉淀,镁开始用0.2 mmol/(kg·d)(每100 mLPN液体含0.2～0.3 mmol)。

2.能量(热量)

能量的需要分为维持基础代谢、食物消化吸收合成、活动、温度调节四部分及生长。基础代谢可用静息代谢率(RMR)替代,能量摄入影响氮平衡,用 PN 时,给予早产儿 50～60 kcal/(kg·d),并有足量的蛋白质同时供给,可获正氮平衡,维持体重,但不能满足生长需要,机体生长 1 g 新组织需要 5 kcal 热量,在宫内蛋白质合成与胎龄有关,妊娠第三阶段宫内体重增长 14～15 g/(kg·d),要达到该宫内生长速率需另外增加 70 kcal/(kg·d),短时间 PN 者,供给 90～120 kcal/(kg·d)可维持生长。足月儿用 PN 时较 EN 时需要的能量少,90～100 kcal/(kg·d)可满足。能量需求受疾病影响,在心血管和/或肺疾病时,常有呼吸困难,呼吸功增加,能量消耗可增加 10 倍,氧耗量随疾病严重程度(根据吸入氧浓度和气道压力判断危重程度)而增加,感染、手术或寒冷时氧耗增加。但呼吸困难患儿用机械通气后,呼吸做功减少,氧耗量可降低 21%,慢性肺疾病需要长时间应用呼吸机的患儿能量需要增加 25%～30%。

能量来源的分配以糖 40%～50%、脂肪 30%～40%、蛋白质 7%～15%为合理。

3.蛋白质

供给蛋白质的目标是使新生儿氮贮存达到宫内生长速率。PN 是以结晶氨基酸作为氮源,氨基酸的摄入要能维持正氮平衡和生长。每克氨基酸可提供 4 cal热能。早产儿除需常人的必需氨基酸外,尚需某些半必需氨基酸,因为某些氨基酸代谢的酶发育较迟,例如,早产儿缺乏将甲硫氨酸转变成胱氨酸和牛磺酸的酶,因而后两者需外源供给,组氨酸和酪氨酸亦为早产儿必需。目前国内用于新生儿的氨基酸溶液有多种,如小儿复方氨基酸 18AA-Ⅱ、小儿复方氨基酸 19AA-Ⅰ,含足量胱氨酸、酪氨酸、牛磺酸,钙磷溶解度高,用后血氨基酸谱正常,可获正氮平衡,并发症(如胆汁淤积)发生率较低。

近年研究表明,早期给予氨基酸,若其用量能使蛋白合成达到宫内合成速率,对早产儿有益并安全。一项随机对照试验表明早产儿生后第一天给氨基酸 1.5 g/(kg·d),可达到 9 mmol/(kg·d)氮贮存和改善蛋白合成,而对照组在生后数天才供给氨基酸,在给予氨基酸前处于负氮平衡[-10 mmol/(kg·d)],相当于生后 3 天内每天丧失 3%的体蛋白。因而目前主张早产儿生后第一天即给予氨基酸,至少 1.5 g/(kg·d),更高的摄入可获生长。要使蛋白质得到最大限度利用,获得正氮平衡,还必须同时补给非蛋白热卡。

用量和用法:生后第一天即可应用,早产儿开始用 2 g/(kg·d),以每天

1 g/kg 速度增加,可增至 4 g/(kg·d),足月儿 PN 时,给予 2.5 g/(kg·d)可获正氮平衡,最高用至 3 g/(kg·d)。与葡萄糖混合输入。

重病者蛋白质供给可减少,机械通气早产儿生后数天中供给 1.5 g/(kg·d)可满足需要,病情极不稳定、患有 PDA、外科手术、肾功能不全等,宜缓慢增加用量。

肠外供给氨基酸可能是引起胆汁淤积的原因,特别是 PN 应用超过 3 周、伴有 NEC、败血症或长期禁食者。

4.碳水化合物

供给碳水化合物的目的是维持新生儿正常血糖并促进生长。PN 中葡萄糖为碳水化合物来源,1 g 葡萄糖提供 3.4 cal 热能。葡萄糖为非蛋白能量的重要来源,可以节省氮的消耗,葡萄糖亦是脑代谢的唯一能量来源,从神经生理和神经发育结局考虑,新生儿血糖需维持在 2.6 mmol/L 以上。

用量和用法:葡萄糖总量以每分钟每公斤输入毫克数表示较为合理和方便,足月儿开始用 4 mg/(kg·min)[约 10%GS,60 mL/(kg·d)],早产儿由于脑和身体比例较高,能量需求较高,用 4～8 mg/(kg·min)[约 10% 葡萄糖 60～100 mL/(kg·d)],可以避免低血糖,以每天 2 mg/(kg·min)增加,如能耐受生后第二周可逐渐增至 11～12 mg/(kg·d)。体重<1 250 g 者,用 5% 葡萄糖。周围静脉输入时葡萄糖浓度可用至 10%～12.5%,用中心静脉输入葡萄糖,浓度可用至 25%。输入过程中应监测血糖,出现高或低血糖,及时调整。PN 能量来源还应包括脂肪乳剂。

新生儿对输入葡萄糖耐受力差,易产生高血糖(血糖>8 mmol/L)、高渗血症、糖尿和渗透性利尿,耐受程度和孕周有关,并有个体差异,在输注过程中出现高血糖时,应积极评估是否有感染、窒息或低体温等情况发生,及时纠正。产生高血糖原因可能是儿茶酚胺和胰高血糖素的释放,糖原分解加快或胰岛内分泌细胞损伤,功能失调所致。若输入 6 mg/(kg·min)仍有高血糖(血糖>8 mmol/L合并糖尿),可用胰岛素 0.01～0.05 U/(kg·h),使血糖浓度维持在正常范围,但用胰岛素的安全性及对临床转归的效果尚不明确。

输入过多葡萄糖,超过机体氧化能力并无益处,可促使转换为脂肪,沉积于肝脏,并增加代谢率(氧耗量),使 CO_2 生成增加,增加每分通气量,这对重症肺部疾病的患儿不利,宜以脂肪代替部分碳水化合物作为非蛋白热源。

5.脂肪

PN 脂肪可供给低容量热卡、必需脂肪酸及便于脂溶性维生素。非蛋白热量由脂肪和葡萄糖二者提供,较单用葡萄糖供给好,可以改善氮平衡、葡萄糖用量减少,降低内源性 CO_2 的产生。推荐 PN 脂肪的用量占非蛋白热量的 30%～40%；PN 脂肪的另一重要作用是供给必需脂肪酸,特别是早产儿生后 3 天内,如果不补充外源性脂肪,将发生必需脂肪酸缺乏,仅需给 0.5 g/(kg·d)即可防止必需脂肪酸缺乏。生后第一天给予 PN 脂肪可以耐受。

目前国内常用的脂肪乳是由大豆油制成,有 10% 脂肪乳,含 1.1 cal/mL 和 20% 脂肪乳含 2 cal/mL 两种制剂,均为等渗液,含有必需脂肪酸,包括亚麻酸和亚油酸,其中亚油酸为视网膜发育和维持脑发育所必需,非蛋白热卡中 3% 应由亚油酸提供。20% 脂肪乳剂的磷脂/甘油三酯比例较 10% 脂肪乳低,随机对照研究显示,用 20% 脂肪乳后,血浆甘油三酯、磷脂、胆固醇含量均较低。

Lipofundin 为含有中链和长链甘油三酯(MCT/LCT)各 50% 的脂肪乳剂,是以中链甘油三酯(MCT)为基础,含有亚麻油酸的结构脂质,长链甘油三酯(LCT)不能迅速氧化,MCT 能在血中迅速被清除,但不含必需脂肪酸,故必须与 LCT 合用。

肉毒碱的功能是加速 LCT 通过线粒体膜进行氧化,早产儿不能合成肉毒碱,PN 液中无此成分,若缺乏则表现为心肌病、脑病、肌张力低下、反复感染,因而用 PN 超过 4 周,又未用 EN 者需要补充。

用量和用法:在出生 24～48 小时内即可开始用 0.5～1.0 g/(kg·d),如能耐受,可每天增加 0.5～1.0 g/(kg·d),早产儿最高至 3 g/(kg·d),但<1 000 g 早产儿耐受差,需谨慎。足月儿可用至 4 g/(kg·d)。输入时间要维持 20～24 小时,在输入完毕后 4 小时查血清甘油三酯,应<2.26 mmol/L,若为 2.26～3.39 mmol/L 应减量。亦可用肉眼观察血浆混浊度,方法简单,但准确性差。

(1)脂肪输入对危重症的影响:在急性肺损伤时,特别是早产儿,输入脂肪过多可影响肺功能,新近研究认为可能是由于多不饱和脂肪酸在脂肪乳剂中转换为前列腺素引起血管运动张力改变至使产生低氧血症。虽然有肺部疾病者,应用脂肪乳作为部分能量来源是有利的,因为如果 PN 仅用高糖作为能源,代谢后增加的 CO_2 不易被已受损的肺排出,在需要用机械通气的患儿,势必要提高通气指标,对患儿不利,但在呼吸衰竭急性期、肺高压时不宜用大剂量脂肪,仅限于用补充必需脂肪酸的量。

关于生后早期应用脂肪问题,新近的 Meta 分析比较早产儿早期(生后 1～5 天)和晚期(5～14 天)用脂肪乳剂对生后 28 天和 36 周时发生 CLD 及死亡的影响,结果两组没有区别。但对此目前仍有争议。

（2）高胆红素血症：游离脂肪酸在血循环中与胆红素竞争和清蛋白结合，有增加胆红素脑病的危险，高胆红素血症的发生与游离脂肪酸/清蛋白比值高有关，如果血甘油三酯高，释放游离脂肪酸多，可能增加胆红素毒性，特别是早产儿。但有证据表明，新生儿 PN 脂肪用上述一般量，对血清总胆红素和未结合胆红素并无显著影响。由于 PN 用脂肪的益处大于潜在的危险，主张在高胆时不必禁用（有认为新生儿总胆红素＞171 mmol/L 时禁用），但要采用持续输入方法，并严密监测，避免产生高脂血症。

脂肪乳剂在光疗时，可产生脂质过氧化，形成自由基，造成组织过氧化损伤，特别是早产儿输注时，溶液和管道要用铝箔遮盖避光，同时给多种维生素，包括维生素 C，有抗氧化作用。

（3）脂肪乳剂与感染：据研究，长时间用 PN 的患儿合并败血症时，单核-吞噬细胞系统被激活，可能对免疫功能有影响；PN 供给脂肪可能和凝血酶阴性葡萄球菌菌血症有关；早产儿在败血症时，甘油三酯水平倾向于增高，与无败血症者比较，脂肪氧化速率低；PN 还对血小板凝聚有影响，但必需脂肪酸对血小板功能有利，因而在败血症、DIC 有血小板减少或凝血障碍时，要减少 PN 脂肪用量，但可以补充必需脂肪酸，并密切监测血清甘油三酯水平。

6.维生素、微量元素

（1）维生素：推荐水溶性维生素九种，脂溶性维生素四种（剂量见表 1-5）。将水溶性和脂溶性维生素加入脂肪乳剂或含有脂肪乳剂的全合一溶液中输入，可增加维生素的稳定性。早产儿生后第一天即可用维生素，且需要每天给予。目前市场上有复合维生素制剂有水乐维他和九维他，脂溶性复合维生素制剂有小儿维他利匹特。

表 1-5　PN 期间新生儿每天所需维生素推荐量

维生素种类	早产儿	足月儿
维生素 A(μg)	300～500	300～750
维生素 E(mg)	3～4	3～10
维生素 K(μg)	60～80	200
维生素 B_1(mg)	0.1～0.5	0.4～0.5
维生素 B_2(mg)	0.15～0.30	0.4～0.6
泛酸(mg)	0.4～1.5	2～5
维生素 B_6(mg)	0.10～0.35	0.1～1.0
维生素 B_{12}(mg)	0.3～0.6	0.3～0.6

续表

维生素种类	早产儿	足月儿
维生素 C(mg)	20～40	60～80
叶酸(μg)	50～200	20～80
生物素(μg)	2～8	20～30
烟酸(mg)	5～6	10～17

（2）微量元素：应用 PN 不足 4 周者,仅需供锌。PN 超过一个月需供其他微量元素,用量见表 1-6。胆汁郁积时不能用铜和锰。因硒和铬主要由肾脏排泄,肾功能损害时慎用。派达益儿（Ped-el）含 6 种微量元素及钙、镁、氯和磷酸盐。

表 1-6　PN 期间新生儿每天所需微量元素推荐量

微量元素	早产儿(kg/d)	足月儿(kg/d)
铁(μg)	100～200	50
锌(μg)	300～500	100～250
铜(μg)	20～50	20～30
硒(μg)	1～2	2～3
锰(μg)	1～3	1～3
钼(μg)	0.25～2	0.25～3
铬(μg)	0.25～3	0.25～2
碘(μg)	1～1.5	1～1.5
氟(μg)	0	20

（二）PN 适应证与禁忌证

1.适应证

PN 适用于不能应用或不能完全应用 EN 的新生儿,如肠道畸形围术期;高代谢状态如创伤、感染、呼吸系统疾病需机械通气者;新生儿 NEC 病情稳定后;顽固性腹泻,乳糜胸等;应用对肠道动力有影响的药物如用吗啡等;未成熟儿在达到足量肠道喂养前,或肠道动力不足导致食物不耐受时。

2.禁忌证

新生儿重症败血症、NEC 病程稳定前、代谢性酸中毒在纠正后方能使用、严重循环不稳定和急性肾衰竭、严重血小板减少及出血倾向者、呼吸衰竭急性期。

（三）PN 的并发症

（1）胆汁郁积症：胆汁郁积往往发生在较长时间,如超过 2 周用 PN 者。

①临床表现:黄疸、直胆、AKP、转氨酶升高,PN 应用 2 周以上常见,但多为一过性,实验证明,即使短时间用 PN 亦可降低胆汁分泌和胆盐形成。危险因素有早产、PN 的时间较长、禁食(因为缺乏肠道内营养本身亦产生胆汁浓缩和胆汁淤积),合并感染、窒息、有基础疾病等。在肠内喂养开始后,多数患儿胆汁淤积得以缓解。②处理方法:排除其他原因引起的肝功能不全;给予肠道营养,即使量极少亦可促进胆汁分泌;减少氨基酸输入量;降低葡萄糖输注速率,因高糖可引起肝脂肪变性;继续输入脂肪乳,维持血浆甘油三酯在 2.26 mmol/L 或以下;苯巴比妥治疗可能有益。

(2)代谢异常:高血糖、低血糖,过量氨基酸输入可产生高氨血症、代谢性酸中毒、氮质血症、血、尿氨基酸水平增高,高间接胆红素血症、高脂血症和高胆固醇血症。

(3)早产儿代谢性骨病:PN 时,若钙/磷比例适当,早期用肠内营养可以避免。

(4)感染。

(四)监测

(1)用 PN 的患儿均需监测,目的是评价疗效和及时发现不良反应。一般可按以下频度,病情不稳定或其他特殊情况时,需增加监测频度。①体重,出、入量,尿比重每天 1 次。身长、头围每周 1 次。②葡萄糖、电解质、pH、PCO_2、BE 生后 2~3 天内或病情不稳定时,每天测 1 次,以后每周 1~2 次。③血常规每周 1~2 次。④血尿素氮、肌酐、钙、磷、镁、总蛋白、ALT、AST、AKP、总胆红素、胆固醇、甘油三酯、血细胞比容,每周或隔周测一次。

(2)营养摄入不当表现。①能量摄入不足:体重不增。②蛋白摄入过高:BUN 升高、代谢性酸中毒。蛋白摄入不足:BUN、清蛋白降低。③钙和/或磷摄入不足或维生素 D 不足:AKP 升高(胆红素正常),血钙、磷正常或降低。④脂肪不耐受:甘油三酯、胆固醇升高。⑤胆汁淤积:直接胆红素、AKP、转氨酶升高。

二、微量 EN

PN 的小儿,宜尽早给予微量 EN 的概念,已受到普遍重视,其目的是促进胃肠道功能成熟,改善喂养耐受性,而并非以营养为目的,胃肠道结构和功能的完整依赖于 EN,禁食可使肠黏膜萎缩,绒毛变平和及细菌移位。微量 EN [≤10 mL/(kg·d)]刺激胃肠道激素分泌,促进胃肠道动力成熟;随机对照研究表明 PN 的小儿,早期(2~7 天)和晚期(9~18 天)开始微量比较,前者能改善患儿对经口喂养的耐受,使更快达到完全经口喂养,较早脱离 PN,高胆红血症、胆汁淤积和早产儿骨病较少,并使体重增长加快。

方法:危重患儿病情稳定后即可通过鼻饲给予,用母乳或早产儿配方乳 ≤10 mL/(kg·d),分4～6次给予,或持续滴入1小时,间隔1～2小时;加量开始时每天每千克不超过5～10 mL。

微量EN禁用于可疑或确诊为NEC者;严重血液的动力学不稳定,用吲哚美辛者,重症败血症、肠梗阻者。

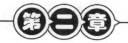

新 生 儿 疾 病

第一节　新 生 儿 休 克

新生儿休克是指多种原因引起的急性微循环功能不全综合征。多数病例非单一病因所致,常为多种因素同时存在。新生儿休克与年长儿相比有其特殊性,容易延误诊治,是导致新生儿死亡的重要原因之一,应予重视。

一、诊断要点

(一)临床特点

1.早期

主要是血管收缩的表现,如皮肤苍白、肢端发凉,上肢达肘部、下肢达膝部;心率增快,安静时>160次/分;脑缺氧表现,如反应低下、肌张力降低。

2.中期

皮肤颜色由苍白转为发绀甚至出现花纹,肢端发凉超过肘膝以上;意识障碍进一步加重,表现为昏睡或昏迷状;心率减慢至<120次/分,心音低钝;可能血压下降,足月儿降至 6.7 kPa(50 mmHg)以下,早产儿降至 5.3 kPa(40 mmHg)以下,脉压减少;前臂内侧皮肤毛细血管再充盈时间>3 秒;呼吸先快、后慢,有节律不齐的表现,可出现呼吸衰竭。此期常伴尿量减少,连续 8 小时<2 mL/kg,水肿或出现低体温、皮肤硬肿。

3.后期

后期主要表现为多器官功能损害和弥散性血管内凝血(disseminated intravascular coagulation,DIC)。肺出血最多见,可表现颅内出血、急性肾衰竭、电解质紊乱、严重代谢性酸中毒等,多死于肺出血及呼吸衰竭。

(二)新生儿休克评分

新生儿休克分轻、中、重 3 度,轻度为 5 分,中度为 6～8 分,重度为 9～10 分(表 2-1)。对诊断有意义。

表 2-1　新生儿休克评分法

评分	皮肤颜色	皮肤循环①	四肢温度②	血压
0	正常	正常	正常	正常（>8.0 kPa）
1	苍白	较慢	发凉	弱（6.1～8.0 kPa）
2	花纹	甚慢	发冷	触不到（<6.1 kPa）

注:①皮肤循环指压前臂内侧皮肤毛细血管再充盈时间正常<3 秒,3～4 秒为较慢,>4 秒为甚慢。②四肢温度,凉至肘、膝关节以下为发凉;凉至肘、膝关节以上为发冷。

二、鉴别要点

(一)不同休克类型的鉴别

1.低血容量性休克

低血容量性休克可见皮肤苍白,中心静脉压下降,失血引起者有贫血、血细胞比容下降。

2.感染性休克

感染性休克有明确的严重感染原发病,感染中毒症状明显,或高热,或体温不升,酸中毒明显,血乳酸明显升高,中心静脉压升高。

3.心源性休克

心源性休克有心脏原发病,常有心脏扩大、肝大、呼吸困难、心率快、奔马律等心功能不全表现,心电图、超声心动图等有异常。

4.窒息性休克

窒息性休克有严重窒息史,心电图多有心肌缺血的 ST-T 改变,中心静脉压升高。

(二)伴多器官系统功能衰竭的鉴别

1.肺功能不全

肺功能不全又称休克肺或成人型呼吸窘迫综合征,表现为呼吸困难、发绀、严重的低氧血症及高碳酸血症。

2.脑功能衰竭

惊厥、昏迷、中枢性呼吸衰竭。

3.心功能不全

心率快、呼吸快、心脏扩大、肝大等。

4.肾衰竭

少尿、无尿,血清肌酐、尿素氮升高,血钾升高。

5.肝功能衰竭

黄疸、肝大、肝功能异常等。

6.胃肠功能衰竭

腹胀、呕吐,可有呕血或便血,胸腹部X线立位片可见肠管普遍胀气、肠壁间隙增宽、肠壁囊样积气,甚至消化道穿孔征象。

三、治疗要点

(一)一般治疗

严密监护,减少搬动,保温,若高热物理降温,饲喂少量水或奶,腹胀时胃肠减压。

(二)病因治疗

对低血容量休克应积极纠正血容量;对感染性休克要积极抗感染,增强机体抵抗力;心源性休克要治疗原发病,增强心肌收缩力,减少心脏前后负荷。

(三)扩容纠酸

1.失血引起的低血容量性休克

失血引起的低血容量性休克应以输血为主,可按全血 6 mL/kg 或压缩红细胞 3~4 mL/kg 提高 Hb 10 g/L 计算所需输血量。

2.失水引起的低血容量性休克

(1)第一阶段用生理盐水 10~20 mL/kg,于 0.5~1 小时内输入。若严重酸中毒可应用碱性液;若血压仍未回升,可给胶体液,如血浆 10 mL/kg 或清蛋白 1 g/kg,1~2 小时内输入。

(2)第二阶段用 1/2 张含钠液 30~40 mL/kg,4~6 小时内输入。

(3)第三阶段为休克纠正后的维持输液,应根据患儿的血压、心率、尿量、电解质等调整输液方案,有尿时注意补钾。扩容的有效指标是血压上升、心率平稳、皮肤灌注良好、每小时尿量>1 mL/kg。

(四)血管活性药物

血管活性药物需在纠正血容量和酸中毒的基础上应用。新生儿休克常用扩血管药,对晚期休克、血管扩张药治疗无效者可使用血管收缩剂。

(五)呼吸支持

呼吸支持指征如下。

(1)出现呼吸困难、呼吸浅慢或呼吸暂停等呼吸衰竭症状。

(2)$PaCO_2$＞8.0 kPa(60 mmHg)，FiO_2≥0.5时，PaO_2＜5.3 kPa(40 mmHg)或伴 $PaCO_2$ 超过酸碱代谢紊乱时应有的代偿值上限 2.7 kPa(20 mmHg)时。

(3)肺水肿和肺出血。

(4)急性呼吸窘迫综合征。

(六)肝素

疑有 DIC 的患儿可应用微小剂量，20～40 U/kg(1 mg＝125 U)，皮下注射，每 12 小时 1 次，或 1 U/(kg·h)静脉滴注；重度休克已有明显微循环障碍及 DIC 征象者，剂量可增加至 0.25～0.50 mg/kg，溶于 10％葡萄糖 10～20 mL，30～60 分钟缓慢静脉注射，4～6 小时可重复 1 次，用 1～2 次后有效则改为微小剂量，同时可补充凝血因子。

(七)糖皮质激素

糖皮质激素对感染性休克、过敏性休克等可有效控制病情进展，目前主张小剂量、短疗程。

(八)纳洛酮

拮抗 β-内啡肽介导的休克，使血压升高，剂量 0.1 mg/kg。

(九)抗炎症介质治疗

应用一氧化氮(nitric oxide，NO)合酶抑制剂治疗顽固性休克有一定疗效。亚甲蓝能阻止 NO 和鸟苷酸环化酶结合，抑制 NO 的活性，可使动脉血压升高。给予肿瘤坏死因子-α(tumor necrosis factor，TNF-α)单克隆抗体可提高存活率等。

四、注意要点

(1)轻度休克多为单纯性代谢性酸中毒，中重度休克多为代谢性酸中毒合并呼吸性酸中毒。正常 AG 型代谢性酸中毒应用碱性药物效果明显；合并高 AG 型代谢性酸中毒避免过量使用碳酸氢钠。

(2)临床上一般要求抗新生儿休克治疗 6～8 小时后病情有所好转。若效果不理想，且进一步加重，应尽快呼吸机支持。病情稳定，原发病明显好转，肺无渗出性阴影，在 FiO_2≤0.3、PaO_2＞6.7 kPa、$PaCO_2$＜8.0 kPa 时，通气模式改为 CPAP 4 小时后血气仍在正常范围，方可撤机。

（3）休克早期糖皮质激素（简称激素）受体数目不受影响，使用激素效果好；在休克晚期激素受体数目减少，使用激素效果差。

第二节 新生儿缺氧缺血性脑病

新生儿缺氧缺血性脑病（hypoxic-ischemic encephalopathy，HIE）是由于各种围生期因素引起的缺氧和脑血流减少而导致胎儿和新生儿脑的损伤，临床上出现一系列脑病的表现，是导致儿童神经系统伤残的常见原因之一，发病率远远超过产伤性颅内出血。本病在发达国家和地区发病率约为 2%，我国的发病率报道在 5% 左右。

一、病因及发病机制

（一）病因

缺氧窒息是导致 HIE 最主要的病因。一般认为，宫内窒息是导致 HIE 的主要原因，约占 50%，在早产儿中这一比例更高，分娩过程中窒息约占 40%，出生后各种引起缺氧缺血的因素仅占 10%。

因围生期窒息引起的 HIE 原因很多，包括以下几种。

1.母亲因素

母亲患糖尿病，心、肾疾病，严重贫血和急性传染病；妊娠期高血压疾病，前置胎盘、胎盘早剥和胎盘功能不足；吸毒、吸烟或被动吸烟；母亲年龄＞35 岁或＜16 岁，多胎妊娠。

2.分娩因素

脐带受压、打结、绕颈，手术产如高位产钳、臀位、胎头吸引不顺利，产程中麻醉、镇痛剂和催产药使用不当。

3.胎儿因素

早产儿、小于胎龄儿、巨大儿，畸形如后鼻孔闭锁、喉蹼、肺膨胀不全、先心病，羊水或胎粪吸入致使呼吸道阻塞，宫内感染所致神经系统受损等。

4.生产后因素

肺透明膜病、败血症、低血压、严重的反复呼吸暂停、心力衰竭、先天性心脏病、严重肺疾病如支气管肺发育不良等，这些产后因素对早产儿的影响比足月儿更为严重。

(二)发病机制

HIE 发病机制复杂,多认为是多因素参与其中。

1.脑血流改变

当窒息缺氧为不完全性时,出现体内血液重新分布可保证脑组织血流量,如缺氧继续存在则脑血流灌注下降,出现脑内血流重新分布,以保证丘脑、脑干和小脑的血灌注量,此时大脑皮质及其下的白质最易受损;当窒息缺氧为急性完全性时,上述代偿机制无效,脑损伤发生在代谢最旺盛部位,即丘脑和脑干核,而大脑皮质受影响较小。新生儿脑血流的自身调节能力弱,缺氧酸中毒则可导致脑血管自由调节功能丧失,脑供血量与血压成正比,即压力被动性脑血流,当出现血压降低时,脑血流量减少,在动脉末端交界处脑血流量减少最为严重,引起分水岭样缺血性损伤,足月儿发生在旁矢状区,而早产儿发生在脑室周围。

2.脑组织能量代谢改变与 HIE

葡萄糖作为脑唯一可利用的能源物质,当脑缺氧缺血发生后,葡萄糖随之供应减少或停止,缺氧缺血性损伤可阻断线粒体的氧化磷酸化作用,而神经细胞所能利用的葡萄糖通过无氧酵解途径产生少量 ATP,能量代谢迅速衰竭,严重影响细胞生理功能。能量衰竭导致细胞膜钠泵、钙泵功能降低,使 Na^+、Ca^{2+} 进入细胞内,Na^+ 可致细胞水肿,Ca^{2+} 可致细胞不可逆性损害。由于脑出现低灌注时,不但氧供应减少,而且葡萄糖供应也出现障碍,所以较单纯缺氧对脑损伤更严重。

3.氧自由基和 HIE

脑组织受到缺氧缺血的损伤后,产生大量的氧自由基,直接加重细胞的损伤。新生儿的脑由于含高浓度的不饱和脂肪酸,氧耗率高,含抗氧化剂浓度低,并能获得具有氧化还原活性的铁,所以易受到氧化损伤。在极不成熟的脑中,少突胶质细胞的祖细胞和前少突胶质细胞对抗氧化剂的缺乏或暴露于外源自由基有选择易感性。相反,成熟的少突胶质细胞能高度地抵抗氧化应激,这部分归因于抗氧化物酶和有关程序性细胞死亡蛋白质的表达水平不同。少突胶质细胞的这些特征也许能解释早产儿大脑白质常选择性地受损。

(三)兴奋毒性

兴奋毒性是指过度激活兴奋性氨基酸(excitatory amino acid,EAA)如谷氨酸、天冬氨酸神经传导过程导致细胞死亡。由兴奋毒引起的细胞死亡发生于新生儿脑内多种细胞,脑缺氧时 EAA 大量释放,而神经胶质细胞对 EAA 重摄取障碍以致其受体过度激活，Na^+、Ca^{2+} 内流，造成细胞损伤。神经元上 EAA 受体密集，更易受兴奋毒损伤。

二、诊断

(一)临床表现

1.神经系统损害的表现

在缺氧缺血发生后 24 小时内出现神经系统损害表现，包括意识障碍、惊厥、肌张力变化、原始反射减弱或消失，甚至出现中枢性呼吸衰竭或死亡。

2.神经系统以外的表现

HIE 患儿可合并其他器官系统，包括以下几种。

(1)肾脏受累：表现为少尿、蛋白尿、BUN、CRE 升高。

(2)缺氧缺血性心肌损伤：表现为心源性休克、心力衰竭、心电图异常。

(3)肺脏受累：表现为胎粪吸入综合征、急性肺损伤和持续肺动脉高压。

(4)胃肠道受累：表现为应激性溃疡和坏死性小肠结肠炎。

(二)辅助检查

1.脑电图

脑电图有助于脑损害程度及预后判定，常表现为低电压、等电位、暴发性抑制、弥漫性慢波等背景波异常，可出现痫样放电。背景活动正常大部分预后良好，而发作间期及发作后脑电图背景波的意义远比发作性异常更重要。

2.头部磁共振成像(MRI)和 CT

头部 MRI 和 CT 能准确发现颅内的各种形态学损伤，尤其是 MRI 能够发现颅脑超声和 CT 不能发现的病变。

3.颅脑 B 超

颅脑 B 超具有操作方便、能在床边检查并动态跟踪观察等优点，尤其对早期发现早产儿脑室周围白质软化较 CT 和 MRI 更敏感。

(三)诊断标准及分度

由于对于早产儿缺氧缺血性脑损伤的认识尚不深入，故现有的 HIE 的诊断标准和分度标准均是针对足月儿。

1.诊断标准

现在国内诊断 HIE 依照 2004 年长沙会议拟订的标准进行，具体如下。

(1)具有明确的可导致胎儿宫内窘迫的异常产科病史及严重的胎儿宫内窘

迫表现(胎心<100 次/分,持续 5 分钟以上和/或羊水Ⅲ度污染),或者在分娩过程中有明显窒息史。

(2)出生时有重度窒息,表现为 Apgar 评分 1 分钟≤3 分,5 分钟≤5 分,和/或脐动脉血 pH≤7.00。

(3)生后不久即出现神经系统症状,并持续 24 小时以上。

(4)除外电解质紊乱、颅内出血和产伤引起的惊厥,以及宫内感染、遗传代谢性疾病和其他先天性疾病引起的脑损伤。

同时具备上述 4 条可确诊,第(4)条暂不能确定的为疑诊病历。

现在国外对 HIE 的诊断标准较国内的标准严格,美国儿科学会和美国妇产科学会联合制订的诊断标准包括以下 4 点:①脐动脉血气显示严重的代谢性或混合性酸中毒(pH<7.00);②Apgar 评分 0～3 分持续 5 分钟以上;③出生后短期内出现中枢神经系统症状,包括惊厥、肌张力低下、昏迷等;④出生后短期内出现多脏器(心血管、胃肠道、肺、血液或肾脏)损伤的表现。该标准特异性强,但容易漏诊。

2.临床分度

见表 2-2。

表 2-2　新生儿缺氧缺血性脑病临床表现分度

项目	轻度	中度	重度
意识	过度兴奋	嗜睡、迟钝	昏迷
肌张力	正常	减低	松软
拥抱反射	稍活跃	减弱	消失
吸吮反射	正常	减弱	消失
惊厥	可有肌阵挛	通常伴有	多见或持续
中枢性呼吸衰竭	无	有	明显
瞳孔改变	扩大	缩小	不对称,扩大或反射消失
脑电图	正常	低电压,痫样放电	暴发抑制,等电位
病程及预后	症状在 72 小时内消失,预后良好	症状在 14 天内消失,可能有后遗症	数天至数周死亡,症状可持续数周,存活者多有后遗症

三、治疗

(一)常规治疗

1.一般疗法

保持安静、呼吸道通畅、保暖,进行心肺、血压、颅内压及脑电图监护,维持血气和 pH 在正常范围,并吸氧 6～8 小时,待呼吸稳定,不吸氧时不发绀或经皮血氧饱和度>90％时,即停止氧疗。如呼吸困难、面色青紫者,可延长氧疗时间,出现呼吸衰竭者考虑应用机械通气治疗。维持正常的组织灌注,当收缩压<6.7 kPa(50 mmHg)时,可给多巴胺静脉滴注,剂量为 2～8 μg/(kg·min)。

2.维持热量和限制液量

生后 3 天内液量控制在 60～80 mL/kg,必要时给予静脉营养,维持血糖在正常高值。慎用碳酸氢钠,必要时在通气功能正常时选用 1.4％碳酸氢钠,根据 BE 值给 1/2 量纠酸。

3.镇静止惊

首选苯巴比妥钠,主张静脉给药,首剂给予负荷量 20 mg/kg。若惊厥不停止,可每隔 15～20 分钟继续给予苯巴比妥 5 mg/kg,使负荷量达到 30 mg/kg,在注入负荷量 12 小时开始使用维持量 5 mg/(kg·d)。如果负荷量为 30 mg/kg,则维持量为 3 mg/(kg·d)。由 HIE 引起的惊厥,苯巴比妥维持量需用至临床症状完全消失、脑电图恢复正常,无癫痫活动波形或其他异常波形方可停药。如果惊厥仍不停止,可临时应用水合氯醛(50 mg/kg)或应用苯妥英钠,慎用地西泮。

4.降低颅内压

颅内压明显增高时选用呋塞米,每次 1 mg/kg,每天 2～3 次,连用 2 天,如果颅内压仍明显增高,则应用小剂量甘露醇治疗(每次 0.25～0.50 g/kg),根据病情决定间隔时间,要求在 48 小时内使颅内压明显下降。

(二)亚低温治疗

现循证医学证实亚低温治疗对中度 HIE 疗效肯定,在生后 6 小时内应用效果最佳,持续 72 小时。

(三)新生儿期后治疗

在新生儿期治疗结束后,应定期进行随访,对于预后不良者应继续进行康复治疗,以避免后遗症的发生或减轻其严重程度。

第三节　新生儿惊厥

新生儿惊厥是新生儿中枢神经系统疾病或功能失常的一种临床表现,是新生儿期常见急症之一,常提示存在严重的原发病,需迅速地诊断和处理。惊厥在新生儿期尤其是生后 1 周内的发生率很高,随着年龄的增加逐渐下降,国外报道足月儿中新生儿惊厥的发生率为 1‰～2‰,极低出生体重儿为 5%～13%。新生儿惊厥的病因和发病机制复杂,临床发作形式也不同,其诊断和治疗大不一样,预后也明显不同。

一、病因

(一)HIE

HIE 由围生期严重窒息引起,是足月儿惊厥发作最常见原因,占 50% 以上,典型的发病时间为出生后 24 小时内。

(二)脑卒中

1.颅内出血

足月儿多见缺氧和产伤引起蛛网膜下腔出血,脑实质出血或硬膜下、硬膜外出血,其中产伤性颅内出血多发生在体重较大的足月儿,常因胎位异常或头盆不称导致娩出困难,颅骨直接受压或不适当的牵引而致脑膜撕裂和血管破裂。早产儿因缺氧、酸中毒等原因易发生脑室周围-脑室内出血,后者是早产儿惊厥最常见的原因,主要是由于室管膜下胚胎生发基质尚未退化,具有丰富的毛细血管,对缺氧、酸中毒极为敏感,易出血。

2.新生儿脑梗死

以往认为其是新生儿惊厥的少见原因,但近年来的研究资料表明其是新生儿惊厥的常见原因,约占 12%,仅次于 HIE。脑室周围-脑室内出血的早产儿常伴发出血性静脉梗死而产生惊厥;Agpar 评分良好,在痉挛间期神志清楚的足月儿,惊厥可能是由局部病灶引起,其中最常见的是大脑中动脉梗死。

(三)中枢神经系统感染

中枢神经系统感染见于各种病原体所致的脑膜炎、脑炎、脑脓肿、破伤风及TORCH 感染等,以化脓性脑膜炎最常见。出生 1 周内发病者为产前或产时感染,而 1 周以后发病者为生后感染。母亲孕期感染风疹、弓形虫、巨细胞病毒导致胎儿宫内感染性脑炎者,出生后即可出现惊厥。

(四)代谢紊乱

1.低血糖

低血糖多见于早产儿、小于胎龄儿、窒息新生儿及糖尿病母亲的患儿,多发生于生后 3 天内。

2.低钙血症

生后 3 天内发生者为早发型,生后 1～2 周发生者为迟发型,前者与低出生体重、窒息、母亲糖尿病等有关,后者多见于人工喂养的足月儿。

3.低镁血症

低镁血症常与低钙血症并存,临床上难以区分,在低钙血症经钙剂治疗无效时需考虑。

4.高或低钠血症

在某些情况下会发生血钠浓度极高或极低而导致惊厥发作,如抗利尿激素分泌不当、Bartter 综合征或严重的脱水等。

5.高胆红素血症

早期新生儿重度高胆红素血症,大量游离胆红素进入脑组织,影响脑细胞的能量代谢而出现神经系统症状。

6.抗利尿激素分泌异常综合征

抗利尿激素分泌异常综合征易引起血钠浓度急剧变化而导致惊厥的发生。

(五)先天遗传代谢病

先天遗传代谢病是遗传性生化代谢缺陷造成的疾病,当临床上惊厥原因不明,同时伴有顽固性低血糖、酸中毒、高氨血症等时需考虑。先天遗传性代谢病包括枫糖尿症、苯丙酮尿症、非酮症高甘氨酸血症、丙酸血症、甲基丙二酸血症、异戊酸血症、半乳糖血症、低磷酸酶血症、尿素循环障碍、维生素 B_6 依赖症、糖原病、神经节苷脂病、神经皮肤综合征等。

(六)药物

1.药物过量或中毒

如兴奋剂、氨茶碱、有机磷、异烟肼、局麻药等。

2.撤药综合征

孕母用镇静药、麻醉药、巴比妥类药物或阿片类药物,可通过胎盘进入胎儿体内，分娩后药物供应突然中断，新生儿常于生后 6 小时内发生惊厥，24～48 小时恢复正常。

(七)先天性中枢神经系统畸形

先天性中枢神经系统畸形包括各种神经元的产生、分化、迁移障碍或髓鞘化异常，以无脑回、巨脑回和多小脑回多见。

(八)良性家族性新生儿惊厥

因基因突变导致惊厥，最常见钾通道 *KCNQ*2、*KCNQ*3 基因畸变，为常染色体显性遗传，据报道少数病例与 SCN2A 编码的钠通道功能障碍有关。通常发作于生后第 2～3 天，发作频繁，为自限性疾病，一般情况良好，87％于数周至数月后自愈，13％发展为癫痫。

(九)良性(非家族性)新生儿惊厥

良性(非家族性)新生儿惊厥为良性自限性疾病，发作开始于生后 5 天，多于生后 2 周内消失，故又称 5 日风。虽然发现一些病例脑脊液中锌含量很低，但确切的病因尚不知。

(十)原因不明

5％～10％归于此类。

同一惊厥患儿可以有多种病因，如缺氧缺血性脑病可同时伴有低血钙、低血镁、低血钠、低血糖；败血症可以合并脑膜炎，又常伴有低血糖。

二、发病机制

当中枢神经系统神经元静息电位绝对值减小，和/或其神经元发生过度去极化，使动作电位形成加速，引起大量神经元同步放电致惊厥发作，此为惊厥发生的病理生理基础。人体通过向细胞外泵出钠离子并回吸收钾离子维持静息电位，这一过程需要能量依赖的钠钾离子泵，故能够影响此过程的因素即是惊厥发生的原因。新生儿缺氧缺血和低血糖发生时，细胞能量供应障碍，该离子泵向细胞外泵出的钠离子减少，使细胞内所带负电荷减少，静息电位的绝对值减小，容易发生去极化；血清低钙和/或低镁时，会削弱钙和镁对神经细胞膜的钠转运抑制作用，造成钠过度内流，发生去极化；神经细胞内外钾离子、钙离子、氯离子运动也会引起神经元兴奋性的改变，导致去极化。

新生儿期惊厥发生率高与早期特殊的脑发育特点有关。兴奋性神经递质受体 N-甲基-D-天门冬氨酸(NMDA)和 α-氨基羟甲基异噁唑丙酸(AMPA)表达高峰在生后 7～10 天,而抑制性神经递质受体生后 3 周才缓慢表达,此时兴奋性活动功能已较完善,这种新生儿期兴奋性神经递质和抑制性神经递质发育的不平衡,使新生儿特别是早产儿表现为兴奋性增高,所以新生儿期较任何年龄阶段的儿童都更容易发生惊厥。此外,新生儿期神经递质活动的特殊性也对新生儿惊厥的发生起到了重要的作用。具体来讲就是新生儿 NMDA 的两个亚单位 NR2B 和 NR2A 占的比例较成人不同,可延长兴奋性突触后电位的持续时间,新生儿缺乏 AMPA 的亚单位 GluR2,增加了神经元细胞膜对钙离子的通透性,容易导致静息电位的绝对值减小,易发生去极化。在脑发育的早期,黑质部分仅促惊厥的投射系统起作用,而对惊厥有抑制作用的投射系统尚未发育。以上早期脑发育的特点均易导致新生儿惊厥。

新生儿大脑皮质发育不成熟,神经细胞的胞质与胞膜分化不全,树状突、髓鞘、突触的发育未完善,神经胶质与神经细胞间的正常联系未建立,故无论在皮质各部位间,还是在同一大脑半球内或两脑半球间,其异常电活动均具有很大的局限性,不易向邻近部位传导,故极少有皮层发作,如精神运动性癫痫不易扩散至对侧半球引起同步放电,故全身强直性抽搐亦很少见。但大脑颞叶、间脑、脑干、边缘系统、海马、黑质、单核-吞噬细胞系统等皮质下结构发育相对较成熟,异常电活动兴奋邻近组织,皮质下结构对缺氧亦较敏感,使皮质下发作成为惊厥的常见类型,在各种病因刺激下,易导致临床上的皮质下发作如口颊部抽动等微小型惊厥。

此外,惊厥的发生是加重脑损伤的重要因素。因为当惊厥发生时,为维持膜电位的平衡,各个离子泵的利用率大大增加,而惊厥本身就是一个能量迅速消耗的过程,且惊厥发作时通常伴有低通气或呼吸暂停,会加重脑和整个机体缺氧,引起多个能量代谢环节的严重异常。另外,兴奋性神经递质的堆积,直接导致神经元的坏死及脑血流调节障碍,引起脑出血或出血性脑梗死亦是重要原因。

三、临床表现

新生儿惊厥发生率高于任何年龄组,临床表现常不典型,与正常活动不易区分,其表现形式和脑电图改变亦与成人和儿童有很大差别,因而其发作类型不宜按成人或儿童的癫痫类型分类。目前常用 Volpe 分类法,将新生儿惊厥发作分为微小发作、阵挛发作、强直发作和肌阵挛发作。除微小发作外,后三种类型又进一步分为局灶性、多灶性和全身性。局灶性发作仅累及身体的某一局部;多灶性发作涉及一个以上部位,不同步,常常游走;全身性发作时双侧广泛同步,不游走。

(一)微小发作

微小发作是新生儿惊厥中最常见的类型,见于足月儿和早产儿,表现为以下几个方面。

1.面-口-舌异常运动

皱眉、面肌抽动、咀嚼、吸吮、伸舌、吞咽、打哈欠。

2.眼部异常运动

凝视、斜视、眨眼运动、眼球震颤。

3.四肢异常运动

单一肢体震颤,固定在某一姿势或四肢踩踏板或划船样运动。

4.自主神经性发作

呼吸暂停、屏气、呼吸增强、心率增快、出汗、流涎、阵发性面红或苍白,常伴随微小型惊厥发作。

(二)阵挛发作

阵挛发作表现为一组肌肉的节律性运动。根据阵挛累及的部位和范围分为局灶性和多灶性阵挛发作。

1.局灶性阵挛型

局灶性阵挛型以一个肌肉群的局限性痉挛为特征,常见于单个肢体或一侧面部,无定位意义,多不伴意识丧失。本型常提示局部脑损伤如出血、梗死、蛛网膜下腔出血及代谢异常等。脑电图表现为局灶性尖、棘波。

2.多灶性阵挛型

其特征为多个肢体或多个部位小振幅,频率为 1～4 次/秒的肌肉痉挛,可由一侧转到另一侧肢体,常为游走性,多伴意识丧失。本型多见于缺氧缺血性脑病、颅内出血和感染患儿。脑电图表现各次发作起源不同,至少有两个或更多独立的起源点,为多灶性尖波或慢节律电波由皮质的一个区游走到另一个区。全面阵挛发作为广泛性双侧对称同步的阵挛运动,很少见于新生儿。

(三)强直发作

强直发作分为全身性强直和局部性强直,表现为四肢强直性伸展,类似去大脑强直,或双下肢强直而双上肢屈曲,类似去皮质强直,常伴有眼球偏移和呼吸暂停,除破伤风外,一般意识丧失。其常见于早产儿脑室内出血、破伤风、核黄疸等。局灶性强直发作表现为肢体维持在某种姿势,或躯干和/或颈部不对称姿势。

(四)肌阵挛发作

肌阵挛发作以单个或多个肢体一次或多次快速屈曲性抽搐,上肢比下肢明显。脑电图表现为暴发抑制,常提示存在明显的脑损害。局灶和多灶性发作与脑电图多不一致,全身性发作多与脑电图一致。HIE新生儿出现肌阵挛时,常提示脑干受损。不伴脑电图放电的肌阵挛发作多出现在睡眠期,属于良性新生儿睡眠肌阵挛。

(五)惊厥综合征

部分新生儿惊厥由某特定的病因引起并表现出共同的临床特征,称为惊厥综合征。目前国际分类中收录的新生儿期惊厥综合征包括良性新生儿惊厥、良性新生儿家族性惊厥、大田原综合征和早期肌阵挛脑病。

上述各种类型中,以微小型多见(占惊厥发作的50%),其次为多灶性阵挛发作。

四、诊断

新生儿惊厥的诊断必须明确是否为惊厥发作,惊厥发作类型,惊厥发作对脑有无影响。病因诊断十分重要,是进行特殊治疗和估计预后的关键,有时几种病因并存,必须注意。

(一)病史和体检

了解孕母健康情况及用药史,癫痫家族史,排除先天性、遗传性、药物性惊厥,了解围生期情况以判断是否为围产因素之惊厥。了解惊厥发作时间,惊厥发作有两个高峰,生后3天内发作者多为围生期并发症及代谢因素,生后1~2周发作者多为感染性疾病。注意惊厥类型(与病因有关)、精神意识(反映脑损害程度)、头围大小、肌张力变化、瞳孔大小、黄疸程度、颅内压增高征等,均有助诊断。

(二)常规检查

常规检查包括血常规、电解质、血生化、血气等,必要时完善脑脊液检查。

(三)遗传代谢病筛查

遗传代谢病筛查包括血、尿氨基酸和有机酸代谢筛查等。

(四)神经系统影像学检查

神经系统影像学检查包括颅脑超声、脑CT和MRI检查。颅脑超声是检查早产儿颅脑情况最主要的影像学方法,可发现颅内出血、脑积水及缺血性损伤等情况,可在床旁检查,并可于短期内动态随访观察。脑 CT 能发现颅内出血、钙化、较明显的畸形,CT 因其于新生儿的高辐射性损伤需引起高度重视。MRI 分辨率最高,有助于发现先天性脑发育畸形等病变。

（五）脑电图

脑电图虽对病因诊断意义不大,却是确诊新生儿惊厥发作最重要的依据,对减少惊厥漏诊及判断预后有一定价值。常规脑电图检查,扫描时间短,阳性率低;动态脑电图虽提高了阳性检出率,但伪迹太多,假阳性率高;录像（视频）脑电图（video-EEG,VEEG）避免了上述两种脑电图的缺点,采用盘状电极,易于操作固定,可较长时间地将发作时的录像图像和同步记录的脑电信号整合到同一屏幕上,有利于直观地分析发作性质和类型,从而大大促进对本症的认识,亦纠正了过去单靠临床诊断所发生的假阳性或假阴性。VEEG 发现,新生儿惊厥可表现为电临床发作、电发作、临床发作 3 种,后两种又称电-临床分离。

1.电临床发作

电临床发作即在临床发作的同时伴有同步的异常电活动,惊厥常起源于颞区,每次发作均起源于同一部位,应注意有否局灶性或一侧性结构性脑损伤;若为多灶起源的发作,常提示有弥漫性脑损伤。电临床发作多见于局灶性痉挛型,占 21%～30%。患儿临床发作大多历时短暂,持续约 2 分钟,如持续≥30 分钟,则属癫痫持续状态。

2.电发作

电发作指突然出现刻板重复的癫痫样放电,持续至少 10 秒以上,但没有相应的临床表现,故临床无法诊断。80% 的电发作不伴临床发作,但可导致脑损害,因而识别电发作对治疗和预后都有重要意义。

3.临床发作

国外报道 2/3 的新生儿惊厥不伴痫性放电。此现象多见于微小发作型及强直型（25%）,多提示有弥漫性脑损伤。临床发作时 VEEG 未能检出癫性放电的原因:①技术条件的限制;②大脑放电灶太深、太小或放电频率太低,头皮电极无法记录到;③严重脑损伤造成高级皮质功能抑制;④发育中的"脑干释放现象"。新生儿很少见到惊厥持续状态,但近年来国外用脑电图多图像示波记录仪进行连续监测,可同时记录到大脑异常放电和惊厥动作,发现约 2/3 患儿惊厥发作时不伴大脑癫痫波,或脑电图呈癫痫持续状态而无惊厥发作,从而大大减少惊厥漏诊率。

新生儿脑电图与其他年龄组不同,正常就有尖波、棘波,但是这种放电是随机发放非局灶性的,不传播,不伴有电压抑制。新生儿惊厥发作的脑电图主要有以下两个特点:①放电短暂,持续时间小于 2 分钟;②多为局灶性放电,容易定位,不易扩散,主要来自颞叶和中央区,其次是枕叶,额叶放电相对少见。

不论新生儿发作的严重程度和病因如何,脑电图的背景活动是评价预后的最可靠指标。新生儿惊厥的脑电背景分为轻、中、重度,轻到中度的异常为背景活动成熟延迟和局灶或持续普遍性电压降低,重度异常是背景活动明显不连续、严重低电压、暴发抑制、脑电静息。一般来说,轻、中度异常的新生儿预后较好,而重度异常的预后很差,死亡率高,存活者多遗留严重的神经后遗症。

(六)振幅整合脑电图(aEEG)

近年来,aEEG 越来越多地应用于新生儿惊厥的初步筛查、持续监测、治疗效果及预后的评价。aEEG 是通过其放置的电极部位(通常是两个检测电极 C3、C4-左中央、右中央或 P3、P4-左顶部、右顶部电极和一个接地电极构成)形成的原始脑电图的振幅整合压缩而来,可以监测对象脑活动的背景电压、振幅、睡眠周期,同时结合该部位的原始脑电图来检测异常放电评估预后。由于只需要放置两个电极,结果阅读相对简单,较传统脑电图使用方便,易掌握,易于长程监测的应用。

具体诊断可按下列步骤进行(图 2-1)。

五、鉴别诊断

(一)新生儿颤抖

新生儿颤抖为大幅度、高频率、有节奏的活动,不伴异常眼或口-颊运动,紧握该肢体可使其停止,也可刺激而诱发。而惊厥为无节奏抽动,幅度大小不一,低频率,不受刺激或屈曲肢体影响,常伴有异常眼或口-颊运动(表 2-3)。

(二)间歇呼吸与非惊厥性呼吸暂停

间歇呼吸与非惊厥性呼吸暂停多见于早产儿,与脑干呼吸中枢发育不成熟有关,常伴有心动过缓,不伴其他发作症状。而新生儿惊厥性呼吸暂停一般不伴有心动过缓,常有面部青紫(表 2-4)。

(三)活动睡眠期(REM)运动

新生儿在活动睡眠期常有眼部颤动、短暂呼吸暂停、有节奏咀动、面部怪相、微笑、身体扭动等表现,但清醒后即消失。

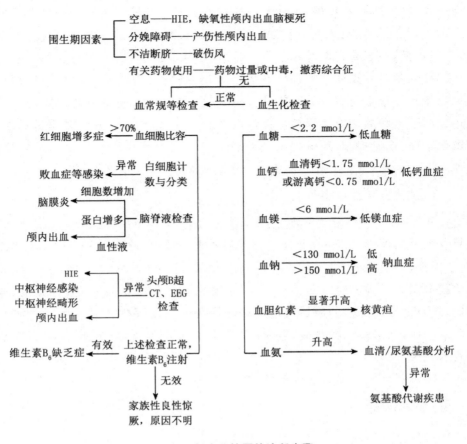

图 2-1　新生儿惊厥的诊断步骤

表 2-3　颤抖与惊厥鉴别

项目	肢体异常活动	被动屈曲或紧握肢体	异常眼或口-颊运动
颤抖	大幅度、高频率、有节奏	活动停止	无
惊厥	幅度大小不一、低频率、无节奏	不受影响	常伴有

表 2-4　间歇呼吸、非惊厥性呼吸暂停与惊厥性呼吸暂停鉴别

项目	间歇呼吸	非惊厥性呼吸暂停	惊厥性呼吸暂停
时间	<10 秒	足月儿 10~15 秒 早产儿 10~20 秒	足月儿>15 秒 早产儿>20 秒
心率	不变	减慢，可下降 40%	不变
抽搐	—	—	＋
脑电图	—	—	＋

（四）良性新生儿睡眠性肌阵挛

良性新生儿睡眠性肌阵挛多发生于生后第一周，表现为仅在睡眠时，特别是在安静睡眠（非快动眼睡眠）时出现的双侧同步的节律性肌阵挛发作，主要累及前臂和手，也可累及足、面部、躯干或腹部肌肉。外界刺激可诱发，唤醒后发作即停止。发作期脑电图无异常放电，脑电图背景亦正常。

（五）新生儿惊跳反应

新生儿惊跳反应是由外界视觉、听觉、动作的刺激引起的双侧粗大肌阵挛性抽动，类似过度的拥抱反射，可见于正常新生儿，亦可见于伴有静止性或进行性脑病的患儿，但与癫痫性肌阵挛或痉挛发作不同，后者多为自发性出现，脑电图有相应的癫痫样放电。

如上所述，新生儿非癫痫样发作事件较惊厥发作具有以下的特点：对于外界刺激有易感性；可被动干预抑制；常不伴有自主神经系统的功能异常，如心动过速、血压升高、皮肤血管舒缩、瞳孔变化、流涎等。

六、治疗

（一）一般治疗

首先要确定患儿有无充分的氧合、有效的组织灌注，根据病情需要给予保持呼吸道通畅、吸氧、补充能量及液体入量、维持内环境稳定，密切监测呼吸、心率、血压、血氧饱和度等生命体征及患儿的抽搐发作情况。窒息、颅内出血常伴脑水肿，应限制液体为 $50\sim70$ mL/（kg·d），供氧，使用脱水剂 20% 甘露醇 0.5 g/kg，30 分钟内静脉滴注，并使用利尿剂呋塞米 $1\sim2$ mg/kg 静脉注射，争取于 48 小时内降低颅内压。

（二）病因治疗

惊厥可引起新生儿严重换气不良和呼吸暂停，导致低氧血症和高碳酸血症；引起血压升高致脑血流增加，糖酵解增加使乳酸堆积及能量消耗增加，以上各因素均可导致脑损害。故对新生儿惊厥应迅速作出病因诊断并给予特异治疗，这比抗惊厥治疗还重要。病因治疗依原发病而异，有些病因一经消除，惊厥即停止而不必用止惊药。

1.低血糖

10% 葡萄糖 2 mL/kg 静脉注射后，随后继续滴入 10% 葡萄糖 4 mL/（kg·h）维持。

2.低血钙

10％葡萄糖酸钙 2 mL/kg 加等量葡萄糖稀释后缓慢静脉注射。

3.低血镁

25％硫酸镁 0.2～0.4 mL/kg 肌内注射或 2.5％硫酸镁 2～4 mL/kg 静脉注射,速度<1 mL/min。

4.维生素 B_6 缺乏症

维生素 B_6 50～100 mg 静脉注射。

5.其他

针对不同病因给予相应治疗,如有感染者抗感染治疗,红细胞增多症者部分换血。

(三)控制惊厥

临床发作伴脑电图异常者,对止惊剂反应良好,预后亦较好;而不伴脑电图改变者,常需用较大量止痉剂,且预后较差。临床惊厥发作不明显,仅有脑电图异常者,是否立即给予抗惊厥治疗,尚有争论。目前普遍以苯巴比妥作为新生儿一线抗惊厥药物,必要时使用苯妥英钠、苯二氮䓬类药物或其他抗惊厥药物。

1.苯巴比妥

苯巴比妥除有镇静作用外,对缺氧缺血性脑病尚有保护脑细胞作用,静脉注射可迅速达到有效血药浓度,半衰期长,疗效稳定确切,不良反应少,为首选药物。负荷剂量 20～30 mg/kg,有效血药浓度为 20 mg/L,一般首次 10～15 mg/kg,以 0.5 mg/(kg·min)的速度静脉注射,若未止惊,每隔 10～15 分钟再用 5 mg/kg,直至惊厥停止,总量不超过 40 mg/kg。12 小时后用维持量 3～5 mg/(kg·d),分 2 次静脉注射、肌内注射或口服,如使用 2 周以上,应根据血药浓度重新调整剂量。对缺氧缺血性脑病之惊厥,治疗剂量可偏大,维持量需用至神经症状完全消失,脑电图恢复正常才停药。如果累积量达 30 mg/kg 仍未止惊,可改用苯妥英钠。

2.苯妥英钠

苯妥英钠静脉注射效果好,其通过血-脑屏障速度比苯巴比妥快 5 倍,负荷量为 20 mg/kg,有效血药浓度为 10～20 mg/L。一般首次 10 mg/kg,以 1 mg/(kg·min)的速度静脉注射,如未止惊,每隔 10～15 分钟再用 5 mg/kg,止惊后维持量为 3～5 mg/(kg·d),分 2 次静脉注射,如累积量达 20 mg/kg 仍无效,改用地西泮。

3.苯二氮䓬类

苯二氮䓬类用于对苯巴比妥及苯妥英钠无效的惊厥,主要通过增加抑制性

神经递质 γ-氨基丁酸（GABA）的作用，对脑神经传导物质起抑制作用，从而抑制中枢神经系统包括边缘叶和网状结构。地西泮是常用的临时止惊药，起效快，半衰期短，每次 0.3～0.5 mg/kg 静脉注射，15～20 分钟后可重复给药。咪达唑仑同样起效快，半衰期短，常用于惊厥持续状态或频繁反复的惊厥发作的维持治疗，初始予 0.1～0.3 mg/kg 的负荷量静脉注射后应用 1 μg/（kg·min）维持，若不起效，间隔 15 分钟后增加 1 μg/（kg·min），最大量不超过 81 μg/（kg·min），持续用药 24 小时后逐渐减量。注意与苯巴比妥合用可增加对呼吸的抑制，需严密监测呼吸。

4.左乙拉西坦

左乙拉西坦作用机制不明，但因其口服给药方便、吸收快、代谢快、不良反应小，且与其他抗惊厥药无相互作用，已被越来越多地应用于新生儿惊厥的联合治疗。有学者研究中的初始剂量为 10 mg/kg，逐渐加至 30 mg/kg，控制抽搐发作的效果明显。

5.托吡酯

抗惊厥机制是阻断钠离子通道，兴奋 GABA，阻断 NMDA。托吡酯是一种广谱的抗惊厥药物，因其在缺氧缺血性脑损伤的动物模型中表现出的神经保护作用，成为新生儿惊厥治疗的研究热点。目前推荐剂量为 2～10 mg/kg。

6.丙戊酸钠

丙戊酸钠通过阻断钠离子通道和影响 GABA 抑制系统而发挥止惊作用，是广谱止惊药物之一。

7.外科治疗

随着麻醉和手术水平的提高，内科治疗如大脑半球切除术、胼胝体切开术等对无法控制的惊厥具有广泛的应用前景。

使用止惊厥药要监测血药浓度，如无监测手段，用药后应密切观察，以惊厥停止、患儿安静入睡、呼吸心跳平稳、掌指弯曲有一定张力为度。是否需用维持量或维持用药期限，视病因消除或惊厥控制情况而定，一般用至最后一次惊厥发作后 2 周～1 个月即可停药。新生儿惊厥后继发癫痫，常有 5 个月至数年的潜伏期，此段时间不必预防用药。但对Ⅳ级的脑室内出血且于新生儿期有惊厥发作者，拟抗癫痫治疗至少 1 年，然后逐渐减量停药。

七、预后

新生儿惊厥的预后主要取决于原发病的病因及严重程度而不是发作本身。

总体来讲,约半数的新生儿发作后精神运动发育可达到正常或接近正常的状态,存活者中约 1/3 发展为癫痫。提示预后不良的主要因素:严重的缺氧缺血性脑损伤,严重先天性皮质发育畸形,严重中枢神经系统感染,长时间或频繁发作,微小发作或全身强直发作,脑电图重度背景异常。随着产科和新生儿重症监护水平的提高,早产儿的存活率逐年上升,惊厥的预后与患儿胎龄也有很大的关系。胎龄越小,越容易出现并发症,且程度较重,不易恢复,影响预后。脑电图背景对判断预后最为有效,可用系列脑电图记录持续背景活动(异常背景包括低电压、电静息、爆发性抑制,其中电静息是最严重改变,接近脑死亡),正常或轻度异常背景预后较好,中度异常难于确定,重度异常者 68% 以后发展为癫痫,癫痫起病的平均年龄为 12.7 个月。但由于早产儿本身脑成熟度欠佳,符合其胎龄的脑电图背景本身就是不连续且电压比较低的,故在应用脑电图评估预后时还需要结合患儿的胎龄综合考虑。

第四节　新生儿化脓性脑膜炎

新生儿化脓性脑膜炎是新生儿期由细菌侵入脑膜而引起的一种颅内感染性疾病,可以是败血症的并发症(25%～50%),也可以由病原菌直接侵入脑膜所致。该病早期缺乏特异性临床表现如脑膜刺激征,颅内高压征出现也较晚且不典型,故早期诊断困难,部分患儿因漏诊或延误治疗而留有不同程度的神经系统后遗症。

一、病原体和感染途径

新生儿血-脑屏障功能差,细菌侵入机体后易通过该屏障引起新生儿化脓性脑膜炎。

(一)产前感染(宫内感染)

产前感染罕见。妊娠晚期,孕母被李斯特菌或肺炎链球菌等感染后,可经血行通过胎盘至胎儿体内,导致胎儿流产、死产或早产。中枢神经系统(脑膜)可以是新生儿唯一感染部位,也可为全身性感染的一部分。

(二)产时感染

胎膜早破、产程延长或孕母产道内病原体上行感染,引起羊膜绒毛膜炎,分娩过程中胎儿吸入了污染的羊水或产道分泌物所致。常见病原体为大肠埃希菌、吉兰-巴雷综合征、肺炎链球菌和李斯特菌等，也可有人型支原体或解脲支原体感染。

(三)产后感染

产后感染发生率较高。病原体可经新生儿呼吸道、消化道、脐炎残端、受损皮肤黏膜创面或结合膜等侵入血液循环再到达脑膜，主要为金黄色葡萄球菌、大肠埃希菌感染。近年来，由于医疗器械或医务人员手消毒不严、机械通气时间过长等医源性途径引起的机会致病菌(如铜绿假单胞菌、表皮葡萄球菌、克雷伯杆菌、变形杆菌和不动杆菌等)感染逐年增多，应引起高度重视。

二、病理

死亡患儿几乎均有脑膜炎和脑室膜炎，脓性渗出物布满脑膜及脑室内室管膜，但早期浆细胞及淋巴细胞浸润较少。国内报道 50％ 左右患儿存在脑积水，约 25％ 有硬膜下积液，可有不同程度的血栓性静脉炎或动脉炎并形成梗阻。异型枸橼酸杆菌、坂崎肠杆菌、变形杆菌或阴沟肠杆菌感染时，易发生血管炎而引起脑梗死，最终形成脑脓肿(较大，无明显包膜)。死于大肠埃希菌 K1 感染患儿可在脑组织中测出特异性 K1 抗原。

三、临床表现

(一)一般表现

临床表现常不典型，早期症状与败血症相似，表现为面色苍白、反应欠佳、少哭少动、拒乳或吮乳减少、喂养困难、体温不稳定(发热或体温不升)、呼吸暂停、呕吐、腹泻、黄疸加重，严重者出现腹胀、休克、脑疝形成引起呼吸衰竭等。

(二)神经系统表现

最常见为兴奋(烦躁、激惹、尖叫等)与抑制(嗜睡、神萎等)交替出现，重者惊厥、昏迷、前囟紧张或饱满、颅缝增宽或分离、双眼凝视或斜视、四肢强直、角弓反张等，易并发脑室管膜炎、脑梗死、硬膜下积液和脑积水等。

四、辅助检查

(一)外周血常规

白细胞总数和中性粒细胞升高，I：T$\geqslant$0.16；严重病例白细胞和血小板数降低。

(二)细菌培养

在败血症合并化脓性脑膜炎病例中,血细菌培养阳性率可达 50%,早发型败血症和疾病早期未用过抗生素治疗者培养阳性率更高。

(三)脑脊液检查

正常新生儿脑脊液的细胞数、蛋白和糖含量均高于其他年龄组,且变异较大。化脓性脑膜炎时脑脊液压力增高,外观混浊,白细胞总数超过 $30 \times 10^6/L$(其中多核白细胞占 60% 左右;李斯特菌感染时,单核细胞占 20%~60%),潘迪试验 ++~+++,葡萄糖 <1.66 mmol/L(30 mg/dL)或低于相应血糖的 50%,蛋白 >1.5 g/L,脑脊液培养和涂片染色可发现细菌。

(四)其他检查

C 反应蛋白(C-reactive protein,CRP)和血小板压积(plateletcrit,PCT)可明显升高,头颅 B 超、CT 和 MRI 等影像学检查有助于脑室膜炎、脑脓肿、硬脑膜下积液(积脓)和脑积水等并发症或后遗症的诊断。

五、诊断

外周血白细胞、CRP 和 PCT 等指标变化可明确细菌感染存在,脑脊液检查是确诊化脓性脑膜炎的必备条件。因该病早期临床表现不典型,故对高度疑似败血症或已被确诊为败血症的患儿,经正规治疗 48 小时以上无效或经治疗后病情恢复不顺利而无其他原因解释者,应及早作腰椎穿刺取脑脊液常规检查和细菌培养。脑脊液(cerebrospinal fluid,CSF)存在上述改变及培养出细菌(尤其与血培养结果一致时),对化脓性脑膜炎确诊具有重要意义。此外,头部影像学检查特别是 MRI,对了解病变的程度、并发症的发生及预后的判断有重要的临床意义。

六、鉴别诊断

(一)结核性脑膜炎

起病缓慢,热度不高,脑脊液细胞数轻至中度升高,糖及氯化物显著降低,涂片可找到结核分枝杆菌。

(二)病毒性脑炎

多低热,PCT 正常,脑脊液中细胞数正常或轻度升高,蛋白及糖含量变化不明显,乳酸脱氢酶含量和 pH 正常。

（三）其他

颅内肿瘤、蛛网膜下腔出血、代谢性脑病等其他疾病也可引起的神经系统症状体征,颅内肿瘤、蛛网膜下腔出血应用影像学检查方法如 CT、MRI 等,作出鉴别诊断一般不难;通过质谱技术分析血、尿、脑脊液代谢产物谱,可作出代谢性疾病的诊断和鉴别诊断。

七、并发症

由于新生儿抵抗力差和脑膜刺激症状不典型,使早期确诊和及时治疗存在一定困难,因此并发症及后遗症相对较多。并发症中以脑室炎、硬脑膜下积液较多见,最终可导致脑积水、智力低下等后遗症。

（一）脑室膜炎

发生率可达 65%～90%,早产儿、化脑的诊断和治疗延误者的发病率高,多见于大肠埃希菌等革兰氏阴性杆菌感染,部分患儿临床上难以完全肃清此类细菌,病程迁延。出现下列情形之一者,应考虑脑室膜炎存在。

(1)常规治疗疗效不佳,临床症状和体征无改善,病情危重或恶化、频繁惊厥、出现呼吸衰竭或脑疝等。

(2)脑脊液生化检测结果接近正常,但脑脊液仍有炎性改变,若白细胞数$\geqslant 50 \times 10^6/L$,葡萄糖$< 1.66$ mmol/L(30 mg/dL)或蛋白> 0.4 g/L 可确诊。

（二）硬脑膜下积液

脑膜炎奈瑟菌和流感嗜血杆菌性化脓性脑膜炎易并发,存在下列情形之一者,应考虑硬脑膜下积液存在。

(1)正规治疗过程中,脑脊液检查好转而体温持续不退或其他临床症状不消失。

(2)病情好转后又出现高热、抽搐和呕吐等神经系统表现。

(3)前囟饱满、隆起,颅骨透照试验阳性。

(4)头颅 CT、MRI 等影像学改变,或 B 超指引下硬脑膜下穿刺,硬脑膜下腔液体> 2 mL,红细胞数$< 100 \times 10^6/L$,蛋白> 0.6 g/L 可确诊。

八、治疗

早期诊断和及时有效的治疗对于减少患儿病死率和后遗症发生具有重要意义。

(一)抗菌治疗

尽量选用易进入脑脊液的杀菌药,首剂剂量加倍,从静脉推入或快速滴入。对革兰氏阴性杆菌性脑膜炎的疗程至少 3 周,而革兰氏阳性菌性脑膜炎的疗程至少 2 周。

1.病原菌未明的脑膜炎

病原菌未明的脑膜炎多采用青霉素类(青霉素、氨苄西林、苯唑西林等)加第三代头孢菌素(头孢噻肟、头孢曲松等)进行治疗。头孢曲松具有广谱、高效、半衰期长及对革兰氏阴性杆菌作用效果好等优点,已成为治疗新生儿化脓性脑膜炎的常用药物;由于头孢曲松与清蛋白结合率高达 85%～95%,可与游离间接胆红素竞争性结合清蛋白,增加核黄疸发生的危险性,故新生儿存在高间接胆红素血症时慎用。当铜绿假单胞菌感染不能排除时,则第三代头孢菌素应选用头孢他啶。

2.病原菌明确的脑膜炎

参考药敏试验结合临床选用敏感有效的抗生素。李斯特菌、肠球菌、变形杆菌、大肠埃希菌、肺炎链球菌等感染和吉兰-巴雷综合征首选氨苄西林或青霉素;耐氨苄西林的革兰氏阴性杆菌可选第三代头孢菌素,如头孢噻肟或头孢曲松;金黄色葡萄球菌可选用苯唑西林、头孢呋辛或万古霉素;铜绿假单胞菌首选头孢他啶,次选头孢哌酮;支原体感染首选红霉素或阿奇霉素;厌氧菌可选甲硝唑和青霉素。

(二)对症支持疗法

对症支持疗法不可忽视,是近年来该病预后得以改善的重要原因。疾病早期因抗利尿激素分泌过多引起液体潴留而导致稀释性低钠血症,且常伴有脑水肿,应限制低渗液体的摄入和补充适当的电解质。根据病情可少量多次输注新鲜血或血浆,每次 10 mL/kg。有资料表明,静脉输注人血丙种球蛋白对新生儿化脓性脑膜炎有一定疗效。对于非低血糖、低血钙、低血钠所致的惊厥,首剂可用苯巴比妥钠 10～30 mg/kg,维持量 5 mg/kg,静脉注射或肌内注射。颅内压明显增高时可用呋塞米每次 1 mg/kg 静脉推注或 20%甘露醇每次 0.5～1 g/kg快速静脉滴注,两者可交替应用;反复使用易使脑脊液黏稠,增加炎症后的粘连,故不宜多用。一般不推荐使用激素,但对于流感嗜血杆菌和肺炎链球菌性脑膜炎,地塞米松具有减轻脑水肿、降低颅内压、加速脑脊液循环等作用,每次0.1～0.2 mg/kg,首剂最好在开始抗生素治疗前 15～20 分钟应用,以后每 6～8 小时

1次,维持2～4天。

(三)并发症的治疗

对于脑室膜炎和硬脑膜下积液,目前均无特别有效的治疗方法。研究表明,导致脑室膜炎的病原菌是从脉络丛进入侧脑室,再扩散至蛛网膜下腔。由于脑脊液循环由上至下单向流动,鞘内注射药物不易到达脑室,效果欠佳,此法已摒弃;保留导管于侧脑室注入氨基糖苷类抗生素(庆大霉素或阿米卡星)的治疗方法也存在争议。明确硬脑膜下积液时,应进行硬脑膜下穿刺放液,每次不超过15 mL,穿刺无效时可考虑手术治疗。

九、预后

新生儿化脓性脑膜炎病死率近年来无明显下降,足月儿可达12%～30%,低体重儿和早产儿高达50%～60%,幸存者可留有失听、失明、癫痫、脑积水、智力和/或运动障碍等后遗症。早期诊断和及时正确的治疗是治愈的关键,对减少后遗症起着决定性作用。

第五节 新生儿心律失常

新生儿心律失常是指心肌自律性、兴奋性和传导性发生变化而引起的心率过快、过慢或节律异常。其发生率(不包括窦性心动过速、过缓及窦性心律不齐,以下同)国外报道为0.5%～4.8%,国内为0.46%,但自应用心电监护及24小时动态心电图后,国内新生儿心律失常发生率显著升高至13%。有报道新生儿猝死综合征中,10%为心律失常引起。国外报道胎儿中约13%亦有心律失常,多数在胎儿期自然消失,但异位心动过速既可引起胎儿心力衰竭,也常持续到新生儿期。新生儿心脏的生理功能和解剖形态与婴幼儿、年长儿有显著的不同,新生儿出生时其心脏传导系统包括窦房结、房室结、房室束等都未发育成熟,生后才逐步发育完善,故其病因、临床表现、治疗及预后,均与婴幼儿、年长儿有显著差别。新生儿心律失常有五大特殊的发病特点:①传导系统紊乱发生率高;②功能性、暂时性者居多;③常可自行消失;④心律失常以室上性心动过速多见(49.3%),次为各种类型的传导阻滞(26.02%),室性心动过速少见(10.46%);⑤常因心律失常而导致心力衰竭。

一、病因

新生儿出生后,处于发育过程中的心脏传导系统和心肌容易受到各种因素的影响,引起心律失常。

(一)心脏外部因素

(1)缺氧是引起新生儿心律失常最常见因素。①围产因素:脐带绕颈、头盆不称、窒息缺氧及从胎儿循环过渡到新生儿循环的血流动力学改变。其中以窒息缺氧最常见(43.75%)。②孕母因素:孕母患糖尿病、妊娠期高血压疾病、红斑狼疮等,可引起心脏自主神经及其传导系统受损而致心律失常。

(2)感染:宫内和生后感染,包括病毒感染(多为宫内感染)引起的心肌炎、心内膜炎、心包炎,以及重症肺炎、败血症等细菌感染(多为生后感染)引起的中毒性心肌炎,也是引起心律失常的主要原因(29.17%)。

(3)水、电解质及代谢紊乱:低血钙、低血钠、高血钾、脱水、低血糖及酸碱紊乱,可引起心脏电生理变化而导致心律失常。

(4)全身性疾病:硬肿症、颅内出血、各种中枢神经系统疾病。

(5)药物:母亲孕期由于本身疾病而使用的一些药物,包括麻醉药、引产药、抗心律失常药。新生儿用的一些药物包括洋地黄、氨茶碱,甚至抗惊厥时用的利多卡因、治疗胃食管反流用的西沙必利等。

(6)新生儿心脏手术或心导管检查。

(二)心脏本身因素

1.先天性心脏病

先天性心脏病多见右向左分流型先天性心脏病。

2.心肌病

肥厚型及扩张型心肌病,心律失常发生率高达30%,可见于新生儿柯萨奇病毒感染引起的病毒性心肌病。

3.传导障碍

窦房结功能不良、预激综合征等。

4.原发性心脏肿瘤

原发性心脏肿瘤常伴心律失常的新生儿心脏肿瘤有横纹肌瘤、纤维瘤及心肌错构瘤等。

5.原因不明

部分原因不明,健康新生儿可以发生心律失常,尤其是早产儿,与其心脏传导系统发育不成熟有关。

二、发病机制

（一）发育异常

（1）窦房结中过渡细胞少，对起搏细胞的兴奋过滤作用不足，致窦房结起搏频率不稳定，导致窦性心律失常。

（2）生后左心室压力增高，左侧房室结、房室束受压变性，影响传导系统自律性和传导速度，导致期前收缩及室上性心动过速。

（3）新生儿早期，房室结与房室束可通过马氏纤维与房间隔顶部相连，形成旁路传导，致易发生预激综合征及室上性心动过速。

（4）传导系统发育异常如窦房结及心内膜垫发育不全、缺如、变性，房室结动脉闭塞等，致希氏束缺乏连贯性或中断，形成传导障碍。

（二）电生理活动异常

新生儿的心脏电生理特点是导致新生儿心律失常发生的解剖生理学基础。临床电生理研究表明，快速异位心律失常是异位兴奋性增高，折返激动及并行收缩所致。单个折返引起期前收缩，连续折返引起心动过速或扑动，多个微型折返引起颤动。而慢速异位心律失常则是起搏点兴奋低下或传导障碍所致。

三、临床表现

正常新生儿心率波动较大，心率随日龄的增加而增加。一般足月新生儿心率，生后 24 小时为 135 次～140 次/分，7 天内为 110～175 次/分，7 天以上为 115～190 次/分，早产儿心率波动范围更大。其临床表现常与病因、失常类型及程度有关，既可毫无症状或被原发疾病掩盖，又可表现为哭声弱、烦躁、拒奶、呕吐、出汗、体温不升、面色苍白、阵发性发绀、气促。可见心率快或慢，或节律不整、心音低钝，或强弱不一。Ⅲ度房室传导阻滞、窦房传导阻滞、室上性及室性心动过速，可引起心脏丧失有效收缩力和排血功能而致心力衰竭，亦可使血液循环突然中断或锐减，致心源性脑缺血综合征而发生抽搐与昏厥。

四、诊断

（一）病史

应了解妊娠期疾病、用药，围生期缺氧、窒息，生后新生儿疾病及水、电解质紊乱等病史。

(二)物理诊断

1.心率快而整

心率快而整为室上性心动过速(SVT)、室性心动过速(VT)、心房扑动(AF)伴规则房室传导。

2.心率快而不整

心率快而不整为心房颤动(Af)、心房扑动伴不规则房室传导。

3.心率慢而整

心率慢而整为窦性心动过缓、有规律的Ⅱ度房室传导阻滞、Ⅲ度房室传导阻滞(CAVB)。

4.心率慢而不整

心率慢而不整为窦性心动过缓、期前收缩、Ⅱ度房室传导阻滞。

5.心率正常而不整

心率正常而不整为窦性心率不整、期前收缩、Ⅱ度房室传导阻滞。

(三)心电图

新生儿心律失常以室上性心动过速及传导阻滞最常见。常规 12 导联体表心电图检查是诊断心律失常的基本方法,绝大多数心律失常可以此做出正确诊断。但它只能记录短时间内的变化,不能观察到多种生理或病理状态下的心电图改变,24 小时动态心电图监测可弥补其不足。体表信号平均心电图(SA-ECG)可检测新生儿心室晚电位,而食管心电图可探查 SVT 的发病机制,两者合用效果更好。

(四)心脏电生理检查

创伤性的心内心电检查,可准确地判断各类心律失常的发病机制,评价抗心律失常药物疗效。非创伤性的经食管心房调搏的心电检查,可作窦房结功能测定及各种快速心律失常诊断。

(五)其他

超声心动图亦能及早发现心律失常,并能对心脏结构异常及血流动力学变化做出诊断;程控刺激(PES)可用于鉴别 SVT 类型;希氏束电图亦可用做心律失常的诊断。

五、治疗

新生儿心律失常大多无临床症状,尤为一过性者,如房室结紊乱、异位搏动、

Ⅰ度房室传导阻滞等。若非器质性病变所致,常于生后1周～3个月内自然消失,不必治疗。另一些暂时性心律失常,如电解质紊乱所致者,亦可通过病因治疗而消除。如确需用抗心律失常药,必须辨明心律失常的严重程度,严重度由重至轻为VT>CAVB>AF或Af>SVT>频发性早搏。性质越严重,处理越要积极、及时。此外尚需全面了解各种治疗方法的作用、不良反应,以权衡利弊、选择应用。

(一)病因治疗

病因治疗十分重要,大多数情况下仅作病因治疗,心律失常即可控制。亦须针对诱发因素进行处理,如对中毒性心肌炎,可用大剂量维生素C、1,6-二磷酸果糖、肾上腺皮质激素等。

(二)手法治疗

潜水反射法,可作为SVT首选的初期治疗。即用5～15℃冰袋或浸过0～4℃冰水的湿毛巾,放在患儿的面部或口周5～10秒,给予突然的寒冷刺激,以提高迷走神经张力,可迅速纠正心率。一次无效,可每隔3～5分钟重复1～2次,成功率为14.29%。也可用压舌板压新生儿舌根部以引发恶心反射而终止发作。新生儿禁用压迫眼球法或压迫颈动脉窦法。

(三)药物治疗

1.概述

(1)抗心律失常药研究进展较快,临床用药已近40个品种。尽管不断开发新药,但目前没有哪一种药,其作用超过广谱抗心律失常治疗药胺碘酮。

(2)各种心律失常须药物治疗的不多,且抗心律失常药仅能对症治疗,它既不能缩短原发病病程,也改变不了原发病预后,有时还可引起各种不良反应,故用药前应先弄清心律失常病因、性质、严重度及危害性,再决定是否需药物治疗及如何治疗。

(3)大多数抗心律失常药的有效量与中毒量接近,过量可加重心律失常。药物选择应首选高效、速效、低毒、安全的药物,一般不联合使用两种或两种以上抗心律失常药。

(4)与年长儿相比,国内对新生儿心律失常的治疗经验仍不足,治疗过程中可选用的药物不多。国外治疗新生儿心律失常(主要是快速异位心律失常),亦仅选用腺苷、氟卡尼、胺碘酮及β受体阻滞剂等几种药物。对于<1岁婴儿室上性心动过速,首选药物治疗而不是射频消融,腺苷通常可以有效地终止心动过

速,并发症较少。其他可选药物包括β受体阻滞剂(如普萘洛尔)、普罗帕酮。对于没有预激波的隐匿性预激综合征患儿,可选用地高辛,显性预激综合征时应用可能诱发室颤,如果新生儿室上性心动过速在窦性心律时,称之为显性预激,地高辛禁忌使用时,常选择普萘洛尔。普萘洛尔最常用于治疗室上性心律失常、室性心律失常和甲状腺功能亢进引起的窦性心动过速,还可选择其他β受体阻滞剂(如阿替洛尔、索他洛尔、艾司洛尔)及普罗帕酮。维拉帕米可用于终止室上性心动过速,但由于它具有负性心肌作用和抑制窦房结功能,在新生儿和12个月以下的婴儿应限制应用。胺碘酮作为二线用药,用于治疗难治的、有生命危险的心律失常。近年来,有关胺碘酮有效性和毒性的报道日渐增多。由于胺碘酮的负性肌力作用很弱,对于持续心动过速导致的心功能低下、先天性心脏病围术期的心动过速,首选胺碘酮。

2.用于快速异位心律失常(各类期前收缩、SVT、VT、Af)药物

目前抗心律失常药仍按 Vaughan Willims 分类方法,根据其电生理作用不同,分为Ⅰ类钠通道阻滞剂、Ⅱ类β受体阻滞剂、Ⅲ类钾通道阻滞剂及Ⅳ类钙通道阻滞剂四大类。以下仅介绍目前多在新生儿中应用的、有代表性的药物。

(1)Ⅰ类:钠通道阻滞剂(为膜抑制剂)。又可按其动作电位时间、QRS 时限、有效不应期长短,分成3组。①Ⅰa组:奎尼丁、普鲁卡因胺等,因不良反应较大,疗效不理想,新生儿已不用。②Ⅰb组:常用有利多卡因、莫雷西嗪,用以纠正 VT。利多卡因能降低心肌应激性,延长有效不应期,抑制浦氏纤维自律性。用法:$1.0\sim2.0$ mg/kg+10%葡萄糖 $10\sim20$ mL 静脉慢注,每 $10\sim15$ 分钟一次,有效后用 $20\sim50$ $\mu g/(kg \cdot min)$静脉滴注维持,总量$\leqslant5$ mg/(kg·d)。莫雷西嗪 $4\sim5$ mg/kg,每天 3 次口服。③Ⅰc组:常用有普罗帕酮、氟卡尼,用以纠正 SVT 及 VT。能降低浦肯野纤维、心室肌与房室旁路传导,但有负性肌力作用,禁用于有心力衰竭、心源性休克、传导阻滞者。不良反应为心动过缓、传导阻滞及消化道症状。普罗帕酮是广谱高效抗心律失常药,作用好,不良反应少,复发率低,可长期服用。用法:$1\sim1.5$ mg/kg+10%葡萄糖 $10\sim20$ mL,5 分钟以上静脉缓注,如无效,$20\sim30$ 分钟可重复一次,连续用药应少于 3 次,无效则应换药。复律后以 $5\sim10$ $\mu g/(kg \cdot min)$维持,或于复律 8 小时后改 $3\sim5$ mg/kg 口服,每天 $3\sim4$ 次。由于用药剂量有个体差异,即使同一患儿,在不同时期心功能状态也可不同,有效剂量也会有所不同,因此稳定后应渐减至最低有效量,维持 $3\sim4$ 个月,并应定期动态观察心电图。也可一开始即用 $5\sim7$ mg/kg 口服,每天 $3\sim4$ 次,稳定后减量维持。国外常于使用腺苷有效后改用氟卡尼,该药亦为高效、

强效、广谱抗心律失常药,剂量为 2 mg/kg,10 分钟以上静脉注射,接着 6 mg/(kg·d)口服,或 1.0～2.5 mg/kg 口服,每天 3 次,从小剂量开始。为预防新生儿 SVT 复发,常用药 6～12 个月。

(2)Ⅱ类:β受体阻滞剂。常用有普萘洛尔,为非选择性 β-肾上腺素受体阻滞剂,能降低心肌自律性、延缓房室传导、延长房室结不应期,用于交感神经兴奋引起的期前收缩(尤为房性期前收缩)及其他药物治疗无效的 SVT,禁用于哮喘、心力衰竭、传导阻滞及使用洋地黄期间。用法为 0.05～0.15 mg/kg＋10％葡萄糖 10～20 mL,5～10 分钟内静脉缓注,必要时 6～8 小时重复一次;或 1～5 mg/(kg·d)分 3 次口服。为预防预激综合征所致 SVT,亦可用 1～2 mg/(kg·d)分次口服。

(3)Ⅲ类:钾通道阻滞剂,常用有胺碘酮及索他洛尔。胺碘酮是最强的抗心律失常药,能阻滞钠离子、钙离子及钾离子通道,有非竞争性 α 及 β-受体抑制作用,能延长房室结、心房和心室肌纤维的动作电位时程和有效不应期,减慢传导,因无负性肌力作用,即使用于患有危及生命的持续性心动过速儿,仍安全而有效,故适用于器质性心脏病及心功能不全儿,是良好的广谱、高效、速效抗心律失常药。用法:1～3 mg/kg,10 分钟以上静脉缓注,有效后 10 mg/(kg·d)静脉维持,或 10 mg/(kg·d),分 3 次口服,连用10 天后,改为 3～5 mg/(kg·d)维持,服 5 天、停 2 天。不良反应为恶心、呕吐、便秘、肝功损害、甲状腺功能紊乱、高血钾等,国内不作为一线药物,仅用于普罗帕酮无效者,且剂量要小、疗程要短。但国外常于发现胎儿 SVT 时给母亲用药;对新生儿 SVT 者,可用负荷量 5～10 mg/kg 静脉滴注 1 小时(常于 30 分钟后复律),也可先使用腺苷,有效后直接改用本药,维持量为 3 mg/(kg·d)口服,为预防复发,需用药 6～12 个月。本药禁用于病态窦房结综合征、高度传导阻滞与肝功能不良。长时间应用最好监测其血药浓度,以调整用药剂量。国外新生儿 SVT 所用的索他洛尔,为新型抗心律失常药,兼有第Ⅱ类及第Ⅲ类抗心律失常药物特性,是非心脏选择性、拟交感活性类 β 受体阻滞剂,有 β_1 及 β_2 受体阻滞作用。用法:0.5～1.5 mg/kg,5～10 分钟静脉缓注或 2～3 mg/(kg·d),分次口服。

(4)Ⅳ类为钙通道阻滞剂,小儿常用有维拉帕米。因本药可致低血钾、心源性休克、传导阻滞,新生儿禁用。

(5)其他药物。①地高辛:该药能增强迷走神经张力、延长房室结不应期、减慢传导时间、终止顺向性房室旁路折返,用于 SVT、AF、Af 等,但若用药过程中出现新的心律失常,应即停药。禁用于有预激综合征及 QRS 波增宽者。②三磷酸腺苷(ATP)及腺苷:可强烈兴奋迷走神经、减慢房室传导、终止房室折返,用于

VST,以大剂量腺苷更优(国外仅用腺苷治疗)。用法:三磷酸腺苷 0.4～0.5 mg/kg,腺苷 0.1 mg/kg,均于 2～5 秒内快速静脉注射,如无效,3～5 分钟后加倍剂量重复 1～2 次。房室结功能不全、传导阻滞者慎用。注意事项:应在上肢血管输注,小剂量开始,弹丸式快推,心电监护下进行,准备好抢救拮抗药物。

3.用于慢速心律失常

(1)异丙肾上腺素:能增加窦房结及房室结自律性、改善心脏传导功能、提高心率。用法为 0.05～0.2 μg/(kg·min)静脉滴注。

(2)阿托品:能解除迷走神经对心脏的抑制,加速心率。以 0.01～0.03 mg/kg 口服、皮下注射或静脉注射,每 4 小时一次。

(四)起搏与电复律术

如药物无效,可采用以下几种方法。

1.经食管心房调搏

经食管心房调搏用于 SVT。给予超过 SVT 速率的超速起搏,此起搏抑制了引起 SVT 的异位节律点,然后停止起搏,窦房结恢复激动并下传,窦性心律恢复。

2.同步直流电击复律

同步直流电击复律利用高能脉冲直接或经胸壁作用于心脏,使心脏各部位心肌在瞬间同时除极,从而中断折返,由窦房结重新控制心律,使异位心律立即中断并转为窦性心律的方法。新生儿一般用电能量为每次 5～10 J,从每次 1 J 开始,一次电极无效,可略加大电能量再次电击,一般不超过 3 次。术前应停用洋地黄 1～2 天。

3.右心房起搏

右心房起搏用于 SVT 或 VT、Af、CABV。方法为电极导管经贵要静脉或大隐静脉进入右心房,给予脉冲刺激,刺激电流 1～3 mA。

(五)心脏手术

经心房标测探明旁道部位后,手术治疗心动过速。亦可为 CABV 的新生儿安放心室抑制型起搏器(VVI 型)。

六、预后

预后取决于是否有原发病、原发病的严重程度及是否积极治疗。新生儿心律失常以传导系统紊乱发生率高,功能性和暂时性的多见,故大多预后较佳。可长期无症状存活。仅在下列情况病死率高:合并先天性心脏病(病死率达

43%),心室率<50 次/分,心房率>150 次/分,心电图有低位室率(QRS 宽大、畸形)。

第六节　新生儿急性心力衰竭

新生儿急性心力衰竭是新生儿期多种病因导致的心肌收缩力减退,心搏出量降低,静脉系统回流受阻,内脏淤血,体内水分滞留的一种临床危重状态。其病因和临床表现与其他年龄小儿有所不同,并易与其他疾病混淆。

一、病因及发病机制

(一)心血管疾病

1.前负荷增加

左向右分流型先心病,如房缺、室缺、动脉导管未闭,输血、输液过多过快。

2.后负荷增加

主动脉瓣狭窄、主动脉狭窄、肺动脉狭窄、肺动脉高压等。

3.心肌收缩力减弱

心肌病、心肌炎等。

4.严重心律失常

阵发性室上性及室性心动过速、心房扑动、心房颤动、二度以上房室传导阻滞等。

(二)非心血管疾病

1.低氧血症

肺透明膜病、肺不张、肺出血、胎粪吸入综合征、肺炎等。

2.重症感染

败血症、化脓性脑膜炎等可影响心肌收缩力。

3.中枢神经系统

重度窒息、颅内出血、缺氧缺血性脑病等。

4.血液系统

重度失血性贫血或红细胞增多症、高黏滞血症、重症溶血症等。

5.其他

先天性肾发育不良、先天性风疹综合征等。

二、诊断

(一)症状、体征

新生儿左、右心衰不易截然分开,往往表现为全心力衰竭。患儿反应弱,面色苍白、喂养困难,呼吸急促、费力,烦躁不安,尿少、水肿,多汗,皮肤发花,心率增快、奔马律、心脏扩大,肺部啰音,肝大等。

(二)诊断标准

(1)病史:凡有使心肌结构完整受损、心脏负荷过重或心肌能量代谢障碍的疾病,需警惕心力衰竭。

(2)主要表现:①心动过速:安静时心率持续>150～160 次/分,心音减弱,或出现奔马律,心脏扩大(X线或超声证实)。②烦躁不安或萎靡,血压可正常或下降,面色发灰,皮肤发花。③呼吸急促>60 次/分,浅表,发绀,呼吸困难,肺部啰音。④肝脏肿大:肋下>3 cm,或短期内进行性肿大,或用洋地黄后缩小。⑤慢性心力衰竭主要表现为食欲减退,吃奶时气促,易疲劳,体重不增。⑥心力衰竭晚期表现为心动过缓、呼吸减慢或暂停等。⑦胸部 X 线示心脏扩大,心胸比例>0.6,肺水肿。

(3)新生儿心力衰竭发展快,有时迅速转入衰竭状态。面色苍白,心率减慢,心音弱,心脏杂音常不能闻及,血压不能维持,同时呼吸衰竭,此时应注意肝脏大小,胸片有无心影扩大,肺淤血或水肿等。

(4)新生儿心力衰竭常可有以下特点:①常左右心同时衰竭。②可合并周围循环衰竭。③严重病例心率和呼吸可不增快。④肝脏肿大以腋前线较明显。

(三)实验室检查

1.胸部 X 线

胸部 X 线显示心影增大,双肺呈肺淤血、水肿表现(原发肺部疾病患者则还有原发病肺部表现)。

2.腹部 B 超

腹部 B 超示肝大。

3.心脏彩超

心脏彩超提示心脏扩大,心肌收缩力减弱,或心脏结构异常等。

（四）其他

针对原发病检查，如外周血常规、血生化、心肌酶、心电图等。

三、鉴别诊断

慢性心力衰竭：起病相对慢，主要表现为食欲差，喂奶时气促、易疲乏，体重增长缓慢，可有呛奶、肝大、水肿等。慢性心力衰竭多发生在患有先天性心脏病但畸形相对较轻、血流动力学改变较轻、病情进展较缓慢的患儿。

四、治疗

（一）积极治疗原发病

原发病及诱因的治疗是解除心力衰竭的重要措施。

（二）一般治疗

（1）严密监护生命体征，保持体温，保持适当体位（一般将床头抬高 $15°\sim30°$）。

（2）供氧：一般心力衰竭均需供氧，但对动脉导管依赖性先天性心脏病，如大血管转位、主动脉弓离断等供氧应慎重，因血氧增高可促使动脉导管关闭。监测血气，必要时应用人工辅助呼吸。

（3）镇静：减轻心脏负荷，降低氧耗，可给苯巴比妥、地西泮、水合氯醛等。

（4）纠正代谢紊乱：酸中毒、低血糖、电解质紊乱应及时处理。

（5）限制液量：一般按 $80\sim100$ mL/(kg·d)，液体应 24 小时均匀输入。心脏扩大及水肿明显时可将液量减为 $60\sim80$ mL/(kg·d)。

（6）喂养：应给予鼻饲喂奶，少量多次。

（三）洋地黄制剂

地高辛是治疗心力衰竭的常用药，作用可靠，可口服或静脉注射，用量见表 2-3。口服 1 小时后血浓度达最高峰，半衰期 32.5 小时。口服后 $5\sim6$ 小时测定血地高辛浓度可反映心肌药物质量浓度，地高辛有效浓度为 $0.8\sim2.0$ ng/mL。

表 2-3 地高辛用法及剂量

孕周	地高辛化量(μg/kg)		维持量(μg/kg)		
	静脉注射	口服	静脉注射	口服	间隔(小时)
≤29	15	20	4	5	24
30~36	20	25	5	6	24
37~48	30	40	4	5	12
≥49	40	50	5	6	12

（1）饱和量法：首剂先给地高辛化量的 $1/3\sim1/2$ 静脉注射，余量分 $2\sim3$ 次，各间隔 $4\sim8$ 小时给予。末次给药（洋地黄化）后 $8\sim12$ 小时开始给维持量。维持量为化量的 $1/4$，分 2 次，每 12 小时 1 次。可根据心力衰竭控制的情况和地高辛血浓度调整用量。

（2）全程维持量法：适用于轻症或慢性心力衰竭，每天用化量的 $1/4$（即维持量）均分 2 次，每 12 小时 1 次，经 $5\sim7$ 天可达饱和量法的效果。

（3）在用地高辛期间严密观察临床效果，监测地高辛血浓度，监测心电图，新生儿地高辛血浓度 >4 ng/mL 可能出现毒性反应。另外还应注意电解质平衡及患儿的肾功能，在电解质紊乱尤其是低钾、低镁、高钙、肾功能不良时均易引起洋地黄中毒。

（四）儿茶酚胺类药物

1.多巴胺

小剂量时：$2\sim5$ μg/(kg·min)，持续静脉输入，主要作用于 β 受体，有正性肌力和扩张血管作用。剂量不宜 >10 μg/(kg·min)，因大剂量多巴胺主要作用于 α 受体，使血管收缩，心率增快，心排血量反而降低，不利于心力衰竭纠正。

2.多巴酚丁胺

多巴酚丁胺有较强心脏正性肌力作用，对周围血管作用较弱。用法：$5\sim10$ μg/(kg·min)，静脉输入。

3.肾上腺素

肾上腺素用于急性低心排血量型心力衰竭或心搏骤停时应用。用法：$0.05\sim0.1$ μg/(kg·min)，持续静脉输入。心搏骤停时给予 $1:10\,000$ 肾上腺素每次 0.1 mg/kg，静脉注射。

4.异丙肾上腺素

异丙肾上腺素适用于濒死状态伴心动过缓的心力衰竭及完全性房室传导阻滞伴心力衰竭，剂量：$0.05\sim0.2$ μg/(kg·min)，静脉输入。

（五）磷酸二酯酶抑制剂

1.氨力农

氨力农兼有正性肌力作用和血管扩张作用，尤其适用于房室传导阻滞、心源性休克，多用于慢性充血性心力衰竭，静脉注射起始 $0.25\sim0.75$ mg/kg，2 分钟内显效，10 分钟达高峰效应，以后 $5\sim10$ μg/(kg·min)，维持输入，监测血压、心率。

2.米力农

米力农作用较氨力农强 10 倍,静脉注射首剂 75 μg/kg($>$1 小时,孕周 $>$30 周),135 μg/kg($>$3 小时,孕周$<$30 周),以后 0.25$\sim$1.0 μg/(kg·min),静脉维持,适用于重度心力衰竭患儿,肝肾功能不全及严重室性心律失常忌用。

(六)血管扩张剂

血管扩张剂主要是扩张周围血管,减轻心脏前后负荷,增加心排血量。药物种类较多,应用时应分析患儿病因、有效血容量、外周血管阻力、氧合状况、心功能状况等,必要时应与其他血管活性药联合使用。

1.酚妥拉明

扩张小动脉,减轻心脏后负荷,增加心排血量。用法:0.5$\sim$5 μg/(kg·min),静脉注射。

2.硝普钠

动、静脉均扩张,对心力衰竭伴周围血管阻力明显增加者效果明显。用法:1$\sim$5 μg/(kg·min),静脉注射。

(七)血管紧张素转换酶抑制剂(ACEI)

卡托普利:通过抑制血管紧张素 I 转换酶活性,使小动脉扩张,体循环阻力下降;还可缓解水、钠潴留,减轻心脏前、后负荷,对严重心力衰竭疗效显著。用法:开始每次 0.1 mg/kg,每 8$\sim$12 小时一次口服,逐渐增加至 1 mg/(kg·d)。新生儿尤其是早产儿对本药很敏感,可使脑血流和肾血流减少,国外推荐更小剂量,起始每次 0.01$\sim$0.05 mg/kg,每 8$\sim$12 小时一次,以后根据反应及病情调整,监测血压、尿量、肾功能、电解质等。

(八)改善心室舒张功能

心室舒缓性与顺应性降低,导致舒张性心力衰竭,如肥厚型心肌病、限制型心肌病等。

1.普萘洛尔

口服 1$\sim$2 mg/(kg·d),分 3 次。

2.维拉帕米

口服 3$\sim$6 mg/(kg·d),分 3 次。

3.硝苯地平

口服 1$\sim$2 mg/(kg·d),分 3 次。

(九)利尿剂

减轻心脏前负荷。

1.呋塞米

每次 1 mg/kg,静脉注射,可每 8~12 小时一次,注意电解质紊乱。

2.氢氯噻嗪

2~3 mg/(kg·d),分 2 次口服。

3.螺内酯

保钾利尿剂,可与呋塞米或氢氯噻嗪联用,1~3 mg/(kg·d),分 2 次口服。

五、并发症及处理

(一)休克

密切监测血压、心率等生命体征,以强心为主,调整液体复苏量和速度。

(二)多脏器功能障碍

注意监测各重要脏器功能状态,予以保护,尤其是脑、肾、凝血功能等,对症处理。

六、预防

主要针对原发病,保护心脏功能。

第七节 新生儿急性肾衰竭

新生儿急性肾衰竭(acute renal failure,ARF)是指新生儿由于不同病因,在短时间内肾脏生理功能急剧下降甚至丧失,表现为少尿或无尿、体液代谢紊乱、酸碱失衡及血浆中经肾排出的代谢产物(尿素、肌酐)浓度升高的一种临床危重综合征。

一、病因及发病机制

新生儿出生前、出生时及出生后的各种致病因素,均可引起 ARF。按肾损伤及部位的不同,可将病因分为三大类。

（一）肾前性

肾血流灌注不足引起。

（二）肾性

肾前性 ARF 如不及时处理，可引起肾实质损伤，发生肾性 ARF，主要病因如缺氧缺血性肾病、血管病变、肾毒性物质、各种肾疾病等。

（三）肾后性

主要为尿路梗阻引起，见于各种先天泌尿系统畸形，如后尿道瓣膜、尿道狭窄等。

二、临床表现

新生儿 ARF 常缺乏典型的临床表现，临床分为少尿型及非少尿型，以少尿型多见。根据病理生理改变和病情经过，少尿型 ARF 临床表现分 3 期：少尿或无尿期、多尿期和恢复期。

（一）少尿或无尿期

（1）少尿或无尿：新生儿尿量＜25 mL/d 或 1 mL/(kg·h) 为少尿，尿量＜15 mL/d 或 0.5 mL/(kg·h) 为无尿。此外，生后 48 小时不排尿者也应考虑有 ARF。新生儿 ARF 少尿期持续时间长短不一，持续 3 天以上者病情危重。

（2）电解质紊乱：高钾血症（血钾＞5.5 mmol/L）、低钠血症（血钠＜130 mmol/L）及高磷、低钙、高镁血症。

（3）代谢性酸中毒。

（4）氮质血症。

（5）水潴留可致全身水肿、心力衰竭，甚至肺水肿、脑水肿，是死亡的重要原因。

（二）多尿期

随着肾小球和一部分肾小管功能恢复，尿量增多，一般情况逐渐恢复。

（三）恢复期

一般情况好转，尿量逐渐恢复正常，尿毒症表现和血生化改变逐渐消失。

三、实验室检查

（一）血清肌酐(Scr)及尿素氮(BUN)测定

Scr≥88 μmol/L，BUN≥7.5 mmol/L，或 Scr 每天增加≥44 μmol/L，BUN≥3.75 mmol/L。

(二)生化及血气

电解质紊乱及酸中毒。

(三)肾脏超声检查

肾脏超声检查可精确描述肾脏大小、形态等。结合 CT 及 MR 检查有助于肾后性梗阻的诊断。

(四)肾小球滤过率(GFR)的计算

临床上可应用 Schwartz 公式计算新生儿 GFR:GFR$[mL/(min \cdot 1.73 \ m^2)]$ $=0.55 \times L/Pcr[L$ 为身长(cm),Pcr 为血浆肌酐$(mg/dL)]$。

四、诊断

(1)出生后 48 小时无尿(每小时$<0.5 \ mL/kg$)或出生后少尿(每小时$<1 \ mL/kg$)。

(2)氮质血症 Scr$\geqslant 88 \ \mu mol/L$,BUN$\geqslant 7.5 \ mmol/L$,或 Scr 每天增加$\geqslant 44 \ \mu mol/L$,BUN$\geqslant 3.75 \ mmol/L$。

(3)常伴有酸中毒,水、电解质紊乱,心力衰竭,惊厥,拒乳,吐奶等表现;若无尿量减少者,则诊断为非少尿型 GFR。

五、鉴别诊断

应鉴别是肾前性、肾性或肾后性 GFR,肾后性 GFR 可根据影像学检查诊断。肾前性、肾性 GFR 可通过尿常规、尿钠、尿排钠分数、尿渗透压、尿 BUN/血 BUN 等协助分析。

六、治疗

新生儿 GFR 的治疗重点包括祛除病因,保持水及电解质平衡,供应充足热量,减少肾脏负担等。

(一)早期防治

重点为去除病因和对症治疗。对高危儿密切监测血压、电解质、记录液体出入量。纠正低氧血症、休克、低体温及防治感染等,肾前性 GFR 应补足容量及改善肾灌注。

(二)少尿或无尿期治疗

(1)严格控制液量:全天入量=不显性失水+前日尿量+胃肠道失水量+引流量-内生水,每天称体重,以体重不增或减少 0.5%～1% 为宜。

（2）纠正电解质紊乱。①高钾血症：停止一切外源钾的摄入，阳离子交换树脂口服或灌肠降低血钾，5％碳酸氢钠静脉滴注可碱化血液促进钾转移至细胞内，也可用葡萄糖和胰岛素输入促进钾进入细胞内，葡萄糖酸钙静脉注射以拮抗钾对心肌的毒性；②低钠血症：以稀释性低钠多见，限制入量多可纠正，血钠<120 mmol/L可适当补充 3％氯化钠；③低钙血症：可给予 10％葡萄糖酸钙 1 mL/kg静脉滴注，可同时给予适量维生素 D_2、D_3 或 25-羟基维生素 D 或 1,25-双羟胆维生素 D 以促进钙的吸收。

（3）纠正代谢性酸中毒：pH＜7.2 或血碳酸氢钠＜15 mmol/L 时，应给予碳酸氢钠，5％碳酸氢钠 1 mL/kg 可提高血碳酸氢盐 1 mmol/L，可先按提高 2～3 mmol/L给予。

（4）供给营养：充足的营养可减少组织蛋白的分解和酮体的形成，而适合的热量摄入及外源性必需氨基酸的供给可促进蛋白质合成和新细胞成长，并从细胞外液摄取钾和磷。

（5）若上述治疗仍无效，伴有严重的心力衰竭、肺水肿、严重的代谢性酸中毒及高钾血症、持续加重的氮质血症者，可给予腹膜透析或血液透析。

（三）多尿期治疗

多尿期的前3～4天仍按少尿期的原则处理，大量利尿者应注意脱水、低钠或低钾血症。

七、预防

对高危儿密切监测血压、电解质，记录液体出入量，及时纠正可能引起肾功能损害的因素如缺氧、低血压、低体温等。

第八节　新生儿黄疸

一、概述

新生儿黄疸又称新生儿高胆红素血症。生后 1 周内黄疸发生率为足月儿 60％，早产儿 80％。黄疸有生理性和病理性黄疸之分，区分目的在于及时处理病理性黄疸，防止核黄疸和肝硬化等（表2-4）。

表 2-4　新生儿黄疸分类

生理性黄疸	病理性黄疸（下列任一情况）
1.生后 2～5 天出现	1.生后＜24 小时出现
2.14 天内消失（早产儿可 3～4 周内消失）	2.持续时间过久（足月儿＞2 周，早产儿＞4 周）
3.总胆红素水平＞85 μmol/L(5 mg/dL)，＜205 μmol/L (12 mg/dL)	3.总胆红素＞205 μmol/L(12 mg/dL)
4.一般情况良好	4.黄疸退而复现
	5.血清直接胆红素＞34μmol/L(2 mg/dL)

早产儿黄疸问题很复杂，目前还没有区分的标准，多主张一旦出现黄疸，均应及时按病理性黄疸处理。

（一）感染性

1.新生儿肝炎

新生儿肝炎多属产前与产时感染，以病毒感染为主，包括巨细胞病毒、乙肝病毒等，一般 1 周后出现黄疸，如肝内胆管阻塞后大便颜色会变浅、小便颜色会变深、肝大及肝功能损害。

2.新生儿败血症

细菌有多种复杂的入侵途径，国内以葡萄球菌和大肠埃希菌为主，也可有真菌，因中毒性肝炎和/或溶血等造成黄疸，表现出感染中毒症状和体征。

（二）非感染性

1.新生儿溶血症

母子血型不合引起的同族免疫性溶血，常常是 ABO 和 Rh 两种血型系统不合引起。ABO 溶血病一般母亲血 O 型，胎儿为 A 型或 B 型，不发生在母亲 AB 型或婴儿 O 型，因自然界广泛存在 A、B 型血型物质，可能因为母亲的抗原初次致敏在初次妊娠前发生，所以可第一胎就发病。Rh 溶血病一般母亲血为 Rh（－），胎儿为 Rh（＋），一般不发生在第一胎，因抗原初次致敏发生在妊娠末期或胎盘剥离时，需至少 0.5～1 mL 血流进 Rh（－）母亲血中才能刺激其免疫系统，大约8～9 周后产生少量 IgG 时，此胎儿已娩出而没有机会受累。再次怀相同抗原胎儿，孕期只需胎儿的 0.05～0.1 mL 血流进孕母体内使其发生免疫回忆反应，几天内产生大量血型抗体 IgG 产生，并穿过胎盘引起胎儿及新生儿溶血。Rh 抗原只有人类及恒河猴才有，初次妊娠前抗原初次致敏机会不多，一般不发生在第一胎，但约有 1％例外，如 Rh（－）母亲在初次妊娠前误接收了 Rh 阳性血的输入,也可能其外祖母为 Rh(＋),初次致敏发生在外祖母的子宫内。Rh 血型系统中有 5 种抗原,依抗原性强弱依次为 D＞E＞C＞c＞e,Rh 阳性定义为 D(＋)。如 DD、Dd,中国汉族绝大多数为 Rh 阳性,Rh 阳性母亲也可致胎儿发生 Rh 溶血病,如母 Ddee 或 DDee、胎儿 DdEE 或 DDEe 命名为 RhE 溶血病。

2.胆道闭锁

胆道闭锁属于肝后性黄疸,以直接胆红素升高较为突出,常常由宫内感染所致生后胆管炎,相继发生胆管纤维化、闭锁、胆总管囊肿,故生后 2 周左右才表现明显,大便逐渐变浅,最后白陶土样大便、尿色深、肝逐渐变大变硬化、肝衰和脾亢,可伴有脂溶性维生素 A、维生素 D、维生素 E、维生素 K 吸收障碍造成夜盲症、佝偻病、出血等。

3.母乳性黄疸

母乳喂养中约 9％发生黄疸,可能原因是母乳使肠道 β-葡萄糖醛酸苷酶活性增高,把经肝脏处理的直接胆红素变回间接胆红素,更加利于肠肝循环的重吸收。一般 4～7 天开始出现,持续 1～4 个月;停母乳 3～5 天,胆红素水平下降 50％,排除其他原因即可诊断。

4.遗传性疾病

红细胞 6-磷酸葡萄糖脱氢酶缺陷病,维生素 K_3、维生素 K_4、新生霉素、川莲、牛黄、樟脑丸等可引发溶血;遗传性球形红细胞增多症;多种遗传代谢酶缺陷。

病理性黄疸最严重的并发症:胆红素脑病。

核黄疸由高间接胆红素血症引起,常为新生儿溶血症所并发,多于生后 4～7 天发生,10 天发生罕见,早产儿更多见,表现为胆红素水平不太高,且生后 10 天也可发生。发生核黄疸与 UCB 水平、UCB 和清蛋白联结状态及血-脑屏障的成熟度等因素有关。临床分期如下。①警告期:嗜睡、吮吸无力、肌张力减弱、尖叫等,持续约 12～24 小时;②痉挛期:双眼凝视、肌张力增高、呼吸暂停、角弓反张、抽搐、发热等,1/2～1/3 死亡或持续 12～48 小时;③恢复期:逐渐消失,持续约 2 周;④后遗症期。核黄疸四联症:①手足徐动;②眼球运动障碍;③听觉障碍;④牙釉质发育不良,可伴有脑瘫、智力落后、抽搐等。

二、病史要点

(一)黄疸出现的细节

出现时间生后＜24 小时常考虑新生儿溶血症,2～3 天多见生理性黄疸,也有部分 ABO 溶血症,4～7 天考虑母乳性黄疸、败血症,＞7 天常常由母乳性黄疸、败血症、肝炎和胆道闭锁引起。发展速度快多提示溶血症,缓慢多考虑肝炎和胆道闭锁。

(二)胆红素脑病表现

嗜睡、吮吸无力、尖叫、呼吸暂停、抽搐、发热等。

(三)粪便及尿颜色

粪便变浅或白陶土样多提示胆道阻塞,尿颜色深提示尿胆原和/或胆红素增高,常见于肝炎和胆道闭锁。

(四)临床表现

有无感染中毒表现、出生窒息史、延迟喂奶、便秘等加重黄疸的因素,是否用过引起黄疸的药物。

(五)家族史

前几胎有无患过新生儿溶血症、葡糖糖-6-磷酸脱氢酶缺乏症,其母系的舅舅和外公可能有患者,母亲乙型肝炎史。是否长期黄疸患者。

(六)妊娠史

有无流产、死胎、孕期感染、胎膜早破、产程延长等产时感染的危险因素。

(七)喂养及环境史

母乳还是配方奶。是否接触过樟脑丸、维生素 K_3、维生素 K_4 等易致溶血的物质。

三、体检要点

(1)可根据皮肤黄疸部位估计血清胆红素水平(表 2-5),皮肤黄疸部位在高峰期臂及膝关节以上属生理性黄疸。

表 2-5　黄疸部位与血清胆红素水平的对应

黄疸部位	血清胆红素 $\mu mol/L(\pm 50)$
头颈部	100
躯干上半部	150
躯干下半部及大腿	200
臂及膝关节以下	250
手、脚心	＞250

（2）肝、脾注意大小和质地。

（3）有无贫血及感染相关体征皮肤黏膜苍白、苍白与黄疸是否成比例、水肿、心力衰竭、头部包块、瘀斑、瘀点、脐部、皮黏膜感染灶。

（4）注意核黄疸体征肌张力减弱或增高、双眼凝视、角弓反张。

四、辅助检查

（一）估计血胆红素水平

查血清总胆红素（total bilirubin, TB）、直接胆红素（direct bilirubin, DB）并评估，如 DB/TB>15％提示胆道阻塞；DB/TB<10％提示间接胆红素升高为主的疾病。

（二）有关溶血症

1.血常规

了解有否贫血，但生后 2 周内血红蛋白>140 g/L 不能除外本病。

2.定血型

如母 O 型，子 A 或 B；或母 Rh(一)，子 Rh(+)；或母 Rhee，子 RhEe；或母 Rhcc，子 RhCc。

3.溶血的证据

网织红细胞升高（第 1 天>6％）、有核红细胞升高（第 1 天>10/100 白细胞）。

4.致敏红细胞和血清特异性血型抗体检查（血清学检查）

（1）改良直接抗人球蛋白实验：致敏红细胞凝聚为阳性，是 Rh 溶血症敏感的指标、ABO 溶血症的参考指标。

（2）抗体释放实验是 ABO 溶血症敏感指标，阳性可确诊。

（3）游离抗体实验是诊断 ABO 溶血症的参考指标。

（三）有关感染

血培养及相关感染的非特异性检查，必要时做尿培养。

（四）有关胆红素脑病

听力筛查、脑干听觉诱发电位、脑部 MRI。

（五）其他

血涂片红细胞形态，球形红细胞常见于遗传性球形红细胞增多症和 ABO 溶血症；尿二胆中胆红素升高提示肝性或肝后性黄疸；尿胆原升高提示溶血；大便白陶土样提示胆道闭锁、肝炎;大便色深提示溶血和肝炎。肝功能检查,如血清转氨酶和甲胎蛋白升高提示肝炎。有关胆道闭锁的特殊检查包括 B 超、肝活检,剖腹探查应在生后 2 个月内施行以免发生不可逆的胆汁性肝硬化。怀疑葡糖糖-6-磷酸脱氢酶缺乏症应作其红细胞葡糖糖-6-磷酸脱氢酶缺乏症活性或基因检查。

五、病情观察及随访要点

(一)黄疸演变

皮肤分布的增减、深浅变化,对光疗者应观察眼眶罩遮盖处皮肤。根据情况动态检测血清胆红素水平。

(二)警惕胆红素脑病

对胆红素脑病患儿及严重黄疸的早产儿,出院后定期随访有无核黄疸四联症和脑瘫、智力落后、抽搐等。

(三)如为感染性黄疸

注意随访肝脾大小和肝功能,动态检测新生儿败血症的非特异性检查指标变化。

(四)阻塞性黄疸

大小便颜色、肝脾大小、DB/TB 比值变化、尿二胆变化、有无眼结膜干燥斑及出血趋向。随访肝胆 B 超或 MRI。

六、治疗

在生后 1 周内尽快有效处理溶血症和其他原因的严重黄疸,以防核黄疸,在 2~3 个月内确诊先天性胆道闭锁,以便及时做肝门空肠吻合术。

(一)光照疗法

波长 425~475 nm(蓝色)或 510~530 nm(绿色)甚至日光均可使间接胆红素变为水溶性异构体,以便从尿液和胆汁排出。光照疗法可选用光疗箱、光疗灯、光疗毛毯等设备进行。主要用眼罩以防视网膜损伤,穿尿布以防尿液损伤设备电路。光疗指征:①早产儿出现黄疸;②足月儿 TB>1.29 mg/L;③新生儿溶血病黄疸出现。不良反应包括发热、腹泻、皮疹、核黄素缺乏和青铜症。

(二)药物疗法

1.葡萄糖

补充葡萄糖醛酸原料。

2.清蛋白或血浆

清蛋白每次 1 g/kg 或血浆每次 25 mL 可增加与间接胆红素的联结,减少核黄疸发生。换血前 2～4 小时使用可增加胆红素的换出。

3.纠正代谢性酸中毒

纠正代谢性酸中毒以利于间接胆红素与清蛋白联结。胆红素与清蛋白联结能力与 pH 成正比,当 pH 为 7.4 时,两者结合比为 2:1(mol);当 pH 为 7.0 时,胆红素与清蛋白完全分离。

4.肝酶诱导剂

苯巴比妥、尼可刹米和茵栀黄口服液,诱导葡萄糖醛酸基转移酶,增加 Y 蛋白含量和利胆作用。

5.静脉免疫球蛋白

静脉免疫球蛋白用于新生儿溶血症,400～600 mg/(kg·d),早期应用,越早越好,可封闭抗体,连续用 3 天效果最好,可避免大部分的换血。

6.减少肠肝循环

活性炭、蒙脱石散、肠道微生态药及中药茵栀黄口服液。

(三)换血疗法

其作用是换出抗体和致敏红细胞,减轻溶血;降低胆红素以防止核黄疸;纠正贫血以治疗心力衰竭。换血指征:产前已诊断,出生时已黄疸,血红蛋白<120 g/L,水肿,肝脾大,心力衰竭;总 TB>342 μmol/L(20 mg/dL);已有核黄疸早期表现;早产儿可放宽指征。血源可用同型血或 O 型血球 AB 型血浆的混合,换血量为 2 倍血(85 mL/kg×2)可换出 85%致敏红细胞、60%胆红素及抗体,采用经静脉或动静脉双管同步换血。

(四)纠正不利因素

饥饿可致低血糖,葡萄糖醛酸原料不足,肝内胆红素结合代谢受阻,应早开奶。缺氧使胆红素代谢的每一步酶活性减低,且血-脑屏障通透性增加,便于血中胆红素损伤脑细胞,必须防止窒息,尽快纠正缺氧。胎便较其他大便胆红素高5～10 倍,如便秘使胆红素肠肝循环增加,加重黄疸,必须及时纠正。失水使血液浓缩,胆红素浓度增高,须及时纠正。体内出血使红细胞破坏增加,应及时清除。

第九节　新生儿坏死性小肠结肠炎

一、概述

新生儿坏死性小肠结肠炎（neonatal necrotizing enterocolitis，NEC）是新生儿期严重的胃肠道急症，也是肠穿孔和全身炎性反应综合征的主要原因之一，常以腹胀、便血为首发表现，可伴有喂养不耐受、呕吐、腹泻、发热及更严重的全身表现。X线肠壁积气和/或门脉积气征为特征性表现。其发病机制尚未完全明了。该病患病率为（0.3～2.4）/1 000。该病90％发生于早产儿，也可发生于足月儿。在体重<1 500 g早产儿中的发病率为3％～10％，胎龄越小，体重越轻，发病率越高。该病病死率可高达50％，严重病例需外科手术，术后死亡率50％以上，存活者有25％～35％可能发生肠狭窄、肠瘘、肠溃疡、反复NEC、短肠综合征、吸收不良、胆固醇沉着病及肠囊肿形成。部分NEC是消化道畸形的并发症，该病早期发病与早产胃肠道发育不成熟、窒息、缺氧、产前等感染有关。NEC临床分期参考标准见表2-6。

表 2-6　NEC临床分期参考标准（修正 Bell 分期标准）

分期	临床表现
Ⅰ期（疑诊NEC）	全身症状和体征：可伴有体温不稳定、呼吸暂停、心率减慢、嗜睡等
	肠道症状和体征：奶量减少、饲喂前胃潴留增加、轻度腹胀、呕吐、大便隐血（＋）
	腹部X线平片：正常或肠扩张，肠道动力性改变，轻度功能性肠梗阻
Ⅱ期（确诊NEC）	全身症状和体征：同Ⅰ期，加上轻度代谢性酸中毒、轻度血小板减少症，或WBC升高或降低，或I/T升高，或CRP（＋），或血培养（＋）
	肠道症状和体征：在Ⅰ期基础上，加上肠鸣音消失、腹部触痛（＋/－），可有腹壁红肿或右下1/4肿块
	腹部X线平片：肠扩张，功能性肠梗阻，肠壁积气征或门静脉积气（此两种征也可没有，不是诊断Ⅱ期的必要条件），加上腹水（＋/－）
Ⅲ期（重度，NEC进展）	全身症状和体征：同Ⅱ期，加上低血压、心率慢、严重的呼吸暂停、混合性酸中毒、中性粒细胞减少症、严重血小板减少症、DIC
	肠道症状和体征：同Ⅱ期，加上腹膜炎的症状、明显的触痛及明显腹胀
	腹部X线平片：同Ⅱ期，加上明确的腹水和/或腹腔游离气体征象

本病以内科治疗为主,予以抗感染、禁食、胃肠减压、静脉补液、静脉营养。如出现气腹、明显腹膜炎体征或内科保守治疗后病情继续恶化需外科手术治疗。存活者治疗疗程根据病情的进展而定,轻型 1 周左右,重者 2 周甚至更长。如手术,视术后情况定疗程。

二、病史要点

有关发病应询问肠供血不足、肠黏膜受损和感染三方面的危险因素。

(一)生产史

是否早产、有无宫内窘迫(胎心、胎动改变及羊水胎粪污染史)、产时 Apgar 评分、有无复苏抢救(具体接受了 A、B、C、D 哪几个步骤)。

(二)喂养史

生后开奶(或白水)时间及量、母乳还是配方奶、发病前奶量及浓度、每天增加的量。

(三)感染史

有无宫内母亲发热、全身感染及细菌性阴道病史、胎膜早破、产程延长、少哭少吃少动、挑马牙擦洗口腔、挤乳房、皮肤感染灶等,有无出血难止及脓毒血症的其他症状。

(四)胃肠道表现

积乳(管饲喂养者注奶前常规抽吸,胃内残余量超过前次注入量的 1/3)的量和颜色、呕吐(量、次数和有无胆汁粪汁、吐后食欲)、腹胀、大便(有无、次数、性状、有无血便)。

(五)相关疾病及治疗史

肺透明膜病、红细胞增多症、败血症、动脉导管开放、脐动脉插管换血史。

三、体检要点

(一)腹部是检查的重点

腹围、腹壁静脉怒张、胃肠型、腹壁红肿、触痛、包块、移动浊音、肠鸣音减弱等。

(二)系统炎症体征

面色、神志、体温及四肢皮肤温度、脉搏、呼吸、血压、上肢前臂内侧的毛细血管充盈征、全身的感染灶等。

(三)注意脓毒血症或败血症的并发症

脑膜炎、骨髓炎、肺炎等相应的体征。

四、辅助检查

(1)腹部 X 线片 Ⅰ 期 NEC 以肠道动力性改变为主；Ⅱ 期 NEC 可见肠壁积气征或门静脉积气，为 NEC 特征性征象；Ⅲ 期 NEC 可见腹水和/或腹腔游离气体（膈下气体或见镰状韧带）征象。

(2)败血症的常规检查 Ⅱ 期、Ⅲ 期 NEC 均有确诊或临床诊断败血症的证据（血培养、白细胞、血小板、I/T 及 CRP）。

(3)腹部彩超了解有无液性包块和腹水，有无门脉积气、肠壁积气。

(4)大便常规加隐血有肠炎和出血改变。

(5)系统炎症证据凝血 4 项（Ⅱ 期以上就可能有改变）、血气分析、电解质、肝肾功能等。

(6)腹水者应抽出作常规、涂片及培养。如新生儿室有 NEC 暴发流行应作大便培养及其他细菌学检查。

五、病情观察及随访要点

(1)入院宣教，签 NEC 知情同意书。

(2)腹部腹围监测：急性期每 6 小时测 1 次最大腹围和过脐腹围，如经过治疗腹围增大≥1 cm，立即通知家长复查腹片，同时请外科会诊；恢复期每天至少测量 1 次腹围。恢复进食后最初 3 天每 6 小时测 1 次最大和过脐腹围，如出现腹胀和/或胃潴留、消化道出血，重新禁食，重新进入 NEC 治疗途径。注意观察呕吐物、排泄物。

(3)全身情况精神反应、哭声、吸奶力度、面色、体温、毛细血管充盈征及四肢温度恢复情况。

(4)随访腹部 X 线片，急性期每 6 小时摄一次可以增加发现肠壁积气征或门静脉积气的机会，也可以了解受累肠管的活动情况。

(5)血常规＋CRP 随访，每天复查。恢复期 3～7 天复查 1 次，病情变化随时复查。

(6)大便常规＋隐血随访，急性期至少 3 天复查 1 次，严重时每天复查。开奶后前 3 天每天复查 1 次，稳定后 3～7 天复查 1 次，病情变化随时复查。

六、治疗

(1)内科治疗。①禁食、胃肠减压：一般 7～14 天，否则易复发。在胃肠道功能恢复 72 小时后，小心重新开始喂水、喂奶。②足量的静脉内液体补充：纠正水电解质平衡紊乱。③抗生素治疗：针对病原菌（大肠埃希菌、厌氧菌等）选用敏感抗生素（如第三代头孢菌素联合甲硝唑等）。疗程视具体情况而定，下列可作参考：Ⅰ期 3～7 天抗生素，Ⅱ期 7～14 天，Ⅲ期 14～21 天。④胃肠道外全静脉营养（TPN）。⑤如果血小板明显减少应予以纠正。⑥如果患儿有呼吸暂停和心率减慢，需要气管插管及机械通气。

（2）外科治疗：凡下列情况之一者，必须立即请外科会诊并建议手术治疗。①Ⅰ期 NEC 入院经过治疗 6 小时，腹围增大 $\geqslant 1$ cm，或临床体征或血常规任意一项提示败血症、腹膜炎，立即复查腹片请外科医师会诊。②不管腹围持续增大与否，只要腹壁触痛伴红肿。③有败血症的化验指标，如血培养阳性、WBC 升高或降低、血小板降低、I/T $\geqslant 0.16$ 及 CRP $\geqslant 8$ mg/L 等中任两项符合者，或伴有代谢性酸中毒。④Ⅱ期、Ⅲ期 NEC。

（3）开奶标准腹胀消失、大便隐血转阴性、血常规恢复正常、患儿一般情况稳定。

（4）变异及原因分析，如临床症状好转，大便隐血始终阳性或治疗始终好转不明显，需考虑肠道发育畸形或免疫性肠道疾病等，再做其他相关检查及处理。

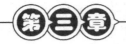

小儿呼吸系统疾病

第一节　急性感染性喉炎

一、概述

急性感染性喉炎是由病毒、细菌等感染引起的喉部黏膜的急性弥漫性炎症，临床特征为犬吠样咳嗽、声嘶、喉鸣、吸气性呼吸困难。冬、春季多发，多见于6个月至3岁的婴幼儿。根据吸气性呼吸困难的轻重将喉梗阻分为4度。

二、诊断步骤

(一)问诊要点

(1)有无发热，有无犬吠样咳嗽、声嘶、喉鸣、呼吸困难，有无哭闹不安、面色苍白。

(2)既往有无类似病史，有无佝偻病、反复咳喘、先天性喉喘鸣病史，有无异物吸入史，是否接种过白喉疫苗等。

(二)体检要点

(1)注意体温及精神状态，有无烦躁不安；咽部有无明显充血；有无吸气性呼吸困难、三凹征、鼻翼翕动、面色苍白；肺部呼吸音有无异常；有无心率增快、心律不齐、心音低钝。

(2)吸气时有无喉软骨下陷导致吸气性呼吸困难及喉喘鸣。

(三)辅助检查

1.一般检查

(1)血常规：病毒感染者白细胞计数正常或偏低，细菌感染者白细胞计数升高。

（2）C反应蛋白：细菌感染时可明显升高。

2.选择性检查

（1）咽拭子或气管分泌物病原学检查：可以明确感染源，指导治疗。

（2）喉镜：间接喉镜检查可见声带肿胀，声门下黏膜可见梭形肿胀。

（四）诊断要点

（1）多见于6个月至3岁的婴幼儿，犬吠样咳嗽、声嘶、喉鸣、吸气性呼吸困难是本病的主要临床表现。烦躁及哭闹不安时常加重喉鸣和气管梗阻。多夜间发病，一般夜间症状较白天严重。

（2）体检可发现咽部明显充血，严重者会出现烦躁不安、三凹征、鼻翼翕动、面色苍白、心率增快、心律不齐、心音低钝等。

（3）间接喉镜检查可发现声带轻度至明显的充血、水肿，声门下黏膜呈梭形肿胀。

（五）鉴别诊断要点

1.白喉

白喉主要表现为咽、喉部白色假膜和全身毒血症症状，严重时可出现心肌炎、周围神经麻痹。喉白喉的症状与急性感染性喉炎相似，但白喉均可见白喉假膜，咽白喉不易脱落，强行剥脱易出血，喉白喉的假膜易脱落致梗阻性窒息。

2.喉痉挛

喉痉挛常在夜间突然发生吸气性呼吸困难、喉鸣、面色发绀等。多在深吸气后缓解，发作时与发作后均无声嘶、发热，喉镜检查基本无异常，鉴别不难。

3.急性会厌炎

发病数分钟或数小时内即可出现严重的喉梗阻症状，一般无声嘶，咽部多无明显病变或仅有充血。增大、红肿、樱桃样的会厌是本病的特点。喉部侧位X线可见会厌肿胀如球状。

4.气管异物

有异物吸入史，可出现剧烈呛咳、呕吐、呼吸困难，根据异物的大小与停留在气管的位置而有不同的症状。气喘哮鸣、气管拍击音、气管冲撞感是一般气管异物的典型表现。胸部X线及CT可协助鉴别。

5.肺炎

肺炎可表现为发热、咳嗽、呼吸困难，肺部听诊可闻及固定的细湿性啰音，胸部X线可确诊。一般无声嘶、犬吠样咳嗽,鉴别不难。

6.先天性喉喘鸣

先天性喉喘鸣常见于营养不佳伴佝偻病的婴儿,多生后即有喉喘鸣声,患儿无声嘶、发热,鉴别不难。

(六)确定诊断

(1)根据患儿出现犬吠样咳嗽、声嘶、喉鸣、吸气性呼吸困难典型症状,排除白喉、支气管异物、喉痉挛、急性喉气管支气管炎等疾病可临床诊断。

(2)如同时有间接喉镜所见的证据,则可确诊。有病原学诊断依据可做病原学诊断。

三、治疗方法

(一)一般治疗

保持安静及呼吸道通畅,吸氧。

(二)对症治疗

高热者可予对乙酰氨基酚每次 10～15 mg/kg 口服或塞肛,根据体温情况每 4～6 小时 1 次;或布洛芬每次 5～10 mg/kg 口服,根据体温情况每 6～8 小时 1 次,也可温水擦浴降温。烦躁不安者予异丙嗪 0.5～1 mg/kg 肌内注射(2 岁以下禁用),镇静的同时可减轻喉头水肿。

(三)控制感染

本病急性起病,病情变化快,难以区分系病毒还是细菌感染,特别是伴有呼吸困难者,应及早足量予全身广谱抗菌药物治疗,如青霉素类、大环内酯类、头孢菌素类,病情严重者可联合应用抗菌药物抗感染治疗。可选用下列药物之一:①青霉素类如青霉素 5 万～20 万 U/(kg·d),分 2～4 次静脉滴注;②头孢菌素类如头孢唑林 50～100 mg/(kg·d)分 2～3 次静脉滴注,或头孢呋辛 50～100 mg/(kg·d)分 3～4 次静脉滴注;③大环内酯类如阿奇霉素 10 mg/kg,1 次/天静脉滴注。

(四)糖皮质激素

Ⅰ度喉梗阻可口服泼尼松片每次 1 mg/kg,每 4～6 小时一次,喉鸣及呼吸困难缓解或消失后即可停药;Ⅱ度以上喉梗阻可予氢化可的松每次 5～10 mg/kg 静脉滴注,6 小时后根据情况重复给药或改成口服泼尼松,也可予地塞米松 0.25～0.5 mg/kg,1 次/天。吸入型的糖皮质激素可减轻黏膜水肿,如布地奈德悬液每次

1～2 mg 雾化吸入,2～4 小时后可重复使用。

(五)气管切开

经以上处理仍缺氧严重或有Ⅲ度以上喉梗阻患儿,需及时行气管切开。

四、风险规避

(一)误诊防范

(1)提高对急性感染性喉炎这一疾病的认识。当患儿有特征性的犬吠样咳嗽伴有声嘶时应高度怀疑本病,结合相关检查可作出判断。本病需早发现早治疗,如治疗不及时易发生喉梗阻甚至窒息死亡。

(2)要仔细询问病史,认真详细完成体格检查,了解整个疾病的发病过程。对以吸气性喉鸣就诊的患儿需排除先天性喉喘鸣、上气管异物梗阻等疾病。

(二)医患沟通

1.一般告知

本病为儿科常见呼吸道急症疾病,需要及时处理。治疗以抗感染及应用糖皮质激素减轻喉头水肿为主,大部分患儿预后良好,少部分患儿病情持续进展,病情凶险。

2.风险告知

(1)对于Ⅰ度以上的急性感染性喉炎均应建议留院观察或住院治疗。

(2)对于轻症或不住院的患儿,需告知患儿家长急性感染性喉炎是儿科的急症,病情变化快,可能会发生喉头水肿、梗阻,若不及时抢救,可能会导致窒息死亡。

(3)告知患儿家长密切观察患儿病情变化,如出现呼吸困难、精神萎靡、面色苍白等不适及时至附近医院就诊。对于给予对症治疗后仍有严重缺氧征象或有Ⅲ度以上喉梗阻的患儿需要行气管切开术。

(三)记录要点

(1)详细记录患儿的主要临床表现及体检中有价值的体征,有无异物吸入史也很重要。

(2)抗菌药物及糖皮质激素需记录应用指征、药物剂量及疗程。

(3)向家长告知该病的主要风险,以得到家长理解,必要时家长需知情签字并作好记录。

第二节 急性支气管炎

一、概述

急性支气管炎又称为急性气管-支气管炎,是由病毒、细菌等病原体引起的支气管黏膜感染。本病多见于婴幼儿,常继发于上呼吸道感染及某些急性传染病后,慢性鼻炎、鼻窦炎、咽炎常是本病的诱因。

二、诊断步骤

(一)问诊要点

(1)咳嗽的性质、节律、音色、时间、与体位的关系;咳嗽是否有痰,痰的颜色、性状、气味、痰量,痰中有无异物,咳痰与体位的关系。

(2)有无发热、胸痛,有无声嘶、气喘、呼吸困难、面色发绀、哭闹不安,有无呕吐、腹痛、腹泻等。

(3)有无反复喘憋、反复呼吸道感染、结核病、支气管异物、先天性心脏病、佝偻病、过敏性鼻炎等病史。

(二)体检要点

(1)一般情况检查,特别是体温、呼吸频率及深浅度、精神状态。

(2)咽部有无充血,肺部听诊双肺呼吸音粗糙或可闻及不固定的、散在的干性啰音或粗湿性啰音。

(3)对喘息明显的患儿注意有无三凹征、鼻翼翕动、面色发绀现象;有无皮肤干燥、弹性差、眼窝及前囟凹陷等脱水表现,注意气管的位置、双肺呼吸音是否对称,有无干湿性啰音;注意心率、心律、心音。

(三)辅助检查

1.一般检查

(1)血常规:细菌感染外周血白细胞计数可明显增高,以中性粒细胞升高为主,核左移。病毒及非典型病原体感染白细胞计数可减少或基本正常。

(2)C反应蛋白:病毒感染时C反应蛋白多正常或升高不明显,细菌感染多升高。

2.选择性检查

（1）降钙素原：细菌感染可明显升高，病毒及非典型病原体感染可不升高或升高不明显。

（2）流感抗原筛查：明确是否为流感病毒感染。

（3）胸片：可显示正常或双肺纹理增粗、排列紊乱。

（四）诊断要点

（1）发病可急可慢，多有上呼吸道感染症状，渐出现明显咳嗽。

（2）肺部听诊双肺呼吸音粗糙，伴或不伴有粗湿性啰音。

（3）胸部 X 线显示肺纹理增粗或肺门阴影增深，也可正常。

（五）鉴别诊断要点

1.支气管哮喘

本病有反复发作的哮喘病史，一般无发热，夜间、清晨或接触致敏原时突然发作，使用支气管扩张药后可缓解。

2.流行性感冒

流行性感冒简称流感，流感有明显的流行性病史，发热、寒战、头痛、肌痛、乏力等全身症状较重。突然发生及迅速传播是本病的最大特点。根据病毒分离及血清学检查可协助鉴别。

3.肺结核

一般有结核病接触史，伴有结核中毒症状，如发热、盗汗、体重下降、食欲缺乏等，结核菌素试验、胸片或胸部 CT 检查可协助诊断。

4.气管异物

有异物吸入史，可出现剧烈呛咳、呕吐、呼吸困难，根据异物的大小与停留在气管的位置而有不同的症状。气喘哮鸣、气管拍击音、气管冲撞感是一般气管异物的典型表现；支气管异物并发肺气肿、肺不张时，肺部听诊患侧呼吸音减低或消失，鉴别不难。胸部 X 线及 CT 可协助诊断。

5.支气管肺炎

支气管肺炎可表现为发热、咳嗽、呼吸困难，一般肺部听诊可闻及固定的细湿性啰音，胸部 X 线可确诊。

6.毛细支气管炎

本病好发于 2 岁以内小儿，尤其是<6 个月的婴儿，主要的临床特点是喘憋、三凹征和气促。双肺可闻及明显的哮鸣音，喘憋缓解期可闻及中、细湿性啰音。

(六)确定诊断

(1)以咳嗽为主要症状,初为干咳,逐渐有痰,伴或不伴发热。听诊双肺可闻及干啰音,或痰鸣音或不固定的粗湿性啰音。

(2)胸片可正常或仅显示双肺纹理增粗。

(3)具有上述临床表现可临床诊断,同时有病原学诊断依据可做病原学诊断。

三、治疗方法

(1)一般治疗:注意休息,多饮水;经常变换体位和拍背促进痰液排出。

(2)对症治疗。①祛痰:对痰多者给予氨溴索 $1.2\sim1.6$ mg/(kg·d)分 3 次口服或乙酰半胱氨酸每次 0.1 g,$2\sim4$ 次/天口服治疗。②平喘:喘憋患儿可雾化吸入 β_2 受体激动剂,如沙丁胺醇每次 $2.5\sim5.0$ mg,$3\sim4$ 次/天雾化吸入。喘憋严重者可短期使用糖皮质激素,如泼尼松 $1\sim2$ mg/(kg·d),分 3 次口服,必要时予氢化可的松 $5\sim10$ mg/(kg·d)静脉滴注。③抗过敏:过敏体质患者可酌情使用,如马来酸氯苯那敏 $0.3\sim0.4$ mg/(kg·d),分 $3\sim4$ 次口服。④缺氧时予吸氧治疗。

(3)抗感染治疗:本病多见于病毒感染,不需要常规使用抗菌药物治疗。可用利巴韦林 $10\sim15$ mg/(kg·d),分 $3\sim4$ 次口服或分 2 次静脉滴注抗病毒治疗。如有细菌感染的明显证据如高热不退、咳黄色痰、白细胞计数及中性粒细胞明显升高则予青霉素类或第一代或第二代头孢菌素类,青霉素过敏或肺炎支原体感染患儿予大环内酯类抗菌药物抗菌治疗,可选用下列之一:①青霉素类如阿莫西林 $20\sim40$ mg/(kg·d),分 $3\sim4$ 次口服或青霉素 5 万$\sim$20 万 U/(kg·d),分 $2\sim4$ 次静脉滴注;②第一代头孢菌素如头孢羟氨苄 $20\sim40$ mg/(kg·d),分 2 次口服或头孢唑林 $50\sim100$ mg/(kg·d)分 $2\sim3$ 次静脉滴注;③第二代头孢菌素如头孢克洛 $20\sim40$ mg/(kg·d),分 3 次口服,每天用量不超过 1 g 或头孢呋辛 $50\sim100$ mg/(kg·d)分 $3\sim4$ 次静脉滴注;④大环内酯类如阿奇霉素 10 mg/kg,1 次/天口服或静脉滴注。

(4)患儿无发热或发热时体温在 38.0 ℃ 以下者应首选口服药物治疗,如有以下特殊情况可使用静脉输液。①出现较为严重的并发症者。②呕吐严重无法进食者。③持续高热导致脱水、电解质紊乱者。④病情重,缺氧明显、严重喘憋需要紧急处理者。

四、风险规避

(一)误诊防范

(1)提高对急性支气管炎这一疾病的认识。本病若不及时治疗可发展为肺炎。部分支气管炎与肺炎早期难以区分,如呼吸增快、肺部听诊可闻及湿啰音,咳嗽后湿啰音无明显减少需考虑肺炎可能。注意观察咳嗽的表现,对于痉挛性的咳嗽需排除百日咳可能。以喘息症状为主的支气管炎易误诊为支气管哮喘,可以检查变应原及肺功能以协助诊断。

(2)要仔细询问病史,认真详细完成体格检查,了解整个疾病的发病过程。对以呛咳、刺激性咳嗽为主的患者,必须询问有无异物吸入史,漏问病史是导致误诊的主因。

(3)对反复发作的支气管炎需要与支气管异物、支气管哮喘、先天性上呼吸道畸形、先天性心脏病、右肺中叶综合征等疾病鉴别。

(二)医患沟通

1.一般告知

本病为儿科常见病,病程1~2周,肺炎支原体感染者病程较长,多数预后良好。

2.风险告知

(1)急性支气管炎容易发展成肺炎,特别是婴幼儿的病情变化快,有可能上午诊断为急性支气管炎,夜间或明日就发展为肺炎等。

(2)本病多为病毒感染引起,尚未明确合并细菌感染者不轻易使用抗菌药物;平喘以局部糖皮质激素雾化吸入为主,全身使用糖皮质激素有其严格的适应证,不主张常规使用,以取得患儿家长的理解。

(3)有明显发绀、呼吸困难及合并严重基础疾病者需住院治疗。

(三)记录要点

(1)记录咳嗽的性质,如有咳痰应记录痰的性状、颜色、量等;有无气喘、呼吸困难及发绀;有无发热。

(2)记录呼吸频率,有无三凹征,肺部有无啰音;心律是否整齐、心音是否有力。

(3)记录静脉输液、抗菌药物及糖皮质激素使用指征。

第三节 反复呼吸道感染

一、定义

反复呼吸道感染是指一年内发生呼吸道感染次数过于频繁,超过一定范围。根据反复感染的部位可分为反复上呼吸道感染和反复下呼吸道感染(支气管炎和肺炎)。

反复呼吸道感染的判断条件如表 3-1。

表 3-1 反复呼吸道感染判断条件

年龄(岁)	反复上呼吸道感染(次/年)	反复下呼吸道感染(次/年)	
		反复气管支气管炎	反复肺炎
0~2	7	3	2
3~5	6	2	2
6~12	5	2	2

注:①两次感染间隔时间至少 7 天以上。②若上呼吸道感染次数不够,可以将上、下呼吸道感染次数相加,反之则不能。但若反复感染是以下呼吸道为主,则应定义为反复下呼吸道感染。③确定次数须连续观察 1 年。④反复肺炎指 1 年内反复患肺炎≥2 次,肺炎须由肺部体征和影像学证实,2 次肺炎诊断期间肺炎体征和影像学改变应完全消失。

二、病因

(1)小儿时期本身的呼吸系统解剖生理特点及免疫功能不成熟。

(2)微量元素和维生素缺乏、环境污染、被动吸烟。

(3)慢性上气道病灶,如鼻炎、鼻窦炎、扁桃体、腺样体肥大、慢性扁桃体炎等。

(4)基础疾病。①免疫缺陷病:原发性免疫缺陷病,如以抗体缺陷为主的缺陷病、联合免疫缺陷病、原发性吞噬细胞缺陷病、原发性补体缺陷病等;继发性免疫缺陷病,如营养紊乱、免疫抑制剂的应用、感染(特别是 HIV 感染后)、血液系统疾病和肿瘤、手术、外伤等。②先天性肺实质和肺血管发育异常:如肺隔离症、肺囊肿、先天性囊性腺瘤畸形等。肺血管发育异常可以引起肺淤血,导致反复感染。③先天气道发育异常:如气管支气管软化、支气管狭窄、支气管扩张等,其中以喉气管支气管软化症最为常见。④先天性心脏病:特别是左向右分流的先心病,由于肺部淤血,可引起反复肺炎。⑤原发性纤毛运动障碍、囊性纤维化。⑥气道内阻塞或管外压迫:儿童引起气道内阻塞的最常见疾病为支气管异物,其次是结核性肉芽肿和干酪性物质阻塞,偶见气管和支气管原发肿瘤。气道管外压迫的原因多为纵隔、气管支气管淋巴结结核、肿瘤、血管环畸形。⑦反复吸入:吞咽功能障碍患儿,如智力低下、环咽肌发育延迟、神经肌肉疾病及胃食管反流患儿,由于反复吸入,导致反复肺炎。

三、诊断思路

对于反复呼吸道感染患儿首先是区分反复上呼吸道感染,还是反复下呼吸道感染(支气管炎,肺炎),或者是两者皆有。

(一)反复上呼吸道感染

多与免疫功能不成熟或低下,护理不当,入托幼机构的起始阶段,环境因素(居室污染和被动吸烟),营养因素(微量元素缺乏,营养不良)有关,部分儿童与慢性病灶有关,如慢性扁桃体炎,慢性鼻窦炎和过敏性鼻炎等,进一步检查包括血常规,微量元素和免疫功能检查,鼻窦 X 线平片,耳鼻喉的详细检查等。

(二)反复肺炎

反复肺炎多数存在基础疾病,应进行详细检查。首先应该根据胸 X 线平片表现区分是反复或持续的单一部位肺炎还是多部位肺炎。反复单一部位的肺炎,首先应该考虑气道内阻塞,如支气管异物、支气管结核等,或先天性气道发育异常及气道外压迫。对于多部位的肺炎,应该考虑反复吸入、免疫缺陷病、支气管、肺发育异常、先天性心脏病、原发性纤毛运动障碍等,进行相应的检查。

四、辅助检查

(一)耳鼻咽喉科检查

耳鼻咽喉科检查可发现某些先天发育异常和急、慢性感染灶。

(二)肺部 CT 和气道、血管重建

肺部 CT 和气道、血管重建可提示支气管扩张、气道狭窄(腔内阻塞和管外压迫)、气道发育畸形、肺发育异常、血管压迫等。

(三)免疫功能测定

免疫功能测定有助于发现原发、继发免疫缺陷病。

(四)心脏彩超

心脏彩超诊断先天性心脏病。

（五）支气管镜检查

支气管镜检查可诊断异物、气道腔内阻塞和管外压迫、气道发育畸形，辅助诊断支气管扩张等。

（六）病原微生物检测

病原微生物检测应进行多病原联合检测，以了解致病微生物。

（七）特殊检查

怀疑患有原发性纤毛运动障碍时，可行呼吸道（鼻、支气管）黏膜活检观察纤毛结构、功能；疑有囊性纤维化时，可进行汗液氯、钠测定和 CFRT 基因检查；疑有反复吸入时，可进行环咽肌功能检查或食管 24 小时 pH 测定。

五、治疗

（1）寻找病因、治疗基础疾病：如清除异物、手术切除气管支气管、肺畸形、选用针对的免疫调节剂治疗原发性免疫缺陷病。

（2）抗感染治疗：主张基于循证基础上的经验性选择抗感染药物和针对病原体检查和药敏试验结果的目标性用药。强调高度疑似病毒感染者不滥用抗生素。

（3）对症处理：根据不同年龄和病情，正确选择应用祛痰、平喘、镇咳药物，雾化治疗、肺部体位引流和肺部物理治疗等。

（4）合理进行疫苗接种。

（5）去除环境因素，注意加强营养，合理饮食，补充微量元素和各种维生素。避免被动吸烟及异味刺激，保持室内空气新鲜，适当安排户外活动和体育锻炼等。

第四节　肺　　炎

肺炎是由不同病原体或其他因素所致之肺部炎症，临床表现为发热、咳嗽，有时有气促、呼吸困难，及肺部固定湿啰音。分类见表 3-2，临床上若病原明确，则按病因分类，以利指导治疗，否则按病理分类。

表 3-2 肺 炎 分 类

病理	大叶肺炎、支气管肺炎(小叶肺炎)、间质性肺炎、毛细支气管炎
病因	**感染性肺炎** 病毒性肺炎:最常见者为呼吸道合胞病毒,其次为副流感病毒(1、2、3 型)和流感病毒(A、B型)。其他包括腺病毒、巨细胞病毒、鼻病毒、人类偏肺病毒、EB 病毒、麻疹病毒等 细菌性肺炎:常见细菌为肺炎链球菌、流感嗜血杆菌、A 群链球菌、金黄色葡萄球菌、大肠埃希菌、肺炎克雷伯菌、厌氧菌等 其他感染性肺炎:支原体、衣原体、真菌、原虫(以肺孢子虫为主)等 **非感染病因引起的肺炎**:吸入性肺炎、坠积性肺炎、嗜酸细胞性肺炎、过敏性肺炎.类脂性肺炎、脱屑性肺炎等
病程	<1 个月者为急性,1~3 个月为迁延性,>3 个月者称慢性
病情	轻症以呼吸系统症状为主,无全身中毒症状;重症除呼吸系统症状外,其他系统亦受累,且全身中毒症状明显。见表 3-3
临床表现	典型肺炎:由肺炎链球菌、流感嗜血杆菌、金黄色葡萄球菌及革兰氏阴性杆菌及厌氧菌引起的 非典型肺炎:常见病原体为肺炎支原体、衣原体、军团菌
感染地点	社区获得性肺炎(community acquired pneumonia,CAP):指无明显免疫抑制的患儿在医院外或住院 48 小时内发生的肺炎 院内获得性肺炎(hospital acquired pneumonia,HAP):指住院 48 小时后发生的肺炎,又称医院内肺炎(nosocomial pneumonia,NP)

表 3-3 儿童肺炎病情严重度评估

临床特征	轻症 CAP	重症 CAP
一般情况	好	差
拒食或脱水征	无	有
意识障碍	无	有
呼吸频率	正常或略增快	明显增快*
发绀	无	有
呼吸困难(呻吟、鼻翼翕动、三凹征)	无	有
肺浸润范围	≤1/3 的肺	多肺叶受累或≥2/3 的肺
胸腔积液	无	有
脉搏血氧饱和度	>0.96	≤0.92
肺外并发症	无	有
判断标准	出现上述所有表现	存在以上任何一项

*注:呼吸频率明显增快,婴儿 RR>70 次/分,年长儿 RR>50 次/分。

儿童不同年龄阶段肺炎常见病原体不同,见表3-4。

表 3-4　儿童不同年龄阶段肺炎常见病原体

年龄组和病因	显著的临床特征
出生～生后 20 天	
B 族链球菌	肺炎是早发脓毒症的一部分,病情通常很严重、病变涉及双肺并呈弥漫性感染灶
革兰氏阴性肠道细菌	通常为院内感染,所以经常在出生 1 周后才发现
巨细胞病毒	肺炎为全身巨细胞病毒感染的一部分,通常存在其他先天性感染体征
莫氏厌氧菌	肺炎是早发性脓毒症的一部分
3 周～3 个月	
沙眼衣原体	由母亲的生殖器感染所引起,不发热或低热,咳嗽剧烈,类似百日咳样咳嗽
呼吸道合胞病毒	发病的高峰年龄为出生后 2～7 个月;临床特点为:喘鸣(很难区别细支气管炎与肺炎)、大量的流涕,在隆冬或早春发病
副流感病毒 1、2、3 型	与呼吸道合胞病毒感染非常相似,但它主要影响稍大些的婴儿,在冬季并不流行
肺炎链球菌	可能为细菌性肺炎的最常见原因,即便在低年龄组也如此
百日咳博德特菌属	主要引起支气管炎,在重症病例也可引起肺炎
金黄色葡萄球菌属	较前几年相比,现在已成为较少见的致病原因。引起重症肺炎,其特征为可同时出现肺浸润、肺脓肿、肺大疱、脓胸或脓气胸
4 个月～4 岁	
呼吸道合胞病毒	在这个年龄组中,该病毒是较低年龄患儿的最常见致病因素
副流感病毒、流感病毒、腺病毒和鼻病毒	流感病毒和腺病毒是引起婴幼儿重症肺炎的常见病毒病原
肺炎链球菌	常引起肺叶性和/或节段性肺炎,但也可能存在其他形式
流感嗜血杆菌属	在广泛应用疫苗的地区,b 型感染几近消失;但在发展中国家,b 型、其他型及未分类型的感染还很常见
肺炎支原体	在这个年龄组中,主要为较大年龄儿童的感染.但近年的研究结果显示婴儿并不少见
5～15 岁	
肺炎支原体	为这个年龄组肺炎的主要致病原因,放射影像学表现变化多样
肺炎衣原体	可能是该年龄组较大年龄患儿的重要病因
肺炎链球菌	最有可能引起大叶性肺炎,但也可能引起其他形式的病变

一、支气管肺炎

支气管肺炎是小儿时期最常见的肺炎,全年均可发病,以冬、春寒冷季节较多。营养不良、先天性心脏病、低出生体重儿、免疫缺陷者更易发生。

(一)病因

肺炎的病原微生物大多为细菌和病毒。国内肺炎链球菌、金黄色葡萄球菌和流感嗜血杆菌是重症细菌性肺炎的重要病因。前 3 种病毒依次为呼吸道合胞病毒(respiratory syncytial virus，RSV)、人鼻病毒和副流感病毒。病原体常由呼吸道侵入，少数经血行入肺。

(二)病理

肺炎的病理变化以肺组织充血、水肿、炎性浸润为主。肺泡内充满渗出物，经肺泡壁通道(Kohn 孔)向周围肺组织蔓延，形成点片状炎症病灶。若病变融合成片，可累及多个肺小叶或更广泛。当小支气管，毛细支气管发生炎症时，可致管腔部分或完全阻塞，引起肺不张或肺气肿。不同病原体引起的肺炎病理改变亦有不同：细菌性肺炎以肺实质受累为主；而病毒性肺炎则以间质受累为主，亦可累及肺泡。临床上支气管肺炎与间质性肺炎常同时并存。

(三)病理生理

当炎症蔓延到支气管、细支气管和肺泡时，支气管因黏膜炎症水肿变窄；肺泡壁因充血水肿而增厚；肺泡腔内充满炎性渗出物，导致通气与换气功能障碍。通气不足引起 PaO_2 降低(低氧血症)及 $PaCO_2$ 增高(高碳酸血症)；换气功能障碍则主要引起低氧血症，PaO_2 和 SaO_2 降低，严重时出现发绀。为代偿缺氧，患儿呼吸和心率加快，以增加每分通气量。为增加呼吸深度，呼吸辅助肌亦参与活动，出现鼻扇和三凹征，进而发展为呼吸衰竭。缺氧、二氧化碳潴留和病毒血症/菌血症等可导致机体代谢及器官功能障碍。

1.循环系统

循环系统常见心肌炎、心力衰竭及微循环障碍。病原体和毒素侵袭心肌，引起心肌炎；缺氧使肺小动脉反射性收缩，肺循环压力增高，形成肺动脉高压，增加右心负担。肺动脉高压和中毒性心肌炎是诱发心力衰竭的主要原因。重症患儿常出现微循环障碍、休克甚至弥散性血管内凝血。

2.中枢神经系统

缺氧和 CO_2 潴留使 $PaCO_2$ 和 H^+ 浓度增加、血与脑脊液 pH 降低；同时无氧酵解增加致使乳酸堆积。高碳酸血症使脑血管扩张、血流减慢、脑血管淤血、毛细血管通透性增加；严重缺氧和脑供氧不足使 ATP 生成减少影响 Na^+-K^+ 泵运转，引起脑细胞内钠、水潴留，可形成脑水肿，导致颅压增高。病原体毒素作用亦可引起脑水肿。

3.消化系统

低氧血症和毒血症使胃肠黏膜受损,可发生黏膜糜烂、出血等应激反应,导致黏膜屏障功能破坏。胃肠功能紊乱,出现厌食、呕吐及腹泻,严重者可致中毒性肠麻痹和消化道出血。

4.水、电解质和酸碱平衡失调

重症肺炎常有混合性酸中毒。严重缺氧时体内无氧酵解增加,酸性代谢产物增多,加以高热、饥饿、吐泻等原因,常引起代谢性酸中毒;CO_2潴留、HCO_3^-增加又可导致呼吸性酸中毒。缺氧和 CO_2 潴留将使肾小动脉痉挛;重症肺炎缺氧常有抗利尿激素分泌增加均可致水、钠潴留。此外缺氧使细胞膜通透性改变、钠泵功能失调,Na^+进入细胞内,可造成稀释性低钠血症。若消化功能紊乱、吐泻严重,则钠摄入不足、排钠增多,可致脱水和缺钠性低钠血症。因酸中毒、H^+进入细胞内和 K^+ 向细胞外转移,血钾通常增高(或正常)。但若伴吐泻及营养不良则血钾常偏低。血氯由于代偿呼吸性酸中毒,可能偏低。

综上所述,重症肺炎可出现呼吸功能衰竭、心力衰竭、中毒性脑病、中毒性肠麻痹、DIC、水电酸碱平衡紊乱。

(四)临床表现

1.一般症状

起病急骤或迟缓,发病前常有上呼吸道感染数天,体温可达 38～40 ℃,大多数为弛张型或不规则发热。小婴儿多起病缓慢,发热不高,咳嗽和肺部体征均不明显。其他表现可有拒食、呕吐、呛奶。

2.呼吸系统症状及体征

主要症状为发热、咳嗽、气促。

(1)热型不定,多为不规则发热,亦可为弛张热、稽留热,新生儿、重度营养不良患儿可不发热或体温不升。

(2)咳嗽及咽部痰声,一般早期就很明显。新生儿、早产儿则表现为口吐白沫。

(3)气促多发生于发热、咳嗽之后,呼吸加快,可达 40～80 次/分,并有鼻翼翕动,重者呈点头状呼吸、三凹征明显、唇周发绀。肺部体征早期不明显或仅呼吸音粗糙,以后可闻固定的中、细湿啰音,叩诊多正常。若病灶融合扩大累及部分或整个肺叶,则出现相应的肺实变体征,如语颤增强、叩诊浊音、听诊呼吸音减弱或出现支气管呼吸音。

3.其他系统的症状及体征

多见于重症患儿。

（1）循环系统：轻度缺氧可致心率增快，重症肺炎可合并心肌炎和心力衰竭。重症革兰氏阴性杆菌肺炎还可发生微循环障碍。

（2）神经系统：轻度缺氧表现烦躁、嗜睡；脑水肿时出现意识障碍，惊厥，呼吸不规则，前囟隆起，有时有脑膜刺激征，瞳孔对光反应迟钝或消失。

（3）消化系统：轻症常有食欲减退、吐泻、腹胀等；重症可引起中毒性肠麻痹，肠鸣音消失，腹胀严重时加重呼吸困难。消化道出血可呕吐咖啡样物，大便隐血阳性或排柏油样便。

（五）辅助检查

1.外周血检查

（1）白细胞检查：细菌性肺炎白细胞总数和中性粒细胞多增高，甚至可见核左移，胞质中可有中毒颗粒。病毒性肺炎白细胞总数正常或降低，有时可见异型淋巴细胞。

（2）C反应蛋白（CRP）：细菌感染时，血清CRP浓度上升，一般情况下随感染的加重而升高。

2.病原学检查

（1）细菌培养：采集血、痰、气管吸出物、支气管肺泡灌洗液、胸腔穿刺液、肺穿刺液、肺活检组织等进行细菌培养，可明确病原菌。但常规培养需时较长，且在应用抗生素后阳性率也较低。

（2）病毒分离和鉴定：应于发病7日内取鼻咽或气管分泌物标本作病毒分离，阳性率高，但需时亦长，不能用作早期诊断。

（3）其他病原体的分离培养：肺炎支原体、沙眼衣原体、真菌等均可通过特殊分离培养方法进行检查。

（4）病原特异性抗原检测：检测到某种病原体的特异抗原即可作为相应病原体感染的证据，对诊断价值很大。

（5）病原特异性抗体检测：急性期与恢复期双份血清特异性IgG有4倍升高，对诊断有重要意义。急性期特异性IgM测定有早期诊断价值。

（6）聚合酶链反应（polymerase chain reaction，PCR）或特异性基因探针检测病原体DNA：此法特异、敏感，但试剂和仪器昂贵。

（7）其他：冷凝集试验可用于肺炎支原体感染的过筛试验。

3.X 线检查

早期肺纹理增粗,以后出现小斑片状阴影,以双肺下野、中内带及心膈区居多,并可伴肺不张或肺气肿。斑片状阴影亦可融合成大片,甚至波及节段。若并发脓胸,早期示患侧肋膈角变钝,积液较多时,患侧呈一片致密阴影,肋间隙增大,纵隔、心脏向健侧移位。并发脓气胸时,患侧胸膜腔可见液平面。肺大疱时则见完整薄壁、多无液平面。支原体肺炎肺门阴影增重较突出。

(六)并发症

支气管肺炎最多见的并发症为不同程度的肺气肿或肺不张。细菌性肺炎应注意脓胸、脓气胸、肺脓肿、心包炎及败血症等。有些肺炎还可并发中毒性脑病、弥散性血管内凝血、胃肠出血或黄疸、噬血细胞综合征、呼吸衰竭、心力衰竭、水电解质紊乱和酸碱失衡等。

(七)诊断

典型支气管肺炎一般有发热、咳嗽、气促或呼吸困难,肺部有较固定的中细湿啰音,据此可临床诊断。必要时可做胸 X 线片检查。诊断后,须判断病情轻重,有无并发症,并作病原学检查,以指导治疗。

(八)鉴别诊断

1.急性支气管炎

急性支气管炎以咳嗽为主,一般无发热或仅有低热,肺部呼吸音粗糙或有不固定的干湿啰音。婴幼儿全身症状较重,且因气道相对狭窄,易致呼吸困难,重症支气管炎有时与肺炎不易区分,应按肺炎处理。

2.肺结核

婴幼儿活动性肺结核的症状及 X 线影像改变与支气管肺炎颇相似,但肺部啰音常不明显。应根据结核接触史、结核菌素试验、X 线胸片、随访观察等加以鉴别。

3.支气管异物

吸入异物可致支气管部分或完全阻塞而致肺气肿或肺不张,且易继发感染引起肺部炎症。但多有异物吸入,突然出现呛咳病史,胸部 X 线检查,特别是透视可助鉴别,必要时行支气管镜检查。

(九)治疗

应采取综合措施,积极控制炎症,改善肺的通气功能,防止并发症。

1.一般治疗

保持室内空气清新,室温以 18～20 ℃为宜,相对湿度 60%。保持呼吸道通畅,及时清除上呼吸道分泌物,变换体位,以利痰液排出。加强营养,饮食富含蛋白质和维生素、少量多餐,重症不能进食者,可给予静脉营养。条件许可不同病原体患儿宜分室居住,以免交叉感染。

2.病原治疗

按不同病原体选择药物。

(1)抗生素治疗:怀疑细菌性肺炎或非典型肺炎患儿应用抗生素治疗。住院患儿一般先用青霉素类或头孢菌素,不见效时,可改用其他抗生素。怀疑非典型病原感染的患儿,应给予大环内酯类抗生素。对原因不明的病例,可先联合应用两种抗生素,一般选用 β 内酰胺类联合大环内酯类。在明确病原后,则给予针对性治疗。疗程应持续至体温正常后 5～7 天,临床症状基本消失后 3 天。支原体肺炎至少用药 2～3 周,以免复发。葡萄球菌肺炎比较顽固,易复发及产生并发症,疗程宜长,体温正常后继续用药 2 周,总疗程 4～6 周。表 3-5 显示可根据病情轻重及年龄对儿童社区获得性肺炎进行治疗。重症肺炎应住院治疗。如病原菌明确,可根据病原及药敏试验选择合适的抗生素。

表 3-5　根据患儿是否住院所推荐的儿童社区获得性肺炎的药物治疗

年龄组	门诊患者	住院患者,无肺叶或肺小叶浸润、无胸膜渗出或二者都无	住院患者,有脓毒症体征、肺泡浸润、大量的胸膜渗出或三者皆具备
出生至产后 20 天	收入院	氨苄西林,可联合使用或不用头孢噻肟	静脉使用氨苄西林,可联合使用或不用头孢噻肟
3 周～3 个月	不发热,口服红霉素出现发热或缺氧症状立即收住院治疗	不发热,静脉应用红霉素;如果发热,加用头孢噻肟或头孢呋辛	静脉使用头孢噻肟或头孢呋辛
4 个月～4 岁	怀疑细菌性肺炎者口服阿莫西林、阿莫西林/克拉维酸或头孢羟氨苄、头孢克洛;病毒性肺炎患儿,不应使用任何抗生素;怀疑非典型病原使用大环内酯类抗生素	对于病毒性肺炎患儿,不应使用任何抗生素;如果怀疑细菌性肺炎,可考虑静脉使用氨苄西林治疗;非典型病原使用大环内酯类抗生素	静脉使用头孢噻肟或头孢呋辛

续表

年龄组	门诊患者	住院患者,无肺叶或肺小叶浸润、无胸膜渗出或二者都无	住院患者,有脓毒症体征、肺泡浸润、大量的胸膜渗出或三者皆具备
5～15岁	口服红霉素、克拉霉素或阿奇霉素	静脉红霉素或口服阿奇霉素。如果有确凿的证据提示为细菌感染时(例如:白细胞计数升高、寒战,门诊时对大环内酯类药物无效等),加用氨苄西林	静脉使用头孢噻肟或头孢呋辛。假如患儿病情无改善可考虑加用阿奇霉素

(2)抗病毒治疗:目前尚无理想的抗病毒药物用于临床。①利巴韦林:10 mg/(kg·d),静脉滴注或超声雾化吸入,可用于治疗流感病毒、副流感病毒、腺病毒及 RSV 感染。②干扰素:人 α 干扰素治疗病毒性肺炎有效,疗程 3～5 天。③更昔洛韦目前是治疗常规机械通气感染的首选药物。④奥司他韦是神经氨酸酶抑制剂,可用于甲型和乙型流感病毒感染的治疗。

3.对症治疗

(1)氧疗:凡有呼吸困难、喘憋、口唇发绀、面色苍灰应立即给氧。鼻前庭给氧流量为 0.5～1 L/min,氧浓度不超过 40%。氧气应湿化,以免损伤气道上皮细胞的纤毛。缺氧明显可用面罩或头罩给氧,氧流量 2～4 L/min,氧浓度50%～60%。若出现呼吸衰竭,则应使用人工呼吸机。

(2)保持呼吸道通畅:应清除鼻内分泌物,有痰时用祛痰剂(如氨溴索口服液),痰多时可吸痰。0.5%麻黄素滴鼻可减轻鼻黏膜肿胀。

(3)止咳平喘治疗:咳喘重时可雾化吸入布地奈德或丙酸氟替卡松,联合 β_2 受体激动剂和抗胆碱药。肾上腺皮质激素短期治疗对喘憋症状明显者有效,可静脉滴注氢化可的松每次 5 mg/kg,每 6～8 小时 1 次,连用 2～4 次;或甲泼尼龙每次 1～2 mg/kg。

(4)治疗心力衰竭:除镇静、给氧外,要增强心肌收缩力;减慢心率,增加心搏出量;减轻体内水钠潴留,以减轻心脏负荷。

(5)腹胀的治疗:伴低钾血症者及时补钾。如为中毒性肠麻痹,应禁食、胃肠减压,皮下注射新斯的明,亦可联用酚妥拉明及间羟胺。

(6)感染性休克、脑水肿、呼吸衰竭的治疗。

(7)纠正水、电解质与酸碱平衡。

4.激素治疗

一般肺炎不需用肾上腺皮质激素。严重的细菌性肺炎,用有效抗生素控制感染的同时,在下列情况下可加用激素。

(1)中毒症状严重,如出现休克、中毒性脑病、超高热(体温在 40 ℃以上持续不退)等。

(2)支气管痉挛明显。

(3)早期胸腔积液,为了防止胸膜粘连也可局部应用。以短期治疗不超过3～5 天为宜。

5.并存症和并发症的治疗

对并存佝偻病、营养不良者,应给予相应治疗。并发脓胸、脓气胸应及时抽脓、排气。必要时胸腔闭式引流。

6.其他胸部理疗

其他胸部理疗有促进炎症消散的作用;胸腺素为细胞免疫调节剂,并能增强抗生素作用;维生素 C、维生素 E 等氧自由基清除剂能清除氧自由基,有利于疾病康复。

二、几种不同病原体所致肺炎的特点

(一)腺病毒肺炎

腺病毒肺炎为腺病毒所致,3、7 两型是主要病原体,11、21 型次之。主要病理改变为支气管和肺泡间质炎,严重者病灶互相融合,气管、支气管上皮广泛坏死,引起支气管管腔闭塞,加上肺实质的严重炎性病变,致使病情严重、病程迁延,易引起肺功能损害和其他系统功能障碍。本病多见于 6 个月～2 岁,起病急,表现稽留高热,萎靡嗜睡,面色苍白,咳嗽较剧烈,频咳或阵咳,可出现喘憋、呼吸困难、发绀等。肺部体征出现较晚,发热 4～5 天后始闻湿啰音,病变融合后有肺实变体征。少数患儿并发渗出性胸膜炎。X 线特点为四多三少两一致,即肺纹理多,肺气肿多,大病灶多,融合病灶多;圆形病灶少,肺大疱少,胸腔积液少(图 3-1);X 线与临床表现一致。病灶吸收缓慢,需数周至数月。腺病毒肺炎远期并发症有闭塞性细支气管炎、支气管扩张及其他慢性阻塞性肺疾病。目前病毒检测方法包括免疫荧光技术(间接法较直接法更为适用)、酶联免疫吸附试验、咽拭子腺病毒 PCR 检测。对于重症病毒感染,可考虑应用人血丙种球蛋白,400 mg/(kg·d),连用 3～5 天。

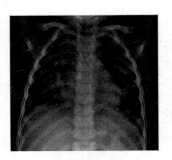

图 3-1　腺 病 毒 肺 炎

(二)葡萄球菌肺炎

葡萄球菌肺炎致病菌包括金黄色葡萄球菌和白色葡萄球菌。冬、春季发病较多,新生儿及婴幼儿常见细菌由呼吸道入侵或经血行播散入肺。该病主要病理是化脓性渗出或脓肿形成,病变进展迅速,很快出现多发性脓肿,胸膜下小脓肿破裂,则形成脓胸或脓气胸,有时可侵蚀支气管形成支气管胸膜瘘,图 3-2 和图 3-3。炎症易扩散至其他部位(如心包、脑、肝、皮下组织等处),引起迁徙化脓病变。多起病急,病情重,进展快。常呈弛张高热,婴儿可呈稽留热。中毒症状明显,面色苍白,咳嗽、呻吟、呼吸困难。可有消化道症状,如呕吐、腹泻、腹胀(由于中毒性肠麻痹)及嗜睡或烦躁不安或惊厥等感染中毒症状,甚至呈休克状态。肺部体征出现较早,双肺可闻中、细湿啰音。皮肤常见猩红热样或荨麻疹样皮疹。并发脓胸、脓气胸时呼吸困难加剧,叩诊浊音、语颤及呼吸音减弱或消失。X 线检查特点:①临床症状与胸片所见不一致。初起时,症状已很严重,但 X 线征象却很少,仅表现肺纹理重,一侧或双侧小片浸润影;当临床症状已明显好转时,胸片却可见明显病变如肺脓肿和肺大疱等。②病变发展迅速,甚至数小时内,小片炎变就可发展成脓肿。③病程中,易发生小脓肿、脓气胸、肺大疱。甚至并发纵隔积气、皮下气肿及支气管胸膜瘘。④胸片病灶阴影持续时间一般较长,2 月左右阴影仍不能完全消失。实验室检查白细胞数一般>15～30×10⁹/L,中性粒细胞增高,可见中毒颗粒。半数幼婴白细胞可<5×10⁹/L,但中性粒细胞百分比仍较高,多示预后严重。对气管咯出或吸出物及胸腔穿刺抽出液进行细菌培养多可获阳性结果,有诊断意义。一般在体温正常后 7 天,大部分肺部体征消失时可停用抗生素,疗程至少 3～4 周。

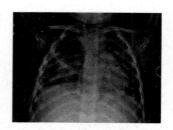

图 3-2　胸 X 线片金黄色葡萄球菌肺炎

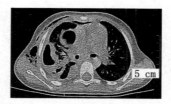

图 3-3　胸 CT 金黄色葡萄球菌肺炎

葡萄球菌肺炎并发症。①脓胸:常累及一侧胸膜。患儿呼吸困难加重、患侧呼吸运动受限,语颤减弱,叩诊浊音,听诊呼吸音减弱或消失。当积液较多时,纵隔、气管移向对侧。②脓气胸:肺脏边缘脓肿破裂与肺泡或小支气管相通即造成脓气胸。患儿病情突然加重,咳嗽剧烈、烦躁不安、呼吸困难、面色青紫。胸部叩诊在积液上方为鼓音,下方为浊音,呼吸音明显减弱或消失。若支气管胸膜瘘的裂口处形成活瓣,空气只进不出,即形成张力性气胸。发展成脓胸或脓气胸时,如脓液量少可采用反复胸腔穿刺抽脓治疗;但多数患儿脓液增长快、黏稠而不易抽出,宜施行闭式引流术排放。③肺大疱:细支气管管腔因炎性肿胀狭窄,渗出物黏稠,形成活瓣阻塞,空气能吸入而不易呼出,导致肺泡扩大、破裂而形成肺大疱。其大小取决于肺泡内压力和破裂肺泡的多少。体积小者,可无症状;体积大者引起急性呼吸困难。此外还可引起肺脓肿、化脓性心包炎、败血症等。

(三)肺炎支原体肺炎

肺炎支原体肺炎的致病菌为肺炎支原体(mycoplasma pneumoniae,MP),它是非细胞内生长的最小微生物,含 DNA 和 RNA,无细胞壁。本病占小儿肺炎的20%左右,在密集人群可达 50%。本病常年皆可发生,流行周期为 4～6 年,主要经呼吸道传染,MP 尖端吸附于纤毛上皮细胞受体上,分泌毒性物质,损害上皮细胞,使黏膜清除功能异常,且持续时久,导致慢性咳嗽。由于 MP 与人体某些组织存在部分共同抗原,故感染后可形成相应组织的自身抗体,导致多系统免疫损害。

MP 感染见于各个年龄组小儿，尤其是学龄前期和学龄期儿童 MP 肺炎发生率较高，且其发病年龄有低龄化趋势。症状轻重不一。大多起病不甚急，有发热、热型不定，大多数在 39 ℃左右，热程 1～3 周。刺激性咳嗽为突出表现，初期干咳，继而分泌痰液（偶含少量血丝），有的稍似百日咳。年长儿可诉咽痛、胸闷、胸痛等症状。肺部体征常不明显。婴幼儿则起病急、病程长、病情重，以呼吸困难、喘憋和双肺哮鸣音较突出，可闻湿啰音。部分患儿有多系统受累，如心肌炎、心包炎、溶血性贫血、血小板减少、脑膜炎、格林-巴利综合征、肝炎、胰腺炎、脾大、消化道出血、各种皮疹、肾炎、血尿、蛋白尿等。可直接以肺外表现起病，也可伴有呼吸道感染症状。

胸 X 线片改变分为 4 种：①以肺门阴影增重为主；②支气管肺炎；③间质性肺炎；④均一的肺实变。临床常表现两个不一致，咳嗽重而肺部体征轻微；体征轻微但胸片阴影显著。检测血清中支原体 IgM 抗体有诊断意义。

支原体首选大环内酯类抗生素，常用药物为阿奇霉素及红霉素。8 岁以上儿童可选用盐酸米诺环素或多西环素口服。重症患儿加用肾上腺皮质激素。存在大叶实变、肺含气不良或肺不张者可电子支气管镜灌洗治疗。针对不同并发症给予不同对症处理。

几种不同肺炎的鉴别诊断见表 3-6。

表 3-6　几种不同肺炎的鉴别诊断

鉴别要点	大叶肺炎	支气管肺炎	金黄色葡萄球菌肺炎	腺病毒肺炎	副流感病毒肺炎	毛细支气管炎	支原体肺炎
多发年龄	较大儿童	婴幼儿	任何年龄	6 个月～2 岁	婴儿	小婴儿	儿童,幼儿
热型	突然起热稽留高热	不定	弛张热	稽留或弛张高热	中度热	低热或无热,偶高热	不规则
发热日数	2 周左右	1～2 周	1～3 周	1～3 周	1～8 天	1～5 天	1 周以上
一般病情	较重,可见休克型	较轻	中毒症状较重,早期嗜睡	中毒症状较重,早期嗜睡	较轻	喘重	频咳
肺部体征	早期体征不显	弥漫	弥漫	3～5 天后体征方显	弥漫	喘鸣音,啰音多	较少或局限

续表

鉴别要点	大叶肺炎	支气管肺炎	金黄色葡萄球菌肺炎	腺病毒肺炎	副流感病毒肺炎	毛细支气管炎	支原体肺炎
X线所见	全叶或节段	多为斑片状	常见脓肿、肺大疱、肺气胸	大片较多，重者有积液	大片较多，可见气肿	多肺气肿或点片影	单侧斑片影或实变影
白细胞数	明显增高	多数见增高	增高或下降	多数正常或减少	多数正常或减少	多数减少或正常	多数正常或偏高
青霉素或头孢菌素类抗生素治疗	可能有效	可能有效	大剂量可能有效	无效	无效	无效	无效

第五节　急性肺损伤

急性肺损伤(acute lung injury, ALI)是指由于各种原因所致的肺组织结构发生特征性病理改变而出现一系列临床异常表现的临床综合征。其临床特点为急性发作的呼吸困难，对单纯氧疗抵抗，并伴有青紫及低氧血症；病理改变为肺泡毛细血管内皮细胞和肺泡上皮细胞损伤、广泛性肺水肿、肺不张；病理生理改变主要为肺内分流增加和肺顺应性下降。

一、临床表现

(一)病因

(1)直接病因：肺部感染(如病毒、细菌、肺囊虫等)、吸入有害气体(NO_2、Cl_2、SO_2、光气、烟雾、氧中毒等)、误吸(胃内容物、淹溺等)、肺栓塞、肺挫伤及放射性肺炎等。

(2)间接病因：休克、败血症、创伤、血液系统疾病(如弥散性血管内凝血、大量输血)、药物中毒、代谢性疾病(糖尿病酮症酸中毒、尿毒症等)、血液透析及心律转复后。

（3）小儿最常见的病因是休克、败血症、淹溺及严重感染等。

（二）临床特征

在原发病的基础上起病急骤、迅速发展、呼吸急促、吸气性三凹征、发绀明显、单纯给氧难以纠正的低氧血症，伴弥漫性肺浸润而且不能用左心房或肺毛细血管高压来解释。

（三）辅助检查

1.X 线胸片检查

X 线胸片表现是 ALI 的特征性改变，早期可无明显改变或出现双肺斑片状、絮状浸润，晚期可出现肺实变或肺不张的 ARDS 的 X 线胸片改变。

2.肺组织病理检查

肺组织病理检查对本病的诊断有确诊价值，目前多使用纤维支气管镜检查。

3.血管内皮损伤的标志物检查

各种反映血管内皮损伤的标志物如内皮素、循环内皮细胞、Ⅷ因子相关抗原和血管紧张素转化酶等，在 ALI 时，血清水平明显升高。

4.CT 检查

CT 检查有助于早期诊断，可发现双肺水肿呈非重力分布，为均质肺；随病情进展，因肺重量增加，在静水压力传导作用下，可致肺萎缩，呈重力性分布，称压缩性肺不张；发生于依赖性通气区域，使阴影密度不一致，称非均质肺。

5.其他检查

血清嗜酸性粒细胞阳离子蛋白、终末补体复合物 C5b-9，呼气乙烷，乳酸脱氢酶及其同工酶和铁蛋白等检查，有助于早期诊断。

二、诊断

GOCA 评分表（表 3-7）能对 ALI 全过程进行客观的评述，并提供早期临床诊断。

婴幼儿重症肺炎是诱发 ALI 最常见的疾病。因此，在重症肺炎的基础上，有下列情况出现时应考虑 ALI 的诊断：①肺炎起病很急；②病情迅速恶化，或一度好转又明显加重；③正位 X 线胸片在肺炎的基础上，双肺出现弥漫浸润阴影；④$PaO_2/FiO_2 \leqslant 40.0$ kPa（300 mmHg）；⑤除外左心衰竭。

表 3-7 ALI 的 GOCA 评分

字母	意义	分值	PaO/FiO2(mmHg)测值
G	气体交换	0	≥300
		1	201～300
		2	101～200
		3	<100
A	自主呼吸无 PEEP		
B	机械通气 PEEP 0～0.5 kPa(0～5 cmH₂O)		
C	机械通气 PEEP 0.6～1.0 kPa(6～10 cmH₂O)		
D	机械通气 PEEP>1.0 kPa(10 cmH₂O)		
O	器官功能衰竭	0	肺
		1	肺+1 个器官
		2	肺+2 个器官
		3	肺+(>2 个器官)
C	病因不明	0	
		1	直接肺损伤
		2	间接肺损伤
A	伴随疾病	0	无 5 年内致死疾病
		1	有 5 年内致死疾病
		2	有 6 个月内致死疾病

三、治疗

(一)积极治疗原发病及早消除引起 ALI 的病因

重症肺炎、感染性休克、败血症、脓毒血症、脑膜炎,以及严重创伤、烧伤、大手术后、窒息及淹溺等是导致 ALI/ARDS 的常见病因。严重感染患者有 25%～50%的可能发生 ALI/ARDS,而且在感染、创伤等导致的多器官功能障碍(MODS)中,肺脏是最早发生衰竭的器官。目前认为,感染、创伤后的全身炎症反应是导致 ARDS 的根本病因。控制原发病,遏制其诱导的全身失控性炎症反应,是预防和治疗 ALI/ARDS 的必要措施。

(二)抗感染

治疗选用对致病菌敏感的抗生素,联合用药、大剂量、足疗程、静脉给药。同时注意口服不易被吸收的抗生素如新霉素,以抑制肠道细菌或内毒素移位,减少肠道感染的机会。

(三)呼吸支持治疗

在充分给氧、湿化气道、通畅呼吸道等措施下仍然不能改善呼吸困难及严重的低氧血症,则应果断采取适当通气模式的机械通气。

1.氧疗

ALI/ARDS 患者吸氧治疗的目的是改善低氧血症,使动脉氧分压(PaO_2)达到 $8.0 \sim 10.7$ kPa($60 \sim 80$ mmHg)。可根据低氧血症改善的程度和治疗反应调整氧疗方式,首先使用鼻导管,当需要较高的吸氧浓度时,采用可调节吸氧浓度的文丘里面罩或带贮氧袋的非重吸式氧气面罩。ARDS 患者往往低氧血症严重,大多数患者一旦诊断明确,常规的氧疗常常难以奏效,机械通气仍然是最主要的呼吸支持手段。

2.无创机械通气

无创机械通气(non-invasive mechanical ventilation,NIV)可以避免气管插管和气管切开引起的并发症,得到广泛的推广应用。与标准氧疗相比,NIV 可明显降低气管插管率,并有降低 ICU 住院时间及住院病死率的趋势。休克、严重低氧血症和代谢性酸中毒是 ARDS 患者 NIV 治疗失败的预测指标。患者神志清楚、血流动力学稳定,能够得到严密监测和随时可行气管插管时,可以尝试NIV 治疗。在治疗全身性感染引起的 ALI/ARDS 时,如果预计患者的病情能够在 $48 \sim 72$ 小时内缓解,可以考虑应用 NIV。应用 NIV 可使部分合并免疫抑制的 ALI/ARDS 患者避免有创机械通气,从而避免呼吸机相关肺炎(ventilator associated pneumonia,VAP)的发生,并可能改善预后。一般认为,ALI/ARDS患者在以下情况时不适宜应用 NIV:①神志不清;②血流动力学不稳定;③气道分泌物明显增加而且气道自洁能力不足;④因脸部畸形、创伤或手术等不能佩戴鼻面罩;⑤上消化道出血、剧烈呕吐、肠梗阻和近期食管及上腹部手术;⑥危及生命的低氧血症。应用 NIV 治疗时应严密监测患者的生命体征及治疗反应,如 NIV 治疗 $1 \sim 2$ 小时后低氧血症和全身情况得到改善,可继续应用 NIV;若低氧血症不能改善或全身情况恶化,提示 NIV 治疗失败,应及时改为有创通气。

3.有创机械通气

(1)机械通气的时机选择:ARDS 患者经高浓度吸氧仍不能改善低氧血症时,应气管插管进行有创机械通气。ARDS 患者呼吸功明显增加,表现为严重的呼吸困难,早期气管插管机械通气可降低呼吸功,改善呼吸困难。

(2)肺保护性通气:由于 ARDS 患者大量肺泡塌陷,肺容积明显减少,常规或大潮气量通气易导致肺泡过度膨胀和气道平台压过高,加重肺及肺外器官的损伤。小潮气量通气使患者病死率显著降低。气道平台压能够客观反映肺泡内压,其过度升高可导致呼吸机相关肺损伤。实施肺保护性通气策略时,限制气道平台压比限制潮气量更为重要。允许性高碳酸血症是肺保护性通气策略的结果,并非治疗目标。颅内压增高是应用允许性高碳酸血症的禁忌证。酸血症往往限制了允许性高碳酸血症的应用,目前尚无明确的二氧化碳分压上限值,一般主张保持 pH＞7.20,否则可考虑静脉输注碳酸氢钠。

(3)肺复张:充分复张塌陷肺泡是纠正低氧血症和保证 PEEP 效应的重要手段。为限制气道平台压而被迫采取的小潮气量通气往往不利于塌陷肺泡的膨胀,而 PEEP 维持复张的效应依赖于吸气期肺泡的膨胀程度。目前临床常用的肺复张手法包括控制性肺膨胀、PEEP 递增法及压力控制法(PCV 法)。其中实施控制性肺膨胀采用恒压通气方式,推荐吸气压为 3.0～4.5 kPa(30～45 cmHg)、持续时间 30～40 秒。肺复张手法的效应受多种因素影响,不同肺复张手法效应也不尽相同。肺复张手法可能影响患者的循环状态,实施过程中应密切监测。

(4)PEEP 的选择:部分可复张的肺泡周期性塌陷开放产生剪切力,会导致或加重呼吸机相关肺损伤。充分复张塌陷肺泡后应用适当水平 PEEP 防止呼气末肺泡塌陷,改善低氧血症,并避免剪切力,防治呼吸机相关肺损伤。最佳 PEEP 的选择目前仍存在争议,分析表明 PEEP＞1.2 kPa(12 cmH$_2$O)、尤其是＞1.6 kPa(16 cmH$_2$O)时明显改善生存率。有学者建议可参照肺静态压力-容积(P-V)曲线低位转折点压力来选择 PEEP。在小潮气量通气的同时,以静态 P-V 曲线低位转折点压力＋0.2 kPa(2 cmH$_2$O)作为 PEEP。若有条件,应根据静态 P-V 曲线低位转折点压力＋0.2 kPa(2 cmH$_2$O)来确定 PEEP。压力值可从 0.3～0.5 kPa(3～5 cmH$_2$O)开始,FiO$_2$维持在 0.4～0.5,根据动脉血气和血流动力学检测,结合患儿年龄及疾病情况进行参数调节,一般 PEEP 值最大不超过 1.0～1.5 kPa(10～15 cmH$_2$O)。

(5)间歇正压通气(intermittent positive preassure ventilation,IPPV)为常用的通气模式,应用 PEEP 病情无好转,可选用。儿童可选用定容型呼吸机以保证足够的通气量,潮气量按 15 mL/kg,通气峰压控制在 2.0～3.0 kPa(20～30 cmH$_2$O)。

(6)俯卧位通气:其机制可能是患者仰卧位时,背侧肺泡大部分无通气功能,功能性肺泡多分布于腹侧,由于胸廓几何结构及膈位置的改变,导致肺顺应性增加,降低肺内分流,改善通气血流比值和动脉血氧合。对于常规机械通气治疗无效的重度 ARDS 患者,可考虑采用俯卧位通气。严重的低血压、室性心律失常、颜面部创伤及未处理的不稳定性骨折为俯卧位通气的相对禁忌证。当然,体位改变过程中可能发生如气管插管及中心静脉导管意外脱落等并发症,需要予以预防,但严重并发症并不常见。

(7)部分液体通气(partial liquid ventilation,PLV)是在常规机械通气的基础上经气管插管向肺内注入相当于功能残气量的全氟碳化合物,以降低肺泡表面张力,促进肺重力依赖区塌陷肺泡复张。研究显示,部分液体通气 72 小时后,ARDS 患者肺顺应性可以得到改善,并且改善气体交换,对循环无明显影响。

(8)其他通气方式:压力控制反比通气适用于肺顺应性明显减低的患儿;双向气道正压通气,保留了自主呼吸,可调节呼吸时间比和压力值,达到低潮气量通气,减轻 ALI;体外膜肺可较长时间维持气体交换,取代肺的呼吸功能,使受损伤的肺获得修复,但受条件限制;高频通气以潮气量小、低通气压、对血流动力学影响小等为优点,常为临床所采用;气管内气体吹入通气是指在气管插管时,放置特殊导管或使用管壁含有通气腔的双腔气管导管,在机械通气的同时给予持续气流,以消除无效腔,提高通气效果,减少或避免气压伤。

(四)一氧化氮(NO)吸入

NO 吸入主要用于新生儿肺动脉高压、先天性膈疝、心脏手术后的肺动脉高压,NO 可使通气区域肺血管床扩张,降低肺循环阻力,减轻肺水肿;可改善通气区域的肺血流,减少肺内分流,改善氧合;通过减少体内氧自由基的产生、影响血管内皮和炎症细胞的相互作用、增加细胞内 cGMP 的数量、防止多核中性粒细胞与内皮的黏附作用等来减少肺损伤。NO 与 PEEP 合用,在改善氧合中可能具有协同作用。一般使用剂量为 0.000 1%～0.002%。NO 治疗选择应该慎重,治疗过程中应随时检测血气及 NO、NO_2 浓度。

(五)肺表面活性物质(PS)替代治疗

ALI 时 PS 代谢紊乱,国内外已有将 PS 用于 ALI、ARDS 及肺炎患儿。采用经气管以不同体位滴入 PS 制剂,剂量为 150～200 mg/kg,临床效果满意。

(六)镇静镇痛与肌松剂

机械通气患者应考虑使用镇静镇痛剂,以缓解焦虑、躁动、疼痛,减少过度的氧耗。合适的镇静状态、适当的镇痛是保证患者安全和舒适的基本环节。机械通气时应用镇静剂应先制订镇静方案,包括镇静目标和评估镇静效果的标准,根据镇静目标水平来调整镇静剂的剂量。临床研究中常用 Ramsay 评分来评估镇静深度、制订镇静计划,以 Ramsay 评分 3～4 分作为镇静目标。每天均需中断或减少镇静药物剂量直到患者清醒,以判断患者的镇静程度和意识状态。RCT研究显示,与持续镇静相比,每天间断镇静患者的机械通气时间、ICU 住院时间和总住院时间均明显缩短,气管切开率、镇静剂的用量及医疗费用均有所下降。危重患者应用肌松药后,可能延长机械通气时间、导致肺泡塌陷和增加 VAP 发生率,并可能延长住院时间。如确有必要使用肌松药物,应监测肌松水平以指导用药剂量,以预防膈肌功能不全和 VAP 的发生。

(七)药物治疗

1.糖皮质激素类药物

糖皮质激素类药物治疗效果报告不一,可能与使用时机的选择有关,因此在机体炎症反应状态下,根据促炎和抗炎反应失衡的程度和方向,制订合理的糖皮质激素治疗方案,或许是治疗 ALI 的新的希望。一般推荐甲泼尼松剂量为 2 mg/(kg·d),连续使用 2 周,1 mg/(kg·d)连续使用 1 周后逐渐减量。

2.心房利钠肽

研究发现使用 0.1 mg/(kg·d)的心房利钠肽治疗 ARDS,可改善动脉血氧合、减少肺损伤分数、增加肺顺应性、减少肺渗出。

3.非甾体类药物

如布洛芬、吲哚美辛等,可降低肺动脉压和肺血管阻力、改善低氧血症而减轻 ALI;可抑制磷脂酶 A2,减少肺表面物质的分解及毒性介质对肺的损伤。目前临床应用资料尚缺乏。

4.肝素的应用

早期使用微量肝素 10～15 U/kg,6 小时 1 次皮下注射,可减少肺毛细血管内皮损伤引起的微血栓形成。使用中注意监测血小板及凝血功能。

5.其他

前列环素、前列腺素 E_1、抗内毒素抗体、白细胞介素-1 受体拮抗剂、血小板活化因子拮抗剂等,效果无肯定结论。营养支持应尽可能采用胃肠供给营养素,以减少细菌、内毒素移位。

四、监测

(一)基础监护及脏器功能监护

基础监护包括体温、呼吸、脉搏、血压、血氧饱和度、肝功能、肾功能、肺功能及血小板计数等,pH、$PaCO_2$、BE 或 BD 等。

(二)肺呼吸力学参数监测

1.气道压

(1)吸气峰压:某些肺泡的吸气末压可能接近吸气峰压,故吸气峰压在判断气压伤的程度上有一定指导意义。

(2)呼气末正压(PEEP):为防止肺泡塌陷,PEEP值应保持在压力容量曲线吸气开始的平坦段拐点之上。

(3)平均气道压:可作为判断肺损伤的指标。

(4)气道阻力:受气流速度、气流形式及管道半径的影响,尤其是管道半径。

2.潮气量

一般允许 $10\sim15$ mL/kg,亦有主张使用潮气量在 8 mL/kg,因为此时的压力容量环(P-V loop)已经出现最高的拐点。

3.压力-容量环

曲线斜率降低超过一定时间提示肺泡顺应性降低。气道吸气平台压应处于压力容量曲线的陡直段,否则,提示压力过高。最佳 PEEP 值应处于吸气相曲线平坦段拐点以上。

4.肺顺应性

肺顺应性降低是功能残气量或肺通气量减少,或肺内含水量增多所致。正常值为 200 mL/cmH_2O。ALI患儿肺顺应性降低,提示病情危重。

(三)气体交换和氧代谢监测

1.PaO_2

PaO_2正常值为 $10.7\sim13.3$ kPa($80\sim100$ mmHg),常受吸入氧浓度、吸氧方式、$PaCO_2$、年龄及肺泡氧交换等影响。

2.肺泡动脉氧分压差($A\text{-}aDO_2$)

肺泡动脉氧分压差是评估肺泡换气功能的重要指标,对 ALI 病因的鉴别有重要意义。

3.通气/血流比值

通气/血流比值是反映肺通气与灌注是否相称的指标,正常值为 $0.81\sim0.82$。若比值下降,提示肺通气少于肺毛细血管的血流灌注量,多为肺通气不均所致;若比值上升,提示肺毛细血管血流灌注量少于肺泡通气量,多为肺内分流所致。

（四）其他

血流动力学监测包括右房压、肺动脉压、肺动脉嵌压、心排血量、肺血管阻力、右室每搏做功指数、左室每搏做功指数及平均动脉压等。细胞因子、PLA_2、肺血管内皮功能、凝血功能、NO 及 NO_2 浓度等。

第六节 呼吸衰竭

呼吸衰竭是指由于各种原因导致中枢和/或外周性呼吸生理功能障碍，使动脉血氧分压（PaO_2）＜8.0 kPa（60 mmHg）和动脉二氧化碳分压（$PaCO_2$）＞6.7 kPa（50 mmHg），并存在呼吸困难症状的临床综合征。小儿多见急性呼吸衰竭。目前随着小儿危重病救治技术的完善和提高，尤其在急诊室和重症监护救治手段的应用，对于传统意义上的呼吸衰竭定义和认识有待进一步的发展。

一、病因和分类

（一）根据年龄分类

1.新生儿阶段

一般指出生后 28 天内出现的呼吸系统或其他系统疾病导致的呼吸衰竭。多因窒息、缺氧、肺发育不成熟、吸入羊水胎粪、肺部或全身感染导致。此外，先天性畸形和发育障碍导致上、下呼吸道梗阻，膈疝使肺部受压迫等，也可以导致呼吸衰竭。

2.婴幼儿阶段

一般为出生后 1 个月至 2 岁。此阶段气道免疫系统发育尚不完善，容易感染细菌和病毒，导致呼吸衰竭的原因多为支气管肺炎、中枢感染等。

3.儿童阶段

儿童阶段多可因肺炎、先天性心脏病、哮喘持续状态、感染性疾病、肺外脏器功能衰竭等发展而来。此外，外伤、手术创伤、气道异物、溺水、中毒等也会严重影响到呼吸功能，导致急性呼吸衰竭。

（二）根据中枢性和外周性病因的分类

1.中枢性

原发病对脑部的伤害、脑水肿或颅内高压影响呼吸中枢的正常功能，导致中枢呼吸运动神经元的冲动发放异常,而出现呼吸频率和节律异常,临床主要为通气功能异常。如颅内感染、出血、头颅创伤,窒息和缺氧等。药物中毒、酸中毒、肝肾功能障碍也可以导致中枢性呼吸衰竭。

2.外周性

原发于呼吸器官,如气道、肺、胸廓和呼吸肌病变,或继发于肺部及胸腔以外脏器系统病变的各种疾病。

(三)根据感染和非感染性病因的分类

1.感染性疾病

感染性疾病如细菌、病毒、真菌、原虫性肺炎并发呼吸衰竭,或脓毒症等全身性感染导致急性肺部炎症、损伤、水肿、出血等病变。中枢感染也是导致呼吸衰竭的重要原因。

2.非感染性疾病

如手术、创伤、吸入、淹溺、中毒等导致的中枢性和外周性呼吸衰竭。

(四)直接根据疾病种类的分类

直接根据原发疾病所出现的呼吸衰竭加以分类区别,如肺炎合并呼吸衰竭,脑炎、脑膜炎合并呼吸衰竭,或者多脏器功能衰竭合并呼吸衰竭。

(五)根据病理生理特点的分类

1.急性呼吸衰竭

多为急性发作并出现持续低氧血症,依赖紧急复苏抢救。

2.慢性呼吸衰竭

多表现为肺部基础疾病进行性损害,导致失代偿,出现高碳酸血症和酸中毒。偶尔也可见于肺外疾病,如 Duchenne 型肌营养不良时进行性膈肌无力导致的气体交换不足。

3.血氧和二氧化碳水平

根据血气分析临床可诊断呼吸衰竭为 I 型(低氧血症型)和 II 型(低氧血症伴高碳酸血症)。

二、病理生理

(一)低氧血症及其对机体的影响

1.氧摄取困难

当通气不足或通气中氧含量太低时,会出现机体氧摄取不足。氧分压降低时,刺激颈动脉体和主动脉弓的化学感受器,通过兴奋呼吸中枢,增强呼吸活动。慢性缺氧对刺激呼吸的影响,则主要通过促红细胞生成素调节机制,使红细胞生成增加,提高携带氧功能,以保证组织脏器供氧。

2.通气-灌流失调

正常情况下,肺通气和肺血管灌流比例保持 0.8。全肺各部分通气-灌流比例实际上并不一致,只是理论上每一部分肺泡保持此比例,才能保持和发挥肺脏的最大换气效率。如果肺泡通气量显著大于灌流,或肺灌流量显著减少,此部分通气-灌流比例大于 1.0,则该部分肺泡不能保证血液氧和二氧化碳的交换,通气无效,无效腔通气量增加。如果通气量显著减少,此时肺内通气-灌流比例低于0.8,没有获得气体交换的血液经肺泡毛细血管流入肺静脉,出现静动脉分流。

3.对脏器功能的影响

小儿体内氧储存量较少,以 10 kg 体重小儿为例,肺泡功能残气中氧含量 $50 \sim 60$ mL,血液中氧与血红蛋白的结合量约 180 mL,总计约 240 mL。按动静脉氧含量差为 33%(相当于 SaO_2 由 90% 下降到 60%),可以提供基础代谢所需耗氧 $60 \sim 80$ mL/min。体内储氧量仅够维持数分钟,且 $PaO_2 < 4$ kPa 时,大脑皮层出现不可复原的损伤。因此,机体能够耐受的急性缺氧极限时间在 5 分钟以下。从有氧代谢转化为无氧代谢,能量转化效率显著降低,产生大量乳酸,可以引起代谢性酸中毒等代谢紊乱和脏器系统功能失调。

(1)肺:持续处于低氧状态可以使肺小动脉痉挛,产生肺动脉高压和肺水肿,可以导致严重的肺通气-灌流失调。

(2)心血管:缺氧通过交感神经兴奋使心率加快、血压升高、心排血量增加。严重缺氧时心率下降、血压降低、心排血量下降。

(3)中枢神经:随缺氧程度逐渐加重,可以出现脑细胞水肿,血-脑屏障通透性增加,脑血管扩张,脑血流增加,最终导致脑水肿和颅内高压,出现中枢性呼吸衰竭的症状。

(4)肾脏:缺氧非常容易导致肾脏血管痉挛,肾血流显著下降,滤过减少,出现少尿和无尿。肾素-血管紧张素-醛固酮系统对血管张力、水、盐、电解质代谢的调节作用,亦随全身性低氧状况而丧失,进一步加重临床症状。

(5)胃肠道和肝脏:缺氧导致的循环障碍使胃肠道淤血,引起出血、坏死性小肠结肠炎,肝脏出现小叶中心坏死,功能受损失去对体内代谢产物的加工处理。

(6)造血系统:低氧可以增加促红细胞生成素(erythropoietin,EPO),刺激骨髓红细胞生成增加。EPO 主要在肾脏活化。红细胞增加可以提高携氧能力,代偿组织缺氧。但在急性呼吸衰竭时,低氧对骨髓的抑制,使 EPO 的作用产生缓慢或不起作用。

(二)二氧化碳潴留及其对机体的影响

1.中枢对 CO_2 的调节敏感性和反应

动脉血 $PaCO_2$ 变化通过延髓和颈动脉体化学感受器影响呼吸运动强弱和通气量。CO_2 透过血-脑屏障,进入脑脊液,解离出 H^+,刺激感受器。反应机制中颈动脉体的作用占 $1/3$,反应快;延脑作用占 $2/3$,作用较持续。当代谢增加,$PaCO_2$ 升高,可以刺激呼吸兴奋加强,同时出现精神兴奋、烦躁不安。当 CO_2 进一步升高时,可以抑制大脑皮质下层,出现嗜睡和呼吸抑制。一般而言,吸入气 CO_2 提高 $0.5\%\sim1\%$ 可以显著提高通气,达到 $4\%\sim5\%$ 时,通气量可以增加一至数倍;达 $5\%\sim10\%$ 时,或 $PaCO_2$ 在 $6\sim10$ kPa,通气量增加可以达到 10 倍。超过 10% 后,或 $PaCO_2>12$ kPa 且持续太长时间,呼吸中枢即转为抑制,通气量迅速下降。不同个体和不同疾病状况下,外周和中枢化学感受器对于 CO_2 的不同程度变化,其敏感性和反应性不同。对于呼吸衰竭出现兴奋烦躁、与呼吸机对抗者,可以通过应用镇静剂,以降低中枢对 CO_2 反应的敏感性,但仍然可以维持中枢对 CO_2 的调节反应性。呼吸肌长期负担过重而导致动力性衰竭,或长期 CO_2 潴留,可以出现敏感性和反应性同时下降。过多使用肌松剂导致呼吸肌失用性变性等,也可以导致对 CO_2 呼吸调节作用的下降。

2.CO_2 潴留对脏器功能的影响

(1)呼吸系统:机体 CO_2 代谢特点表现为由组织-循环血-肺泡的 $PaCO_2$ 递降。呼吸衰竭时可因肺通气障碍,导致肺泡内 CO_2 排出困难,在通气不足时,组织、循环和肺泡内 CO_2 潴留,而呼出气 $PaCO_2$ 降低。当通气改善而肺血流灌注不良时,出现组织和循环 CO_2 潴留,肺泡内气和呼出气 $PaCO_2$ 降低。当通气-灌流和肺换气功能改善,但外周循环没有改善,则循环血和呼出气 $PaCO_2$ 逐渐提高,而且差别减小;当外周循环改善后,会出现循环血和呼出气 $PaCO_2$ 增高的阶段,然后随组织 CO_2 潴留的解除,循环血和呼出气 $PaCO_2$ 水平恢复到正常。呼吸运动强弱取决于中枢对 CO_2 的调节敏感性和反应性。CO_2 增加可以使肺血管收缩,肺血流量下降。

(2)中枢神经系统:正常人脑循环对于 CO_2 敏感。当吸入气含 CO_2 5% 时或 $PaCO_2$ 提高 $1\sim2$ kPa 时,脑血流量可提高 $40\%\sim50\%$,可以出现颅内压上升,致头痛、视神经盘水肿、肌张力增高、瞳孔变化等症状和体征。颅高压严重者可以发展为脑疝,延髓受压迫后中枢呼吸停止而死亡。

（3）心血管系统：$PaCO_2$升高可以使心率、血压、心排血量反射性增加。如果CO_2上升过高,可以出现心率、血压、心排血量降低,出现心律不齐,外周血管扩张症状。

（4）肾脏：CO_2潴留存在轻度酸中毒时,肾血管血流增加,促进肾脏排尿作用。当呼吸性酸中毒失代偿时,pH显著下降,肾血管痉挛、血流减少,尿量和钠离子排出量亦显著减少。

3.酸碱失衡和电解质紊乱

CO_2潴留可以导致呼吸性酸中毒,并出现一系列电解质紊乱。

（1）HCO_3^-/H_2CO_3对酸中毒的调节失代偿：组织生成的CO_2主要在红细胞和肾小管上皮细胞内,经碳酸酐酶催化生成碳酸,碳酸迅速解离成H^+和HCO_3^-。血液中5％的CO_2溶解在血浆中,95％的CO_2进入红细胞,而大部分的HCO_3^-逸出红细胞外,相应的Cl^-进入红细胞内（氯移现象）,伴随血清Cl^-减少。血浆中CO_2总量包括溶解的CO_2和HCO_3^-。HCO_3^-的增加可以使代偿的PCO_2增高,原发性HCO_3^-升高或降低,将出现代偿的PCO_2升高或降低。原发性酸碱紊乱变化如果大于代偿变化,即会影响到pH变化方向及超出正常范围的程度。如HCO_3^-和$PaCO_2$呈相反变化,表明有混合性酸碱紊乱存在。如HCO_3^-和$PaCO_2$明显异常而pH正常时,也应考虑混合性酸碱紊乱存在可能。当HCO_3^-/H_2CO_3保持0.6/1或$HCO_3^-/PaCO_2$为20/1时,pH＝7.40。HCO_3^-反映酸碱变化的代谢成分,PCO_2反映呼吸成分。呼吸性酸中毒主要为$PaCO_2$变化（升高）。当呼吸性酸中毒合并代谢性酸中毒时,可以出现HCO_3^-的下降,还可出现严重电解质紊乱和阴离子间隙升高。

（2）氢-钾交换：细胞内酸中毒时大量氢离子产生,细胞内钾离子和细胞外液中氢离子交换（3个K^+与2个Na^+、1个H^+交换）,可以导致细胞内酸中毒和低钾。此外,远端肾小管氢-钾交换加强,随H^+大量排出,血清钾水平升高。呼吸性酸中毒时血清钾离子水平与pH呈负相关,pH越低,血钾越高。

（3）阴离子间隙：阴离子间隙（anion gap,AG）是间接判断酸碱紊乱的指标之一,其表达方式近似为$AG＝(Na^++K^+)-(Cl^-+HCO_3^-)$,为总未测定阴离子（UA）和总未测定阳离子（UC）的差值（UA－UC）。理论上血浆阳离子总数和阴离子总数相等,$Na^++UC＝Cl^-+HCO_3^-+UA$,对上式移项得到：$UA-UC＝Na^+-(Cl^-+HCO_3^-)$,正常范围为8～16 mmol/L,平均为12 mmol/L。呼吸衰竭时，由于组织缺氧，组织无氧代谢-糖酵解增强，可以出现乳酸增高伴酸中毒，为乳酸性酸中毒，常见于呼吸性酸中毒时，可以通过测定血乳酸、AG 加以诊断。尤其当治疗过程中补碱液、机体代偿使 HCO_3^- 增加并恢复到正常范围，但酸中毒仍然存在时，如果 AG 增高，仍可以判断有代谢性紊乱。但危重呼吸衰竭时，应根据临床病情和处理综合判断。

三、临床表现

小儿临床多见急性呼吸衰竭，出现低氧血症，或合并高碳酸血症，出现多种临床异常情况。

(一)呼吸系统

由于小儿肺容量小，为满足代谢需要，肺代偿通气主要依靠呼吸频率加快获得。当呼吸频率≥40 次/分钟，有效肺泡通气量呈下降趋势。因此呼吸困难多表现为浅快，婴幼儿甚至可以达到 $80\sim100$ 次/分钟。当呼吸肌疲劳后，呼吸速度变慢，同时伴严重低氧和高二氧化碳潴留，出现多种临床异常表现；当血氧饱和度<80%时($PaO_2<6.7$ kPa)出现发绀；但如果患儿贫血，发绀可以不明显。高碳酸血症时，可以出现皮肤潮红、口唇樱桃红色，并不反映循环改善，须加以区别。

(二)神经系统

低氧血症时出现烦躁不安、意识不清、嗜睡、昏迷、惊厥。中枢性呼吸衰竭出现呼吸节律不齐、潮式呼吸，呼吸衰竭后期出现叹息样呼吸、呼吸暂停等。出现颅内高压、脑水肿时，肌张力发生改变；当视神经受到压迫，可以出现瞳孔不等大改变。

(三)心血管系统

低氧血症早期心率加快、心排血量提高、血压上升，后期出现心率减慢、心音低钝、血压下降、心律失常。

(四)其他脏器系统

低氧可以导致内脏血管应激性收缩，消化道出血和坏死，肝功能损害出现代谢酶异常增高，肾脏功能损害可出现蛋白尿、少尿和无尿等症状。

(五)酸碱平衡失调和水、电解质紊乱

低氧血症和酸中毒使组织细胞代谢异常，加上能量摄入不足、限制补液、利尿剂应用等，可以使患儿血液生化检查出现高血钾、低血钾、低血钠、高血氯及低

钙血症。小儿肾脏对酸碱、水、电解质平衡的调节作用有限,特别在低氧血症时,肾脏血流下降,进一步限制了肾脏的调节作用,可以加重全身性酸碱平衡失调和水、盐电解质紊乱。

四、诊断和鉴别诊断

(一)临床诊断

根据以上呼吸系统表现,加上神经系统、心血管、内脏功能变化的表现,结合血气分析,可以初步做出呼吸衰竭的临床诊断。

(二)血气分析诊断

一般认为在海平面大气压水平,吸入空气时,$PaCO_2 > 8.0$ kPa,$PaO_2 < 6.7$ kPa,提示呼吸衰竭。对于小儿急性和慢性呼吸衰竭的血气检查主要有以下特点。

1.呼吸性酸中毒

动脉血 $pH < 7.35$,$PaCO_2 > 7.0$ kPa,$PaO_2 > 8.0$ kPa,$BE > -5$ mmol/L,$HCO_3^- > 20$ mmol/L。多见于急性梗阻性通气障碍、通气-灌流失调。

2.混合性酸中毒

动脉血 $pH < 7.25$,$PaCO_2 > 7.0$ kPa,$PaO_2 < 8.0$ kPa,$BE < -5$ mmol/L,$HCO_3^-< 20$ mmol/L。多见于持续低氧血症伴通气、换气障碍,严重通气-灌流失调。

3.呼吸性碱中毒

动脉血 $pH > 7.45$,$PaCO_2 < 4.0$ kPa,$PaO_2 > 8.0$ kPa,$BE > 5$ mmol/L,$HCO_3^- < 20$ mmol/L。多见于机械通气过度时。

4.代谢性酸中毒合并呼吸性碱中毒

代谢性酸中毒合并呼吸性碱中毒表现为动脉血 $pH < 7.45$,$PaCO_2 < 4.0$ kPa,$PaO_2 > 8.0$ kPa,$BE < -5$ mmol/L,$HCO_3^- < 20$ mmol/L。可见于呼吸衰竭应用利尿剂后,以及机械通气纠正呼吸性酸中毒后。

5.代谢性碱中毒合并呼吸性酸中毒

发生代谢性碱中毒的原因与长时间应用碱液、呋塞米、甘露醇、肾上腺皮质激素等药物,吐泻引起的低钾,机械通气掌握不当,以及肾脏调节慢等有关。

6.氧合指数(oxygenation index,OI)

结合血气参数和机械通气参数可以判断呼吸衰竭的危重程度,可以采用 OI [$OI = FiO_2 \times MAP \times 100 / PaO_2$,MAP 为平均气道压($cmH_2O$),可以从呼吸机直接读取,$PaO_2$ 单位 mmHg]。此公式结合吸入氧、机械通气/辅助通气参数、血气指标,从治疗措施、病儿反应等多方面因素综合。$OI < 5$,正常或轻度呼吸功能不

全;OI=5～10,呼吸功能不全和呼吸衰竭,如果气体交换有明显障碍,需要机械通气;OI=10～20,中-重度呼吸衰竭,依赖机械通气;OI=20～30,严重呼吸衰竭,可能伴有肺内静-动脉分流,有应用气道滴入肺表面活性物质治疗指征。OI=30～40,严重呼吸衰竭伴有肺动脉高压和肺外右向左分流,有吸入一氧化氮,体外膜肺等特殊呼吸治疗、生命支持治疗指征。

(三)鉴别诊断

1.呼吸功能不全

单纯使用血气值作为呼吸衰竭的诊断依据并不十分准确。比如在吸入30%～40%氧后30～60分钟,患儿PaO_2>8.0 kPa,有可能为呼吸功能不全。因此,在对呼吸困难症状出现时,采用持续非介入性正压通气,或气道插管机械通气和气道清洗使黏稠分泌物导致的气道阻塞复通后,呼吸困难症状迅速缓解。因此,需要与单纯性原发于肺部或肺外疾病演变发展的严重呼吸困难加以区别。动态检查血气,进行心率和呼吸监测。

2.急性呼吸窘迫综合征(ARDS)

ARDS是与肺部和其他脏器感染等有关的急性肺部炎症损伤导致的临床综合征,因肺泡-毛细血管通透性增加而有严重肺水肿。小儿ARDS多为急性起病,主要表现为呼吸窘迫症状,放射学检查为双侧肺弥漫性炎症和渗出改变,血气分析提示严重低氧血症,PaO_2/FiO_2<27.0 kPa(200 mmHg)。可以合并严重肺内分流和肺动脉高压,应用常规机械通气往往效果差。随着急救技术的提高和肺保护性策略的应用,临床预后已有明显改善。

3.感染性休克和全身性炎症反应综合征

小儿感染性休克时可因心肌麻痹、肺血管痉挛、全身炎症反应时毒素刺激等,导致肺部严重损伤和呼吸功能障碍。此时应及时处理原发病因,采取抗感染和抗休克措施,解除导致呼吸功能障碍的主要原因。

五、治疗

(一)氧疗

对于呼吸功能不全者,吸入低-中浓度氧(FiO_2 0.3～0.5)数小时,可以提高血氧饱和度(SpO_2>90%),一般认为有效。呼吸衰竭患者吸入氧12～24小时,可以解除低氧血症,发绀和呼吸困难逐渐消退。长时间吸入低浓度氧一般不会产生严重不良反应。但吸入氧>0.8,24～48小时可以导致气道炎症和水肿,甚至严重的气道黏膜过氧化损伤。血氧水平过高,可以导致视网膜病变。动脉氧水平的提高必须和缺氧症状的改善相联系,因组织摄取氧的能力受到氧解离曲线、血红蛋白水平、心排血量等因素影响。

(二)气道管理

保持呼吸道湿化和雾化,防止气道上皮细胞过于干燥而变性坏死。清除气道分泌物可以采用拍背、气道雾化等方法,也可以使用沐舒坦等药物化痰。对于先天性或获得性气道发育导致通气障碍者,或二氧化碳潴留者,应给予气道插管、机械通气和必要的手术处理,目的为解除气道阻塞、修复窦道等先天性畸形。气道插管后应每隔 1~2 小时向气道滴入生理盐水,然后行负压气道吸引。

(三)机械通气

1.一般参数设置原则

调节潮气和通气频率,保持通气量相对稳定,控制 $PaCO_2$ 在 4.7~6.0 kPa(35~45 mmHg)。新生儿和小于 3 个月的婴儿通气频率为 40~50 次/分,幼儿为 30~50 次/分,儿童为 20~40 次/分。容量控制或压力控制时的通气潮气量在 6 mL/kg 体重。如果 $FiO_2>0.4$ 方能够维持 $SpO_2>85\%$,应将 PEEP 设置在 0.2~0.4 kPa($2~4$ cmH$_2$O)。

2.机械通气效果判断

对于肺泡通气量与血氧合状况是否合适,采用以下公式可以判断潜在通气和换气效率:$a/A(PO_2)=PaO_2/PAO_2$,其中 $PAO_2=FiO_2\times(PB-PH_2O)-PaCO_2/R$,$PAO_2$ 为肺泡气氧分压,PB 为海平面大气压[101.3 kPa(760 mmHg)],PH_2O 为肺泡气水蒸发分压[6.3 kPa(47 mmHg)],R 为呼吸商(0.8)。如果 $a/A>0.5$,正常或轻度呼吸功能不全;$a/A<0.5$,呼吸衰竭或严重呼吸功能不全;$a/A<0.3$,严重呼吸衰竭,可以有呼吸窘迫。表 3-8 显示肺泡氧分压与通气和血气参数的关系。

表 3-8　肺泡通气和血气参数的关系

通气方式	PaO_2(kPa)	R	FiO_2	PB(kPa)	PAO_2(kPa)
正常通气	5.3	0.8	0.21	101.3	13.3
过度通气	2.7	0.8	0.21	101.3	16.7
过低通气	10.7	0.8	0.21	101.3	6.7
过低通气	10.7	0.8	0.40	101.3	24.7
正常通气	5.3	0.8	0.21	84.0	9.6

3.过度通气

目前不主张采用过度通气的方法,因为可能导致新生儿和婴幼儿脑血流显著下降,诱发缺血缺氧性脑损伤。对于通气效果不佳者,可以容许存在一定程度的高碳酸血症,即 $PaCO_2$ 能够保持在 7.0～9.0 kPa(50～65 mmHg),而不必调高通气潮气量和气道峰压。必要时可以考虑将通气频率加快到 50～70 次/分,以增加分钟通气量。

(四)呼吸兴奋剂

对于中枢性急性呼吸衰竭,可以使用尼可刹米、盐酸洛贝林等药物兴奋呼吸中枢,但疗效不持久,使用时必须确定气道通畅,新生儿一般不用。尼可刹米肌内、皮下或静脉注射,小于 6 个月 75 mg/次,1～3 岁 125 mg/次,4～7 岁 175 mg/次。盐酸洛贝林皮下或肌内注射 1～3 mg/次,静脉注射 0.3～3 mg/次,必要时间隔 30 分钟可重复使用。

(五)降低颅内压

遇有脑水肿时,原则上采用"边脱边补"的方式,控制出入液量,达到轻度脱水程度。常用药为甘露醇,静脉推注每次 0.25～0.5 g/kg,间隔 4～6 小时重复应用。一般用药后 20 分钟颅内压开始下降。或采用甘露醇-复方甘油(0.5～1.0 g/kg)交替应用,间隔 4～6 小时,直至症状缓解可逐渐停药。利尿剂多采用呋塞米,肌内或静脉注射,每次 1～2 mg/kg,新生儿应间隔 12～24 小时注射一次。主要不良反应为脱水、低血压、低血钠、低血钾、低血氯、低血钙等。已经存在水、盐电解质紊乱者应注意及时纠正。

(六)纠正酸中毒

1.呼吸性酸中毒

呼吸衰竭时的主要代谢失衡是呼吸性酸中毒。一般应保持气道通畅,兴奋呼吸,必要时采用机械通气方式,降低组织和循环血中的二氧化碳。

2.代谢性酸中毒

采用碱性药物,如碳酸氢钠,通过中和体内固定酸,提高血浆 HCO_3^-,纠正酸中毒。此外,酸中毒可以刺激气道痉挛和降低支气管扩张剂的作用,碳酸氢钠可以缓解支气管痉挛。低氧和酸中毒可以导致心肌麻痹及肺内小血管痉挛,补充碳酸氢钠可以起强心和舒张肺内血管作用,有利于改善肺内血液灌流。一般应用 5% 碳酸氢钠,首剂可用 1～1.5 mmol/kg(1 mL=0.6 mmol)。计算方法: HCO_3^-(mmol)=0.3×BE×体重(kg),先用半量。静脉滴注或慢推注时,可以将

5%碳酸氢钠用乳酸-林格液或葡萄糖生理盐水稀释（1∶2），以降低碱性液对静脉血管的刺激。如果补充碱性液过快，或没有及时改善通气和外周循环，可能产生代谢性碱中毒，可以导致昏迷和心跳停止。在出现代谢性碱中毒时，可以迅速适当降低通气量产生呼吸性酸中毒、补充生理盐水，或给予口服氯化氨、静脉注射或口服氯化钾纠正。

（七）强心药和血管活性药的应用

在持续低氧血症并发心力衰竭时可以使用洋地黄制剂、利尿剂、血管张力调节制剂等。

1.毛花苷 C 和地高辛

在呼吸衰竭时心肌缺氧，容易导致洋地黄中毒，应考虑减少其用量。

2.多巴胺和多巴酚丁胺

多巴胺和多巴酚丁胺兴奋心脏 β_1 受体，扩张肾、脑、肺血管作用，增加肾血流量和尿量，为休克和难治性心力衰竭的主要药物。其半衰期非常短，必须连续静脉滴注。多巴胺 $2\sim10~\mu g/(kg \cdot min)$，多巴酚丁胺 $2\sim20~\mu g/(kg \cdot min)$，可以联合应用，从低剂量开始。

3.酚妥拉明

酚妥拉明为 α 受体阻滞剂，可以直接扩张外周小动脉和毛细血管，显著降低周围血管阻力及心脏后负荷，提高心排血量。适用于低氧引起的肺血管痉挛、重症肺炎、急性肺水肿、充血性心力衰竭等疾病时的呼吸衰竭。剂量为静脉滴注 $0.1\sim0.3~mg/$次，用 5% 葡萄糖盐水稀释，每分钟 $2\sim6~\mu g$ 速度滴入。应用中注意纠正低血压和心律失常，在伴有中毒性休克时应补充血容量。

4.一氧化氮（NO）吸入

新生儿低氧性呼吸衰竭伴持续肺动脉高压，可以吸入 NO 治疗。起始剂量为 $10\sim20$ ppm $3\sim6$ 小时，随后改为 $5\sim10$ ppm，可以维持 $1\sim7$ 天或更长时间，直到缺氧状况根本缓解。

（八）利尿剂

在呼吸衰竭伴急性肺水肿、急性心力衰竭时，可以应用呋塞米促进肺液吸收、减轻心脏负荷。

六、并发症处理和临床转归

（一）发展为严重肺损伤和急性呼吸窘迫综合征

中枢性呼吸衰竭可以发展为呼吸机相关性肺炎和肺损伤。持续机械通气时,呼吸管理不善,可以导致气道肺泡发育不良,呼吸道细菌感染,发展为肺炎,加重呼吸衰竭。化疗和免疫抑制时、肠道缺血缺氧-再灌注性损伤等可以导致严重肺部感染性损伤,并发展为 ARDS。

(二)发展为肺外脏器功能衰竭

呼吸衰竭时持续低氧血症可以导致肺部和肺外脏器功能衰竭。主要由于肺部炎症细胞大量集聚,释放促炎症介质进入循环,攻击肺外脏器,导致肺外脏器的功能和结构损害,可以发展为多脏器功能障碍和衰竭。

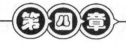

小儿消化系统疾病

第一节 胃食管反流

胃食管反流（gastroesophageal reflux，GER）是指胃内容物，包括从十二指肠流入胃的胆盐和胰酶等反流入食管甚至口咽部，分生理性和病理性两种。生理情况下，由于小婴儿食管下端括约肌（lower esophageal sphincter，LES）发育不成熟或神经肌肉协调功能差，可出现反流，往往出现于日间餐时或餐后，又称"溢乳"。病理性反流是由于 LES 的功能障碍和/或与其功能有关的组织结构异常，以致 LES 压力低下而出现的反流，常常发生于睡眠、仰卧位及空腹时，引起一系列临床症状和并发症，即胃食管反流病（gastroesophageal reflux disease，GERD）。随着直立体位时间和固体饮食的增多，到 2 岁时 60% 患儿的症状可自行缓解，部分患儿症状可持续到 4 岁以后。脑瘫、21-三体综合征及其他原因的发育迟缓患儿，有较高的 GER 发生率。

一、病因和发病机制

（一）抗反流屏障功能低下

（1）LES 压力降低，是引起 GER 的主要原因。正常吞咽时 LES 反射性松弛，压力下降，通过食管蠕动推动食物进入胃内，然后压力又恢复到正常水平，并出现一个反应性的压力增高以防止食物反流。当胃内压和腹内压升高时，LES 会发生反应性主动收缩使其压力超过增高的胃内压，起到抗反流作用。如因某种因素使上述正常功能发生紊乱时，LES 短暂性松弛即可导致胃内容物反流入食管。

（2）LES 周围组织作用减弱，如缺少腹腔段食管，致使腹内压增高时不能将其传导至 LES 使之收缩达到抗反流的作用;小婴儿食管角(由食管和胃贲门形成的夹角,即 His 角)较大(正常为 30°~50°);膈肌食管裂孔钳夹作用减弱;膈食管韧带和食管下端黏膜瓣解剖结构存在器质性或功能性病变时;以及胃内压、腹内压增高等,均可破坏正常的抗反流功能。

(二)食管廓清能力降低

正常情况下,食管廓清能力是依靠食管的推动性蠕动、唾液的冲洗、对酸的中和作用、食物的重力和食管黏膜细胞分泌的碳酸氢盐等多种因素发挥其对反流物的清除作用,以缩短反流物和食管黏膜的接触时间。当食管蠕动减弱、消失或出现病理性蠕动时,食管清除反流物的能力下降,这样就延长了有害的反流物质在食管内停留时间,增加了对黏膜的损伤。

(三)食管黏膜的屏障功能破坏

屏障作用是由黏液层、细胞内的缓冲液、细胞代谢及血液供应共同构成。反流物中的某些物质,如胃酸、胃蛋白酶及十二指肠反流入胃的胆盐和胰酶使食管黏膜的屏障功能受损,引起食管黏膜炎症。

(四)胃、十二指肠功能失常

胃排空能力低下,使胃内容物及其压力增加,当胃内压增高超过 LES 压力时可使 LES 开放。胃容量增加又导致胃扩张,致使贲门食管段缩短,使其抗反流屏障功能降低。十二指肠病变时,幽门括约肌关闭不全则导致十二指肠胃反流。

二、临床表现

一般情况下,除非反流的内容物到达口腔,否则反流是难以被注意的。

(一)呕吐

新生儿和婴幼儿以呕吐为主要表现。多数患儿于生后第一周即出现呕吐,另有部分患儿于生后 6 周内出现症状。呕吐程度轻重不一,多发生在进食后,有时在夜间或空腹时,严重者呈喷射状。呕吐物为胃内容物,有时含少量胆汁,也有表现为溢乳、反刍或吐泡沫。年长儿以反胃、反酸、嗳气等症状多见。

(二)反流性食管炎

1.胃灼热

见于有表达能力的年长儿,位于胸骨下端,饮用酸性饮料可使症状加重,服用抗酸剂症状减轻。

2.咽下疼痛

婴幼儿表现为喂奶困难、烦躁、拒食,年长儿诉吞咽时疼痛,如并发食管狭窄则出现严重呕吐和持续性吞咽困难。

3.呕血和便血

食管炎严重者可发生糜烂或溃疡,出现呕血或黑便症状。严重的反流性食管炎可发生缺铁性贫血。

(三)Barrett 食管

由于慢性 GER,食管下端的鳞状上皮被增生的柱状上皮所替代,抗酸能力增强,但更易发生食管溃疡、狭窄和腺癌。溃疡较深者可发生食管气管瘘。

(四)食管外症状

1.与 GERD 相关的呼吸系统疾病

(1)呼吸道感染:反流物直接或间接引发反复呼吸道感染。

(2)哮喘:反流物刺激食管黏膜感受器反射性地引起支气管痉挛而出现哮喘。部分发病早、抗哮喘治疗无效、无特应性疾病家族史的哮喘患儿更可能为 GERD 引起。

(3)窒息和呼吸暂停:多见于早产儿和小婴儿。原因为反流所致喉痉挛引起呼吸道梗阻,表现为青紫或苍白、心动过缓,甚至发生婴儿猝死综合征。

2.营养不良

营养不良因呕吐及食管炎引起喂食困难而摄食不足所致,主要表现为体重不增和生长发育迟缓,贫血。

3.其他

如声音嘶哑、中耳炎、鼻窦炎、反复口腔溃疡、龋齿等。部分患儿可出现精神、神经症状。①Sandifer 综合征:是指病理性 GER 患儿呈现类似斜颈样的一种特殊"公鸡头样"的姿势。此为一种保护性机制,以期保持气道通畅或减轻酸反流所致的疼痛,同时伴有杵状指、蛋白丢失性肠病及贫血;②婴儿哭吵综合征:表现为易激惹、夜惊、进食时哭闹等。

三、辅助检查

(一)食管钡餐造影

可对食管的形态、运动状况、钡剂的反流和食管与胃连接部的组织结构做出判断,并能观察到是否存在食管裂孔疝等先天性疾病,以及严重病例的食管黏膜炎症改变。

(二)食管 pH 动态监测

24 小时连续监测食管下端 pH,如有酸性 GER 发生则 pH 下降。通过计算机软件分析可反映 GER 的发生频率、时间、反流物在食管内停留的状况,以及反流与起居活动、临床症状之间的关系,借助一些评分标准,可区分生理性和病理性反流,是目前最可靠的诊断方法。特别是用于一些症状不典型的患者,或用于查找一些症状如咳嗽、哽噎、喘鸣、呼吸暂停的原因。还可以同时检测食管、胃双 pH,以判断食管下端 pH 不下降时的碱性 GER 和十二指肠胃食管反流。

(三)食管胆汁反流动态监测

应用便携式 24 小时胆红素监测仪,将监测探头经鼻孔插入,放置在食管括约肌上方,监测 24 小时,记录平卧、直立、进餐及症状发生的时间,数据以专用软件处理,可提示胆汁反流至食管的十二指肠胃食管反流。

(四)食管动力功能检查

应用低顺应性灌注导管系统和腔内微型传感器导管系统等测压设备,了解食管运动情况及 LES 功能。对于 LES 压力正常患儿应连续测压,动态观察食管运动功能。

(五)食管内镜检查及黏膜活检

内镜诊断及分级标准。0 级,食管黏膜无异常;Ⅰ级,黏膜点状或条状发红、糜烂、无融合现象;Ⅱ级,黏膜有条状发红、糜烂并有融合但小于周径的 2/3;Ⅲ级,黏膜广泛发红、糜烂融合成全周性或有溃疡。食管黏膜组织活检可发现鳞状上皮基底层细胞增生、肥厚,黏膜固有层乳头延伸进入上皮,上皮层内中性粒细胞、嗜酸性粒细胞、淋巴细胞浸润,甚至黏膜糜烂、溃疡,肉芽组织形成和/或纤维化。Barrett 食管:鳞状上皮由腺上皮取代,出现杯状细胞的肠上皮化生。

(六)胃-食管核素闪烁扫描

口服或胃管内注入含有 ^{99m}Tc 标记的液体,应用 γ 摄像系统测定食管反流量,可了解食管运动功能。

四、诊断

GER 临床表现复杂且缺乏特异性,仅凭临床症状有时难以与其他引起呕吐的疾病相鉴别,即使是 GER 也难以区分是生理性或病理性。凡临床发现不明原因反复呕吐、咽下困难、反复发作的慢性呼吸道感染、难治性哮喘、生长发育迟缓、营养不良、原因不明的哭吵、贫血、反复出现窒息、呼吸暂停等症状时都应考虑到 GER 的可能,针对不同情况,选择必要的辅助检查以明确诊断。

五、鉴别诊断

(1)贲门失弛缓症又称贲门痉挛,是指食管下括约肌松弛障碍导致的食管功能性梗阻。婴幼儿表现为喂养困难、呕吐,重症可伴有营养不良、生长发育迟缓。年长儿诉胸痛和胃灼热感,反胃。通过 X 线钡餐造影、内镜和食管测压等可确诊。

(2)以呕吐为主要表现的新生儿、小婴儿应排除消化道器质性病变,如肠旋转不良、先天性幽门肥厚性狭窄、肠梗阻、胃扭转等。

(3)对反流性食管炎伴并发症的患儿,必须排除由于物理性、化学性、生物性等致病因素所引起组织损伤而出现的类似症状。

六、治疗

凡诊断为 GER 的患儿,特别是有并发症或影响生长发育者必须及时进行治疗。包括体位治疗、饮食治疗、药物治疗和手术治疗。

(一)体位治疗

将床头抬高 30°,小婴儿的最佳体位为前倾俯卧位,但为防止婴儿猝死综合征的发生,睡眠时应采取左侧卧位。儿童在清醒状态下最佳体位为直立位和坐位,睡眠时保持左侧卧位及上体抬高,减少反流频率及反流物误吸。

(二)饮食疗法

以稠厚饮食为主,少量多餐,婴儿增加喂奶次数,缩短喂奶间隔时间。年长儿亦应少量多餐,以高蛋白低脂肪饮食为主,睡前 2 小时不予进食,保持胃处于非充盈状态,避免食用降低 LES 张力和增加胃酸分泌的食物,如酸性饮料、高脂饮食、巧克力和辛辣食品。此外,应控制肥胖,不能吸烟及避免被动吸烟。

(三)药物治疗

主要基于降低胃内容物酸度和促进上消化道动力,包括促胃肠动力药、抗酸或抑酸药、黏膜保护剂等,但使用时应注意药物的适用年龄及不良反应。

1.促胃肠动力药

能提高 LES 张力,增加食管和胃蠕动,提高食管廓清能力,促进胃排空,从而减少反流和反流物在食管内的停留。

(1)多巴胺受体拮抗剂:多潘立酮(吗丁啉)为选择性周围性多巴胺 D_2 受体拮抗剂,可增强食管蠕动和 LES 张力,增加胃窦和十二指肠运动,协调幽门收缩,促进胃排空,常用剂量为每次 0.2～0.3 mg/kg,每天 3 次,饭前半小时及睡前口服。

(2)通过乙酰胆碱起作用的药物:西沙必利,主要作用于肠肌层神经丛运动神经原的 5-羟色胺受体,增加乙酰胆碱释放,从而促进胃排空和增加 LES 压力。常用剂量为每次 0.1～0.2 mg/kg,3 次/天,口服。莫沙必利为选择性 5-羟色胺受体激动剂,作用机制同西沙必利,化学结构有所改进,无严重心律失常等心脏不良反应。作为全消化道促动力剂,被广泛用于胃肠动力不足的疾病。

2.抗酸和抑酸药

抑酸药主要作用为抑制酸分泌、中和胃酸以减少反流物对食管黏膜的损伤,提高 LES 张力。

(1)抑酸药:H_2 受体拮抗剂如西咪替丁、雷尼替丁、法莫替丁、尼扎替丁,质子泵抑制剂(proton pump inhibitors,PPI)如奥美拉唑、兰索拉唑、埃索美拉唑等,可依据年龄特点选择使用。

(2)中和胃酸药:如氢氧化铝凝胶,多用于年长儿。

3.黏膜保护剂

硫醣铝、硅酸铝盐、磷酸铝等。

(四)外科治疗

及时采用体位、饮食、药物等治疗方法后,大多数患儿症状能明显改善或痊愈。具有下列指征可考虑外科手术。

(1)内科治疗 6～8 周无效,有严重并发症(消化道出血、营养不良、生长发育迟缓)。

(2)严重食管炎伴溃疡、狭窄或发现有食管裂孔疝者。

(3)有严重的呼吸道并发症,如呼吸道梗阻、反复发作吸入性肺炎或窒息、伴支气管肺发育不良者。

(4)合并严重神经系统疾病。手术治疗的目的是加强食管下括约肌的功能。

第二节　胃　炎

胃炎是指由各种物理性、化学性或生物性有害因子引起的胃黏膜或胃壁炎性病变,根据病程分急性和慢性两种,后者发病率高。

一、病因和发病机制

(一)急性胃炎

急性胃炎多为继发性,是由严重感染、休克、颅内损伤、严重烧伤、呼吸衰竭和其他危重疾病所致的应激反应(又称急性胃黏膜损伤、急性应激性黏膜病变)。误服毒性物质和腐蚀剂,摄入由细菌及其毒素污染的食物,服用对胃黏膜有损害的药物,如阿司匹林等非甾体抗炎药,食物过敏、胃内异物、情绪波动、精神紧张和各种因素所致的变态反应等均能引起胃黏膜的急性炎症。

(二)慢性胃炎

慢性胃炎是有害因子长期反复作用于胃黏膜引起损伤的结果,儿童慢性胃炎中以浅表性胃炎最常见,约占 90%,萎缩性胃炎极少。病因迄今尚未完全明确,可能与下列因素有关。

1.感染

已证实幽门螺杆菌的胃内感染是胃炎的主要病因,在活动性、重度胃炎中幽门螺杆菌检出率很高。慢性胃炎的家族聚集倾向也表明了幽门螺杆菌在家族成员间的传播。

2.胆汁反流

各种原因引起胃肠道动力异常,十二指肠胃反流,反流的胆盐刺激减低了胃黏膜对离子通透的屏障功能,使得胃液中氢离子得以反弥散进入胃黏膜引起炎症。

3.长期食(服)用刺激性食物和药物

长期食(服)用刺激性食物和药物如粗糙、过硬、过冷、过热、辛辣的食品,经常暴饮、暴食、饮浓茶、咖啡,服用阿司匹林等非甾体抗炎药及类固醇激素类药物。

4.精神神经因素

持续精神紧张、压力过大,可使消化道激素分泌异常。

5.全身慢性疾病影响

全身慢性疾病影响如慢性肾炎、尿毒症、重症糖尿病、肝胆系统疾病、类风湿关节炎、系统性红斑狼疮等。

6.其他因素

如环境、遗传、免疫、营养等因素均与发病有关。

二、临床表现

(一)急性胃炎

发病急骤,轻者仅有食欲缺乏、腹痛、恶心、呕吐,严重者可出现呕血、黑便、脱水、电解质及酸碱平衡紊乱。有感染者常伴有发热等全身中毒症状。

(二)慢性胃炎

慢性胃炎常见症状为反复发作、无规律性的腹痛,疼痛经常出现于进食过程中或餐后,多数位于上腹部、脐周,部分患儿部位不固定,轻者为间歇性隐痛或钝痛,严重者为剧烈绞痛。常伴有食欲缺乏、恶心、呕吐、腹胀,继而影响营养状况及生长发育。胃黏膜糜烂出血者伴呕血、黑便。

三、辅助检查

(一)胃镜检查

胃镜检查为最有价值、安全、可靠的诊断手段。可直接观察胃黏膜病变及其程度,可见黏膜广泛充血、水肿、糜烂、出血,有时可见黏膜表面的黏液斑或反流的胆汁。幽门螺杆菌感染胃炎时,还可见到胃黏膜微小结节形成(又称胃窦小结节或淋巴细胞样小结节增生)。同时可取病变部位组织进行幽门螺杆菌和病理学检查。

(二)幽门螺杆菌检测

1.胃黏膜组织切片染色与培养

幽门螺杆菌培养需在微氧环境下用特殊培养基进行,3～5 天可出结果,是最准确的诊断方法。

2.尿素酶试验

尿素酶试剂中含有尿素和酚红,幽门螺杆菌产生的酶可分解其中的尿素产生氨,后者使试剂中的 pH 上升,从而使酚红由棕黄色变成红色。将活检胃黏膜放入上述试剂(滤纸片)中,如胃黏膜含有幽门螺杆菌则试剂变为红色,此法快速、简单,特异性和敏感性可达 80%。

3.血清学检测抗幽门螺杆菌抗体

但是抗体可在清除了幽门螺杆菌几个月后仍保持阳性,限制了其诊断意义。

4.核素标记尿素呼吸试验

让患儿口服一定量核素[13]C 标记的尿素,如果患儿消化道内含有幽门螺杆菌,则幽门螺杆菌产生的尿素酶可将尿素分解产生[13]CO_2由肺呼出。通过测定呼出气体中^{13}C含量即可判断胃内幽门螺杆菌感染的有无及程度。

四、病理

(一)急性胃炎

急性胃炎表现为上皮细胞变性、坏死,固有膜大量中性粒细胞浸润,无或极少有淋巴细胞、浆细胞,腺体细胞呈不同程度变性坏死。

(二)慢性胃炎

浅表性胃炎见上皮细胞变性,小凹上皮细胞增生,固有膜炎症细胞主要为淋巴细胞、浆细胞浸润。萎缩性胃炎主要为固有腺体萎缩,肠腺化生及炎症细胞浸润。

五、诊断和鉴别诊断

根据病史、体检、临床表现、胃镜和病理学检查,基本可以确诊。由于引起儿童腹痛的病因很多,急性发作的腹痛必须注意与外科急腹症、肝、胆、胰、肠等腹内脏器的器质性疾病,以及腹型过敏性紫癜相鉴别。慢性反复发作的腹痛应与消化性溃疡、嗜酸细胞性胃肠炎、肠道寄生虫、肠痉挛等疾病鉴别。

(一)肠蛔虫症

肠蛔虫症常有不固定腹痛、偏食、异食癖、恶心、呕吐等消化功能紊乱症状,有时出现全身过敏症状。往往有吐虫、排虫史,粪便查找虫卵,驱虫治疗有效等可协助诊断。随着卫生条件的改善,肠蛔虫症在我国已经大为减少。

(二)肠痉挛

婴儿多见,可出现反复发作的阵发性腹痛,腹部无异常体征,排气、排便后可缓解。

(三)嗜酸细胞性胃肠炎

嗜酸性粒细胞在胃肠黏膜浸润所致的胃肠疾病,其中黏膜型与本病相似,但按一般胃炎治疗效果不佳。

(四)心理因素所致功能性(再发性)腹痛

心理因素所致功能性(再发性)腹痛是一种常见的儿童期身心疾病。原因不明,与情绪改变、生活事件、家庭成员过度焦虑等有关。表现为弥漫性的、发作性的腹痛,持续数十分钟或数小时而自行缓解,可伴有恶心、呕吐等症状。临床和辅助检查往往无阳性发现。

六、治疗

(一)急性胃炎

去除病因,积极治疗原发病,避免服用一切刺激性食物和药物,及时纠正水、电解质紊乱。有上消化道出血者应卧床休息,保持安静,监测生命体征及呕吐与黑粪情况。静脉滴注抑酸剂,口服胃黏膜保护剂,可用局部黏膜止血的方法。细菌感染者应用有效抗生素。

(二)慢性胃炎

(1)去除病因,积极治疗原发病。

(2)饮食治疗:养成良好的饮食习惯和生活规律。饮食定时定量,避免服用刺激性食品和对胃黏膜有损害的药物。

(3)药物治疗。①黏膜保护剂:如次碳酸铋、硫糖铝、蒙脱石粉剂等。②H_2受体拮抗剂:常用西咪替丁、雷尼替丁、法莫替丁等。③胃肠动力药:腹胀、呕吐或胆汁反流者加用多潘立酮、西沙必利、莫沙必利等。④有幽门螺杆菌感染者应进行规范的抗幽门螺杆菌治疗(见消化性溃疡病治疗)。药物治疗时间视病情而定。

第三节 消化性溃疡

消化性溃疡是指胃和十二指肠的慢性溃疡,也可发生在与酸性胃液相接触的其他胃肠道部位。各年龄儿童均可发病,以学龄儿童多见。婴幼儿多为急性、继发性溃疡,常有明确的原发疾病,胃溃疡和十二指肠溃疡发病率相近。年长儿多为慢性、原发性溃疡,以十二指肠溃疡多见,男孩多于女孩,可有明显的家族史。

一、病因和发病机制

原发性消化性溃疡的病因与诸多因素有关,确切发病机制至今尚未完全阐明,目前认为溃疡的形成是由于对胃和十二指肠黏膜有损害作用的侵袭因子(酸、胃蛋白酶、胆盐、药物、微生物及其他有害物质)与黏膜自身的防御因素(黏膜屏障、黏液重碳酸盐屏障、黏膜血流量、细胞更新、前列腺素等)之间失去平衡的结果。一般认为,与酸增加的有关因素对十二指肠溃疡的意义较大,而组织防御机制减弱对胃溃疡有更重要的意义。

(一)胃酸和胃蛋白酶的侵袭力

酸和胃蛋白酶是对胃和十二指肠黏膜有侵袭作用的主要因素。十二指肠溃疡患者基础胃酸、壁细胞数量及壁细胞对刺激物质的敏感性均高于正常人,且胃酸分泌的正常反馈抑制机制亦发生缺陷,故酸度增高是形成溃疡的重要原因。新生儿生后 $1\sim2$ 天胃酸分泌高,与成人相同,$4\sim5$ 天时下降,以后又逐渐增高,故生后 $2\sim3$ 天亦可发生原发性消化性溃疡,因胃酸分泌随年龄而增加,因此年长儿消化性溃疡的发病率较婴幼儿为高。

(二)胃和十二指肠黏膜的防御功能

决定胃黏膜抵抗损伤能力的因素包括黏膜血流、上皮细胞的再生、黏液分泌和黏膜屏障的完整性。在各种攻击因子的作用下,黏膜血循环及上皮细胞的分泌与更新受到影响,屏障功能受损,发生黏膜缺血、坏死而形成溃疡。

(三)幽门螺杆菌感染

有调查表明 80% 以上的十二指肠溃疡与 50% 以上的胃溃疡存在幽门螺杆菌感染,幽门螺杆菌被根除后溃疡的复发率立即下降,说明幽门螺杆菌在溃疡病发病机制中起重要作用。

(四)遗传因素

消化性溃疡的发生具有遗传因素的证据,部分患儿可以有家族史,胃溃疡和十二指肠溃疡同胞患病比一般人群分别高 1.8 和 2.6 倍,单卵双胎发生溃疡的一致性也较高,O 型血的人十二指肠溃疡发病率较其他血型的人高;2/3 的十二指肠溃疡患者家族成员血清胃蛋白酶原升高,但其家族史也可能与幽门螺杆菌感染的家族聚集倾向有关。

(五)其他

精神创伤、中枢神经系统病变、外伤、手术后、饮食习惯不当如过冷、油炸食品、气候因素、对胃黏膜有刺激性的药物如非甾体抗炎药、类固醇激素等均可降低胃黏膜的防御能力,引起胃黏膜损伤。

继发性溃疡是由于全身疾病引起的胃、十二指肠黏膜局部损害,见于各种危重疾病所致的应激反应。

二、病理

十二指肠溃疡好发于球部,偶尔位于球后以下的部位称球后溃疡,多为单发,也可多发。胃溃疡多发生在胃窦、胃窦-胃体交界的小弯侧,少数可发生在胃体、幽门管内。溃疡大小不等,深浅不一,胃镜下观察呈圆形、不规则圆形或线形,底部有灰白苔,周围黏膜充血、水肿。十二指肠球部因黏膜充血、水肿,或因多次复发后,纤维组织增生和收缩而导致球部变形,有时出现假憩室。胃和十二指肠同时有溃疡时称复合溃疡。光镜下溃疡的基底可分 4 层:①急性炎性渗出物由白细胞、红细胞和纤维蛋白组成;②嗜酸性坏死层为无组织结构的坏死物;③肉芽组织含丰富的血管和结构组织的各种成分;④瘢痕组织。

三、临床表现

由于溃疡在各年龄阶段的好发部位、类型和演变过程不同,临床症状和体征也有所不同,年龄愈小,症状愈不典型,不同年龄患者的临床表现有各自的特点。

(一)新生儿期

继发性溃疡多见,常见原发病:早产、出生窒息等缺血缺氧、败血症、低血糖、呼吸窘迫综合征和中枢神经系统疾病等,常表现急性起病,呕血、黑便,生后 2～3 天亦可发生原发性溃疡。

(二)婴儿期

继发性溃疡多见,发病急,首发症状可为消化道出血和穿孔。原发性以胃溃疡多见,表现为食欲差、呕吐、进食后啼哭、腹胀、生长发育迟缓,也可表现为呕血、黑便。

(三)幼儿期

胃和十二指肠溃疡发病率相等,常见进食后呕吐,间歇发作脐周及上腹部疼痛,烧灼感少见,夜间及清晨痛醒,可发生呕血、黑便甚至穿孔。

(四)学龄前及学龄期

以原发性十二指肠溃疡多见,主要表现为反复发作脐周及上腹部胀痛、烧灼感,饥饿时或夜间多发。严重者可出现呕血、便血、贫血。并发穿孔时疼痛剧烈并放射至背部或左右上腹部。也有仅表现为贫血,少数患儿表现为无痛性黑便、晕厥,甚至休克。

四、并发症

并发症主要为出血、穿孔和幽门梗阻,常可伴发缺铁性贫血。消化道出血可以是小儿消化性溃疡的首发症状,重症可出现失血性休克。如溃疡穿孔至腹腔或邻近器官,可出现腹膜炎、胰腺炎等;如炎症和水肿较广泛,可出现急、慢性梗阻。

五、辅助检查

(1)消化道出血相关的实验室检查,如血常规示失血性贫血,便潜血试验阳性等。

(2)上消化道内镜检查是诊断溃疡病准确率最高的方法。内镜观察不仅能准确诊断溃疡、观察病灶大小、周围炎症的轻重、溃疡表面有无血管暴露,同时又可采取黏膜活检作病理组织学和细菌学检查,还可以在内镜下控制活动性出血。内镜下溃疡可呈圆形或椭圆形病灶,边界清楚,中央有灰白色苔状物,可分为活动期(A)、愈合期(H)和瘢痕期(S),其中每个病期又可分为1~2个阶段。

(3)胃肠X线钡餐造影虽然应用较广泛,但不够敏感和特异。①直接征象:发现胃和十二指肠壁龛影可确诊。②间接征象:溃疡对侧切迹,十二指肠球部痉挛、畸形对本病有诊断参考价值。因儿童溃疡浅表,钡餐通过快,检出率较成人低,且假阳性率较高,气钡双重对比造影效果较佳。

(4)幽门螺杆菌检测。

六、诊断和鉴别诊断

儿童消化性溃疡的症状和体征不如成人典型,故对出现剑突下有烧灼感或饥饿痛;反复发作、进食后缓解的上腹痛,夜间及清晨症状明显;与饮食有关的呕吐;粪便潜血试验阳性的贫血患儿;反复胃肠不适,且有溃疡病尤其是十二指肠溃疡家族史者;原因不明的呕血、便血者等,均应警惕消化性溃疡病的可能性,及时进行内镜检查,尽早明确诊断。以下症状应与其他疾病鉴。

(一)腹痛

腹痛应与肠痉挛、蛔虫症、腹内脏器感染、结石、腹型过敏性紫癜等疾病鉴别。

(二)呕血

新生儿和小婴儿呕血可见于新生儿自然出血症、食管裂孔疝等;年长儿需与肝硬化致食管静脉曲张破裂及全身出血性疾病鉴别,有时还应与咯血相鉴别。

(三)便血

消化性溃疡出血多为柏油样便,鲜红色便仅见于大量出血者。便血应与肠套叠、梅克尔憩室、息肉、腹型过敏性紫癜及血液病所致出血鉴别。

七、治疗

目的是缓解和消除症状,促进溃疡愈合,防止复发,并预防并发症。

(一)一般治疗

培养良好的生活习惯,饮食定时定量,避免过度疲劳及精神紧张,消除有害因素如避免食用刺激性、对胃黏膜有损害的食物和药物。如有出血时,应积极监护治疗,以防止失血性休克。应监测生命体征如血压、心率及末梢循环。禁食,同时注意补充足够血容量。消化道局部止血(如喷药、胃镜下硬化、电凝治疗)及全身止血,如失血严重时应及时输血。

(二)药物治疗

药物治疗原则为抑制胃酸分泌和中和胃酸,强化黏膜防御能力,抗幽门螺杆菌治疗。

1.抑制胃酸治疗

抑制胃酸治疗是消除侵袭因素的主要途径。

(1)H_2受体拮抗剂(H_2RI):可直接抑制组织胺、阻滞乙酰胆碱分泌,达到抑酸和加速溃疡愈合的目的。可用西咪替丁每天 10～15 mg/kg,分 4 次于饭前10 分钟至 30 分钟口服,或分 1～2 次/天静脉滴注;雷尼替丁每天 3～5 mg/kg,每 12 小时一次,或每晚一次口服,或分 2～3 次/天静脉滴注,疗程均为 4～8 周。法莫替丁 0.9 mg/kg,睡前一次口服,或 1 次/天(严重者每 12 小时一次)静脉滴注,疗程 2～4 周。

(2)质子泵抑制剂(PPI):作用于胃黏膜壁细胞,降低壁细胞中的H^+-K^+-ATP酶活性,阻抑 H^+ 从细胞质内转移到胃腔而抑制胃酸分泌。常用奥美拉唑,剂量为每天 0.6～0.8 mg/kg,清晨顿服,疗程 2～4 周。

(3)中和胃酸的抗酸剂:起缓解症状和促进溃疡愈合的作用。

2.胃黏膜保护剂

(1)硫糖铝:在酸性胃液中与蛋白形成大分子复合物,凝聚成糊状物覆盖于溃疡表面起保护作用,还可增强内源性前列腺素合成,促进溃疡愈合。常用剂量为每天 10～25 mg/kg,分 4 次口服,疗程 4～8 周。

(2)枸橼酸铋钾:在酸性环境中沉淀,与溃疡面的蛋白质结合,覆盖其上形成一层凝固的隔离屏障。促进前列腺素分泌。铋剂还具抗幽门螺杆菌的作用。枸橼酸铋钾剂量为每天 6～8 mg/kg,分 3 次口服,疗程 4～6 周。本药有导致神经系统不可逆损害和急性肾衰竭等不良反应,长期大剂量应用时应谨慎,最好有血铋监测。

3.抗幽门螺杆菌治疗

有幽门螺杆菌感染的消化性溃疡,需用抗菌药物治疗。临床常用的药物有枸橼酸铋钾,阿莫西林 50 mg/(kg·d),克拉霉素 15～20 mg/(kg·d),甲硝唑 20～30 mg/(kg·d),呋喃唑酮 5～10 mg/(kg·d),分 3 次口服。目前多主张联合用药,以下方案可供参考:即以 PPI 为中心的"三联"药物方案,PPI＋上述抗生素中的 2 种,持续 1～2 周;以铋剂为中心的"三联""四联"药物治疗方案,枸橼酸铋钾 4～6 周＋2 种抗生素(阿莫西林 4 周、克拉霉素 2 周、甲硝唑 2 周、呋喃唑酮 2 周),或同时＋H_2RI 4～8 周。

(三)手术治疗

消化性溃疡一般不需手术治疗。但如有以下情况,应根据个体情况考虑手术治疗。

(1)溃疡合并穿孔。

(2)难以控制的出血,失血量大,48 小时内失血量超过血容量的 30％。

(3)有幽门完全梗阻,经胃肠减压等保守治疗 72 小时仍无改善。

(4)慢性难治性疼痛。

第四节　炎症性肠病

炎症性肠病(inflammatory bowel disease,IBD)是指原因不明的一组非特异性慢性胃肠道炎症性疾病,包括溃疡性结肠炎(ulcerative colitis,UC)、克罗恩病(Crohn disease,CD)和未定型结肠炎(indeterminate colitis,IC)。近年来,儿童炎症性肠病发病率有上升趋势,严重影响着本病患儿的生长发育和生活质量。IBD 特别是 CD 多在青少年期起病,据统计约 20％IBD 在儿童期就被诊断。儿童炎症性肠病患者的临床表现多以初发型为主,发病年龄越小,症状越严重。

一、病因和发病机制

IBD 病因与发病机制至今仍未完全明确,但公认是遗传、环境及免疫等多种因素综合作用的结果。目前认为其发病机制是由大量肠道细菌诱发的过度肠黏膜免疫反应,在具有遗传易感性的人群中导致肠黏膜损伤。

(一)遗传因素

流行病学资料表明,本病发病呈明显种族差异和家族聚集性。不同种族人群中 IBD 发病率存在较大差异,其中白种人发病率最高,其次为美洲黑人,亚洲人种发病率最低。随着免疫学、遗传学、分子生物学的迅速发展,特别是全基因组关联研究、基因芯片等技术的应用,目前已经发现多达 40 个基因位点与 CD 易感性有关,至少 17 个基因位点与 UC 易感性有关。

(二)环境因素

工业化国家儿童 IBD 的发病率高于非工业化国家,城市儿童的发病率高于农村和山区,迁居欧美的亚洲移民及其后代的 IBD 易感性明显增加,提示各种环境因素如感染、吸烟、饮食、肠道菌群、居住地气候等均可能参与了 IBD 的发病。

(三)免疫因素

肠黏膜上皮细胞、基质细胞、肥大细胞、内皮细胞等与免疫细胞间相互作用,调节肠黏膜免疫的动态平衡,维持肠黏膜结构的稳定。上述的相互作用失调,即可造成组织损伤和慢性炎症,导致 IBD 发生。中性粒细胞、巨噬细胞、T 淋巴细胞和 B 淋巴细胞等免疫细胞释放的抗体、细胞因子和炎症介质均可引起组织破坏和炎性病变。

二、病理

UC 主要累及结肠及直肠,偶尔累及回肠末端,亦可能累及阑尾,极少累及上消化道,病变呈弥漫性、连续性分布,多位于黏膜层,浆膜层无明显异常。镜下为非特异性炎症,多局限于黏膜层及黏膜下层,固有层内可见淋巴细胞、浆细胞、单核细胞浸润,急性期常伴有多量中性粒细胞及嗜酸性粒细胞浸润。腺体破坏是该病的重要特征,肠黏膜隐窝处多见隐窝脓肿形成,腺体上皮细胞坏死、腺体破坏,同时杯状细胞减少,潘氏细胞化生,腺上皮增生,核分裂增多。

CD 可侵犯整个消化道,最常累及末端回肠,病变呈节段性分布。镜下可见单核细胞、浆细胞、嗜酸性粒细胞、肥大细胞、中性粒细胞等急、慢性炎症细胞浸润肠壁全层,有时形成裂隙样溃疡,上皮样细胞及多核巨细胞形成非干酪样坏死性肉芽肿,黏膜下层水肿,淋巴管、血管扩张,部分血管周围可见粗大、扭曲的神经纤维,神经节细胞增生,伴有纤维组织增生。

三、临床表现

(一)共同临床特征

两者多呈亚急性或慢性起病,也有部分以急性暴发型起病者。均可表现有腹胀、腹痛、腹泻;大便呈黏液稀便、黏膜脓便或脓血便,甚至血水样便,可伴有里急后重。可以出现有不同程度发热及各种肠外表现,如关节炎、强直性脊柱炎、皮疹、虹膜睫状体炎等。病程较长或反复发作对患儿营养和生长发育造成很大影响。两者都可能有肠出血、肠狭窄、肠梗阻、肠穿孔等并发症。

(二)不同临床特点

CD患儿因常累及回盲部,腹痛多在右下腹,多表现为绞痛或痉挛性锐痛,呈阵发性发作,绞痛多发生在餐后。可以出现便秘与腹泻交替现象。因为累及小肠的消化吸收功能,对生长发育影响更明显。早期病例容易误诊为阑尾炎,迁慢过程又容易误诊为肠结核。与成人不同,儿童CD患者因病程短,很少有腹部包块形成,但可有肛周病变,包括肛门直肠周围瘘管、脓肿形成、肛裂及皮赘等病变。UC患儿的肠道损害多先出现在远端结肠和乙状结肠,因此腹痛多在左下腹,以持续性隐痛或钝痛为主要特征,腹泻后腹痛可缓解。大便多呈黏液或脓血,甚至血水样便,伴里急后重多见,容易误诊为痢疾或感染性结肠炎。CD与UC鉴别见表4-1。

表4-1 CD与UC的鉴别

鉴别点	CD	UC
病变范围	全消化道	主要在结肠
病变特点	跳跃式	连续性
病变累及深度	全层,不对称	黏膜和黏膜下层,环周
内镜特征	纵行深溃疡,肉芽	弥漫性浅溃疡,假息肉
并发症	梗阻,瘘管,出血,营养吸收障碍,全身多脏器受累	出血,结肠扩张(巨结肠),癌变,狭窄
预后	差	相对好
对治疗的反应	可控制,不可治愈	可控制,可治愈
治疗难度	更大	大

四、辅助检查

(一)实验室检查

实验室检查包括全血细胞计数、血沉、C反应蛋白(CRP)、血清蛋白等。活动期白细胞计数可升高,CRP 可升高,血沉可加快。严重或病情持续病例血清蛋白下降。粪便常规与培养对非 IBD 的肠道感染可起鉴别作用。血清标志物:抗中性粒细胞胞质抗体和抗酿酒酵母抗体分别为 UC 和 CD 的相对特异性抗体,有助于 UC 和 CD 的诊断和鉴别诊断。

(二)胃肠道内镜检查

疑似 IBD 患儿就诊时均应完善全面的内镜检查及活检,包括食管胃十二指肠镜和结肠镜检。小肠镜检查对发生在小肠的 CD 有独特的诊断价值。镜下改变及病理结果见表 4-2。胶囊内镜亦可用于年长儿观察小肠 CD,但缺点是不能活体组织检查。

表 4-2 IBD 的内镜和组织学表现

	CD	UC
内镜(胃镜/肠镜)	溃疡(阿弗他、线形、裂隙状)	溃疡
	鹅卵石样改变	红斑
	狭窄	血管纹理模糊
	瘘管	质脆
	口腔或肛周病变	自发性出血
	跳跃性病变	持续性病变(从直肠到近端结肠)
	节段性分布	假性息肉
组织学	累及黏膜下层或全层	累及黏膜层
	隐窝扭曲、变形	隐窝扭曲、变形
	隐窝脓肿	隐窝脓肿
	溃疡	杯状细胞减少
	肉芽肿(非干酪样、非黏液性)	黏液性肉芽肿(罕见)
	局部病变、灶性分布	连续性分布

(三)X 线钡剂灌肠检查

胃肠钡剂造影和气钡双重造影可显示 IBD 病变及肠管的狭窄、僵硬和内瘘。CD 时可见黏膜呈鹅卵石样改变、溃疡、小肠襻分离、病变呈跳跃性节段性分布。

(四)腹部 CT 扫描

腹部 CT 扫描可以发现节段性肠壁增厚(肠壁>3 mm);肠壁强化显示为多层,或肠壁分为两层伴有显著黏膜强化和黏膜下低密度现象;肠系膜血管呈扭曲,扩张,增多;肠系膜淋巴结肿大;并发症如瘘管、窦道、脓肿、肠穿孔、狭窄等。

（五）MRI 或 MRI 双重造影

以气体和等渗液体扩张肠道，并静脉注射钆剂增强，使肠腔内、肠壁和肠腔外的结构得以显示。MRI 具有极好的对比、多平面成像和无辐射的特点，在儿童 CD 的诊断中得到越来越多的应用。

五、诊断和鉴别诊断

对于腹痛、腹泻、便血和体重减轻等症状持续 4 周以上或 6 个月内类似症状反复发作 2 次以上的患儿，临床上应高度怀疑 IBD，结合患儿的肠外表现、实验室检查、内镜检查、病理检查、影像学检查等做出诊断。由于本病治疗上的特殊性，需与下述疾病相鉴别。

（一）肠结核

回盲部肠结核与 CD 鉴别相当困难。肠镜下两病无特征性区别，一般来说，纵行溃疡多见于 CD，而横向溃疡多见于结核。肠结核不常见瘘管及肛周病变。对鉴别有困难者，建议先行诊断性抗结核治疗。

（二）急性阑尾炎

起病急，病史短，腹泻少见，常有转移性右下腹痛，血常规白细胞计数增高更为显著。

（三）其他

如慢性细菌性痢疾、阿米巴肠炎、出血坏死性肠炎、腹型过敏性紫癜、白塞病、肠道淋巴瘤等，在鉴别诊断中亦需考虑。

六、治疗

儿童 IBD 治疗目标与成人一致：诱导并维持临床缓解及黏膜愈合，防治并发症，改善患儿生存质量，并尽可能减少对患儿生长发育的不良影响。

（一）营养支持

IBD 患儿的发病高峰年龄是儿童生长发育的关键时期，除了生长发育对营养物质的需求量增加之外，IBD 患儿常有食欲下降、营养物质吸收障碍和丢失增多等现象，营养治疗是 IBD 治疗的重要措施之一。在轻中度儿童 CD 的诱导缓解中，尤其强调营养治疗的重要性。有研究显示全肠内营养甚至可以取代激素治疗用于 CD 的诱导缓解。

(二)药物治疗

1.氨基水杨酸类药物

5-氨基水杨酸(5-ASA)是临床治疗 IBD 并预防其复发的最常用药物之一,具有抑制局部炎症、清除自由基和抑制免疫反应等作用。儿童 5-ASA 类药物常用剂量:艾迪莎(美沙拉嗪缓释颗粒剂)一天 20～30 mg/kg,分 2～3 次服用;颇得斯安(由乙基纤维素制成包被的美沙拉嗪控释微小胶囊剂)一天 30～50 mg/kg,分 2～3 次服用;安萨科(Eudragit-S 包裹的美沙拉嗪制剂)一天 30～50 mg/kg,分 2～3 次使用。5-ASA 口服和/或直肠给药,是目前轻中度 UC 患者诱导缓解及维持治疗的一线药物。5-ASA 用于 CD 患儿的诱导及缓解治疗尚存争议。目前认为,对于儿童轻度或轻中度回肠 CD、回结肠 CD 及结肠 CD 的患者可选择 5-ASA,剂量与 UC 患儿相同。

2.糖皮质激素

糖皮质激素可以通过降低毛细血管通透性,稳定细胞膜,减少白三烯、前列腺素及血栓素等炎症因子的释放,抑制炎症反应,从而缓解临床症状,有效控制急性活动性炎症。一般适用于 IBD 急性发作期且足量 5-ASA 治疗无效时,通常不用于维持缓解治疗。儿童泼尼松口服从高剂量一天 40～60 mg 开始,症状改善后,逐渐减少用量,直到彻底停药。其他还可采用氢化可的松一天 10 mg/kg 或甲泼尼松龙一天 1～1.5 mg/kg 静脉给予。IBD 患儿不宜长期接受糖皮质激素治疗,部分患儿对糖皮质激素有依赖性,逐渐减量时,有些患儿的症状会复发,尤其是发病年龄早的患儿。

3.免疫调节剂

临床常用硫代嘌呤包括 6-巯基嘌呤(6-MP),硫唑嘌呤(AZA),甲氨蝶呤,钙依赖磷酸酶抑制剂(环孢素用于 UC,他克莫司用于 CD)等。

(1)硫代嘌呤能减少 CD 患者术后临床和内镜检查复发,但起效较慢,不作为急性治疗用药,初次给药 3 个月左右见效。因此中重度 CD 患儿治疗早期即应考虑该药的应用。硫代嘌呤和甲氨蝶呤适用于以下情况。①氨基水杨酸类难以维持缓解时;②氨基水杨酸及激素类药物治疗无效或效果不佳;③CD 复发激素治疗后替代用药,用于激素依赖病例的维持缓解及激素撤药;④减轻或消除 IBD 激素依赖;⑤瘘管治疗首选。

(2)AZA 剂量 1.5～2.0 mg/(kg·d),6-MP 剂量为 0.75～1.50 mg/(kg·d)。常见的不良反应有骨髓抑制、肝功能损害和胰腺炎等。所以初次用药一般从 1/3 或半量开始,4 周左右逐渐增加到足剂量,期间需监测血常规和肝功能。

4.生物治疗

研究认为 IBD 患者 TNF-α 表达水平增高在疾病过程中起重要作用,故针对 TNF-α 表达过程的生物治疗,如英夫利昔单抗(infliximab,IFX)(肿瘤坏死因子单克隆抗体)已应用于临床,其效果已获得大量临床研究证实,认为是目前诱导和维持缓解 CD 最有效的药物。IFX 适用于以下几种。

(1)常规糖皮质激素或免疫抑制药物治疗无效的中重度活动性 CD 或 UC 患者。

(2)传统治疗如抗生素、外科引流和/或免疫抑制药物治疗无效的瘘管型 CD 患者。

本品用于 IBD 患儿的初始剂量为 5 mg/kg,在第 0、2、6 周给予作为诱导缓解;3 剂无效者不再继续使用本品。有效者随后每隔 8 周给予相同剂量作长程维持治疗。目前尚无足够资料提出何时可以停用 IFX。IFX 的不良反应为可增加感染、肿瘤和免疫反应的发生率。

5.抗生素

甲硝唑和环丙沙星为 CD 治疗中最常用的抗生素。有严重感染者(并发有腹腔、盆腔脓肿)应给予广谱抗生素积极抗感染治疗。甲硝唑用法:15 mg/(kg·d),每天 2 次。环丙沙星用法:20 mg/(kg·d),每天 2 次,最大剂量 400 mg/d。

6.其他

还有将益生菌、沙利度胺等用于本病治疗的报道。沙利度胺具有免疫抑制和免疫刺激的双重作用,能抑制单核细胞产生 TNF-α 及 IL-12,改变黏附分子的水平,从而影响炎症组织的自细胞外渗并抑制炎性反应,此外还具有抗血管生成及抑制氧自由基等作用。

(三)手术治疗

1.急诊手术

当 IBD 患儿出现危及生命的并发症,如肠穿孔、顽固性出血或中毒性巨结肠,而药物治疗无效者应及时手术。

2.择期手术

内科治疗后症状顽固不缓解、长期药物治疗不能耐受者,或者出现难治性瘘管和窦道等情况时。

(四)心理辅导

IBD 患儿常伴有情绪低落、抑郁、自我评价降低等心理问题,进而影响其社会功能。长期疾病的困扰、糖皮质激素治疗的不良反应、生长发育迟缓及青春期延迟对儿童青少年心理均产生较大的影响。因此在积极治疗原发病的同时,应尽量减轻患儿的心理负担,必要时寻求心理科医师的帮助。

儿童 IBD 治疗需要一个专业的治疗团队协同完成,包括儿科、儿外科、营养科、心理科、专业护理队伍(如瘘管的特殊护理)及成人消化科(后继治疗)医师等。在这个专业团队的共同努力下,才能确保 IBD 患儿的最佳预后。

第五节　腹　泻　病

一、概述

婴幼儿腹泻或称腹泻病,是一组由多病原、多因素引起的,以大便次数增多和大便性状改变为特点的消化道综合征,是我国婴幼儿最常见的疾病之一。6 个月～2 岁婴幼儿发病率高,1 岁以内患儿约占半数,是造成儿童营养不良、生长发育障碍的主要原因之一。

婴幼儿容易患腹泻病,主要与下列易感因素有关。

(1)消化系统发育尚未成熟,胃酸和消化酶分泌少,酶活力偏低,不能适应食物质和量的较大变化。婴幼儿水代谢旺盛,婴儿每天水的交换量为细胞外液量的 1/2,而成人仅为 1/7,对缺水的耐受力差,一旦失水容易发生体液紊乱。婴儿时期神经、内分泌、循环、肝、肾功能发育不成熟,容易发生消化道功能紊乱。

(2)婴幼儿生长发育快,所需营养物质相对较多,且食物以液体为主,摄入量较多,胃肠道负担重。

(3)机体防御功能差。①婴儿胃酸偏低,胃排空较快,对进入胃内的细菌杀灭能力较弱;②血清免疫球蛋白(尤其是 IgM、IgA)和胃肠道分泌型 IgA(SIgA)均较低。肠黏膜的免疫防御反应及口服耐受机制均不完善。

(4)肠道菌群失调正常肠道菌群对入侵的致病微生物有拮抗作用,新生儿出生后尚未建立正常肠道菌群、改变饮食使肠道内环境改变、或滥用广谱抗生素,均可使肠道正常菌群平衡失调,而患肠道感染。同时,维生素 K 的合成有赖于肠道正常菌群的参与,故肠道菌群失调时除易患腹泻外,还可有呕吐物或大便中带血。

（5）人工喂养母乳中含有大量体液因子（SIgA、乳铁蛋白）、巨噬细胞和粒细胞、溶菌酶、溶酶体,有很强的抗肠道感染作用。家畜乳中虽有某些上述成分,但在加热过程中被破坏,而且人工喂养的食物和食具易受污染,故人工喂养儿肠道感染发生率明显高于母乳喂养儿。

二、病因

引起儿童腹泻病的病因分为感染性及非感染性原因。

（一）感染因素

肠道内感染可由病毒、细菌、真菌、寄生虫引起,以前两者多见,尤其是病毒。

1.病毒感染

寒冷季节的婴幼儿腹泻 80% 由病毒感染引起。病毒性肠炎主要病原为轮状病毒（rotavirus,RV）,属于呼肠病毒科 RV 属;其次有星状病毒、杯状病毒科的诺如病毒,曾被称为诺沃克病毒、札如病毒属;肠道病毒包括柯萨奇病毒、埃可病毒、肠道腺病毒等;冠状病毒科的环曲病毒等。

（1）RV 是秋冬季婴幼儿腹泻病的主要病原,流行广泛,呈全世界性分布。

（2）诺如病毒:偶可引起地方性暴发流行,多为成人及年长儿发病。

（3）肠腺病毒:其胃肠型（血清型）40 或 41 型是引起婴幼儿腹泻病的常见病原,发病率仅次于轮状病毒。

（4）其他星状病毒:杯状病毒、埃可病毒、小圆病毒、巨细胞病毒也可引起腹泻病。

2.细菌感染

（1）致腹泻大肠埃希菌:根据引起腹泻的大肠埃希菌不同致病性和发病机制,已知菌株可分为 5 大组。①致病性大肠埃希菌（enteropathogenic E. coli,EPEC）为最早发现的致腹泻大肠埃希菌。EPEC 侵入肠道后,黏附在肠黏膜上皮细胞,引起肠黏膜微绒毛破坏,皱襞萎缩变平,黏膜充血、水肿而致腹泻,可累及全肠道。②产毒性大肠埃希菌（enteroxigenic E. coli,ETEC）可黏附在小肠上皮刷状缘,在细胞外繁殖,产生不耐热肠毒素（labile toxin,LT）和耐热肠毒素（stable toxin,ST）而引起腹泻。③侵袭性大肠埃希菌（enteroinvasive E. coli,EIEC）可直接侵入肠黏膜引起炎症反应,也可黏附和侵入结肠黏膜,导致肠上皮细胞炎症和坏死,引起痢疾样腹泻。该菌与志贺菌相似,两者 O 抗原有交叉反应。④出血性大肠埃希菌（enterohemorrhagia E. coli,EGEC）:黏附于结肠产生与志贺杆菌相似的肠毒素（vero 毒素）,引起肠黏膜坏死和肠液分泌,致出血性肠炎。⑤黏附-集聚性大肠埃希菌(enteroadherent-aggregative *E. coli*,EAEC):以集聚方式黏附于下段小肠和结肠黏膜致病,不产生肠毒素,亦不引起组织损伤。

(2)空肠弯曲菌:与肠炎有关的弯曲菌有空肠型、结肠型和胎儿亚型3种,95%～99%弯曲菌肠炎是由胎儿弯曲菌空肠亚种(简称空肠弯曲菌)所引起。致病菌直接侵入空肠、回肠和结肠黏膜,引起侵袭性腹泻。某些菌株亦能产生肠毒素。

(3)耶尔森菌:除侵袭小肠、结肠黏膜外,还可产生肠毒素,引起侵袭性和分泌性腹泻。

(4)其他:沙门菌(主要为鼠伤寒沙门菌和其他非伤寒沙门菌、副伤寒沙门菌)、嗜水气单胞菌、难辨梭状芽孢杆菌、金黄色葡萄球菌、铜绿假单胞菌、变形杆菌等均可引起腹泻。

3.真菌

致腹泻的真菌有念珠菌、曲霉、毛霉,婴儿以白色念珠菌性肠炎多见。在机体抵抗力低下、正常菌群紊乱时可引起腹泻病。

4.寄生虫

常见为蓝氏贾第鞭毛虫、阿米巴原虫和隐孢子虫等。

肠道外感染:有时亦可产生腹泻症状,如患中耳炎、上呼吸道感染、肺炎、尿路感染、皮肤感染或急性传染病时,可由于发热、感染原释放的毒素、抗生素治疗、直肠局部激惹(如膀胱炎、阑尾周围脓肿等)作用而并发腹泻。有时病原体(主要是病毒)可同时感染肠道。

使用抗生素引起的腹泻:除了一些抗生素可降低碳水化合物的转运和乳糖酶水平之外,肠道外感染时长期、大量地使用广谱抗生素可引起肠道菌群紊乱,肠道正常菌群减少,耐药性金黄色葡萄球菌、变形杆菌、铜绿假单胞菌、艰难梭菌或白色念珠菌等可大量繁殖,引起药物较难控制的肠炎,排除其他(病程中发生的病毒或者细菌感染,应用泻剂等)诱发因素,称之为抗生素相关性腹泻(antibiotic-associated diarrhea,AAD),通常发生在抗生素治疗2～6周时。

(二)非感染因素

1.饮食因素

(1)喂养不当可引起腹泻,多为人工喂养儿,原因为:喂养不定时,饮食量不当,突然改变食物品种,或过早喂给大量淀粉或脂肪类食品;果汁,特别是含高果糖或山梨醇的果汁,可产生高渗性腹泻;肠道刺激物(调料、富含纤维素的食物)也可引起腹泻。

（2）过敏性腹泻，如对牛奶或大豆制品过敏而引起腹泻。

（3）原发性或继发性双糖酶（主要为乳糖酶）缺乏或活性降低，肠道对糖的消化吸收不良而引起腹泻。

2.气候因素

气候突然变化、腹部受凉使肠蠕动增加，天气过热消化液分泌减少或由于口渴饮奶过多等都可能诱发消化功能紊乱致腹泻。

三、发病机制

导致腹泻的机制：肠腔内存在大量不能吸收的具有渗透活性的物质——"渗透性腹泻"，肠腔内电解质分泌过多——"分泌性"腹泻，炎症所致的液体大量渗出——"渗出性"腹泻，及肠道蠕动功能异常——"肠道功能异常性"腹泻等。但在临床上不少腹泻并非由某种单一机制引起，而是在多种机制共同作用下发生的。

（一）感染性腹泻

病原微生物多随污染的食物或饮水进入消化道，亦可通过污染的日用品、手、玩具或带菌者传播。病原微生物能否引起肠道感染，决定于宿主防御机能的强弱、感染病原微生物的量大小及毒力。

（1）病毒性肠炎各种病毒侵入肠道后，在小肠绒毛顶端的柱状上皮细胞上复制，使细胞发生空泡变性和坏死，其微绒毛肿胀，排列紊乱和变短，受累的肠黏膜上皮细胞脱落，遗留不规则的裸露病变，致使小肠黏膜回吸收水分和电解质的能力受损，肠液在肠腔内大量积聚而引起腹泻。同时，发生病变的肠黏膜细胞分泌双糖酶不足且活性降低，使食物中糖类消化不全而积滞在肠腔内，并被细菌分解成小分子的短链有机酸，使肠液的渗透压增高。微绒毛破坏亦造成载体减少，上皮细胞钠转运功能障碍，水和电解质进一步丧失（图4-1）。新近的研究表明，轮状病毒的非结构蛋白4（NSP4）亦与发病机制关系密切。NSP4是具有多种功能的液体分泌诱导剂，可以通过以下方式发挥作用：作用于固有层细胞，激活 Cl^- 分泌和水的外流；改变上皮细胞的完整性，从而影响细胞膜的通透性；本身可能形成一个通道或是激活一种潜在的 Ca^{2+} 激活通道，导致分泌增加；通过旁分泌效应作用于未感染的细胞，扩大了被感染的黏膜上皮细胞的感染效应；直接作用于肠道神经系统（ENS），产生类似于霍乱毒素引起的腹泻。

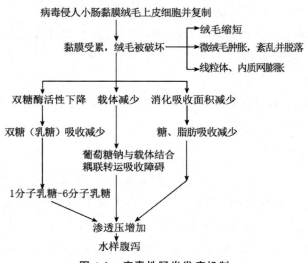

图 4-1　病毒性肠炎发病机制

（2）细菌性肠炎肠道感染的病原菌不同，发病机制亦不同。①肠毒素性肠炎：各种产生肠毒素的细菌可引起分泌性腹泻，如霍乱弧菌、产肠毒素性大肠埃希菌等，如图 4-2 所示。病原体侵入肠道后，一般仅在肠腔内繁殖，黏附在肠上皮细胞刷状缘，不侵入肠黏膜。细菌在肠腔释放 2 种肠毒素，即不耐热肠毒素（LT）和耐热肠毒素（ST），LT 与小肠上皮细胞膜上的受体结合后激活腺苷酸环化酶，致使三磷酸腺苷（ATP）转变为环磷酸腺苷（cAMP），cAMP 增多后即抑制小肠绒毛上皮细胞吸收 Na^+、Cl^- 和水，并促进肠腺分泌 Cl^-；ST 则通过激活鸟苷酸环化酶，使三磷酸鸟苷（GTP）转变为环磷酸鸟苷（cGMP），cGMP 增多后亦使肠上皮细胞减少 Na^+ 和水的吸收、促进 Cl^- 分泌。两者均使小肠液总量增多，超过结肠的吸收限度而发生腹泻，排出大量水样便，导致患儿脱水和电解质紊乱。②侵袭性肠炎：各种侵袭性细菌感染可引起渗出性腹泻，如志贺菌属、沙门菌属、侵袭性大肠埃希菌、空肠弯曲菌、耶尔森菌和金黄色葡萄球菌等均可直接侵袭小肠或结肠肠壁，使黏膜充血、水肿，炎症细胞浸润引起渗出和溃疡等病变。此时可排出含有大量白细胞和红细胞的菌痢样粪便，并出现全身中毒症状。结肠由于炎症病变而不能充分吸收来自小肠的液体，并且某些致病菌还会产生肠毒素，故亦可发生水样腹泻。

（二）非感染性腹泻

主要是由饮食不当引起，如图 4-3 所示。当进食过量或食物成分不恰当时，消化过程发生障碍，食物不能被充分消化和吸收而积滞在小肠上部，使肠腔内酸度降低,有利于肠道下部的细菌上移和繁殖;食物发酵和腐败,分解产生的短链有机酸使肠腔内渗透压增高,腐败性毒性产物刺激肠壁使肠蠕动增加导致腹泻,进而发生脱水和电解质紊乱。

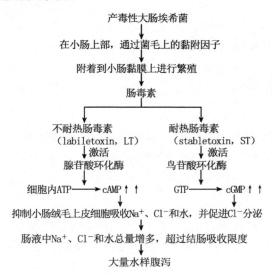

图 4-2　肠毒素引起的肠炎发病机制(产毒性大肠埃希菌)

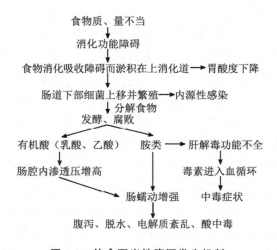

图 4-3　饮食不当性腹泻发生机制

四、临床表现

不同病因引起的腹泻常各具临床特点和不同临床过程,故在临床诊断中常包括病程、严重程度及可能的病原。连续病程在 2 周以内的腹泻为急性腹泻,病程 2 周~2 个月为迁延性腹泻,慢性腹泻的病程为 2 个月以上。国外学者亦有将病程持续 2 周以上的腹泻统称为慢性腹泻或难治性腹泻。

(一)急性腹泻

1.腹泻的共同临床表现

(1)轻型:常由饮食因素及肠道外感染引起。起病可急可缓,以胃肠道症状为主,表现为食欲缺乏,偶有溢乳或呕吐,大便次数增多,但每次大便量不多,稀薄或带水,呈黄色或黄绿色,有酸味,常见白色或黄白色奶瓣和泡沫。无脱水及全身中毒症状,多在数天内痊愈。

(2)重型:多由肠道内感染引起。常急性起病,也可由轻型逐渐加重、转变而来,除有较重的胃肠道症状外,还有较明显的脱水、电解质紊乱和全身感染中毒症状,如发热或体温不升、精神烦躁或萎靡、嗜睡,面色苍白,意识模糊甚至昏迷、休克。

胃肠道症状包括食欲低下,常有呕吐,严重者可吐咖啡色液体;腹泻频繁,大便每天 10 余次至数 10 次,多为黄色水样或蛋花样便,含有少量黏液,少数患儿也可有少量血便。

水、电解质及酸碱平衡紊乱:由于吐泻丢失体液和液体摄入量不足,使体液总量尤其是细胞外液量减少,导致不同程度(轻、中、重)脱水。由于腹泻患儿丧失的水和电解质的比例不尽相同,可造成等渗、低渗或高渗性脱水,以前两者多见。出现眼窝、囟门凹陷,尿少泪少,皮肤黏膜干燥、弹性下降,甚至血容量不足引起末梢循环的改变。

重型腹泻病时常出现代谢性酸中毒、低钾血症等离子紊乱。腹泻伴代谢性酸中毒的发生原因:①腹泻丢失大量碱性物质;②进食少,肠吸收不良,热能不足使机体得不到正常能量供应导致脂肪分解增加,产生大量酮体;③脱水时血容量减少,血液浓缩使血流缓慢,组织缺氧导致无氧酵解增多而使乳酸堆积;④脱水使肾血流量不足,其排酸、保钠功能低下使酸性代谢产物滞留体内。在脱水合并代谢性酸中毒时,虽然体内钾含量降低,由于血液浓缩,酸中毒时钾由细胞内向细胞外转移,尿少而致钾排出量减少等原因,体内钾总量虽然减少,但血清钾多数正常。随着脱水、酸中毒被纠正、排尿后钾排出增加、大便继续失钾及输入葡萄糖合成糖原时需钾离子参与等因素使血钾迅速下降,出现不同程度的缺钾症状,如精神不振、无力、腹胀、心律失常、碱中毒等。

腹泻病时还可合并低钙和低镁血症:腹泻患儿进食少,吸收不良,从大便丢失钙、镁,可使体内钙镁减少,此症在活动性佝偻病和营养不良患儿更多见。但是脱水、酸中毒时由于血液浓缩、离子钙增多等原因，不出现低钙的症状，待脱水、酸中毒纠正后则出现低钙症状（手足抽搐和惊厥）。极少数久泻和营养不良患儿输液后出现震颤、抽搐，用钙治疗无效时应考虑有低镁血症可能。

2.几种常见类型肠炎的临床特点

（1）轮状病毒肠炎是秋、冬季婴儿腹泻最常见的病原，故曾被称为秋季腹泻。呈散发或小流行，经粪-口传播，也可通过气溶胶形式经呼吸道感染而致病。潜伏期1～3天，多发生在6～24个月婴幼儿，4岁以上者少见。起病急，常伴发热和上呼吸道感染症状，多数无明显感染中毒症状。病初1～2天常发生呕吐，随后出现腹泻。大便次数及水分多，呈黄色水样或蛋花样便带少量黏液，无腥臭味。常并发脱水、酸中毒及电解质紊乱。轮状病毒感染亦可侵犯多个脏器，可产生神经系统症状，如惊厥等；有的患儿可表现为血清心肌酶谱异常，提示心肌受累。本病为自限性疾病，数天后呕吐渐停，腹泻减轻，不喂乳类的患儿恢复更快，自然病程约3～8天，少数较长。大便显微镜检查偶有少量白细胞，感染后1～3天即有大量病毒自大便中排出，最长可达6天。血清抗体一般在感染后3周上升。病毒较难分离，有条件者可直接用电镜检测病毒，或 PCR 及核酸探针技术检测病毒抗原。临床常用 ELISA 或胶体金方法检测病毒抗原。

（2）诺如病毒性肠炎：全年散发，无明显季节性，暴发易见冬季和冬春季（11月至下年2月）。在轮状病毒疫苗高普及的国家，诺如病毒感染甚至超过了轮状病毒，成为了小儿急性胃肠炎的首要元凶。该病毒是集体机构急性暴发性胃肠炎首要致病原，发生诺如病毒感染最常见的场所是餐馆，托幼机构和医院，其次还有游船、学校、养老院、军营、家庭等地点，因为常呈暴发性，从而造成突发公共卫生问题。潜伏期1～2天，急性起病。首发症状多为阵发痉挛性腹痛、恶心、呕吐和腹泻，全身症状有畏寒、发热、头痛、乏力和肌痛等。可有呼吸道症状。吐泻频繁者，可脱水及酸中毒、低钾。本病为自限性疾病，症状持续1～3天。

（3）肠腺病毒肠炎：本病全年均可感染，以夏季稍多见。其常侵犯2岁以下婴幼儿，潜伏期3～10天。以水样泻为主要临床表现，半数患儿伴有脱水和酸中毒。病程长，可达14天。粪便排病毒可持续1～2周。外周血常规检查一般无特殊发现。

（4）致病性大肠埃希菌肠炎：本病多见于1岁以下的小儿，5～8月份为发病的高峰季节。潜伏期1～2天。起病较缓，大便次数每天可达5～10次，大便呈黄绿色蛋花汤样，有发霉臭味和较多黏液。镜检有少量白细胞，偶有脓细胞。常伴呕吐，多数患者无发热及全身中毒症状。重者可出现程度不等的脱水表现及代谢性酸中毒;病程 7～14 天。

(5)黏附性大肠埃希菌肠炎:该菌黏附于小肠黏膜细胞,并大量繁殖,引起微绒毛损伤,虽不产生肠道及细胞毒素,亦无侵袭能力,但可引起与产毒性大肠埃希菌同样的水样泻。目前认为,该菌可导致肠黏膜刷状缘消失、基底变平,与迁延性腹泻病密切相关,其致病作用尚待深入研究。

(6)产毒性细菌引起的肠炎:多发生在夏季。潜伏期 1～2 天,起病较急。轻症仅大便次数稍增,性状轻微改变。重症腹泻频繁,量多,呈水样或蛋花样混有黏液,镜检无白细胞。伴呕吐,常发生脱水、电解质和酸碱平衡紊乱。自限性疾病,自然病程一般 3～7 天,亦可较长。

(7)侵袭性细菌(包括侵袭性大肠埃希菌、空肠弯曲菌、耶尔森菌、鼠伤寒沙门菌等)引起的肠炎:全年均可发病,多见于夏季。潜伏期长短不等。常引起志贺杆菌性痢疾样病变。根据病原菌侵袭的肠段部位不同,临床特点各异。一般表现为急性起病,高热甚至可以发生热惊厥。腹泻频繁,大便呈黏液状,带脓血,有腥臭味。常伴恶心、呕吐、腹痛和里急后重,可出现严重的中毒症状,如高热、意识改变,甚至感染性休克。大便镜检有大量白细胞及数量不等的红细胞。粪便细菌培养可找到相应的致病菌。其中空肠弯曲菌常侵犯空肠和回肠,有脓血便,腹痛甚剧烈,易误诊为阑尾炎,亦可并发严重的小肠结肠炎、败血症、肺炎、脑膜炎、心内膜炎和心包炎等疾病。另有研究表明吉兰-巴雷综合征与空肠弯曲菌感染有关。耶尔森菌小肠结肠炎,多发生在冬季和早春,可引起淋巴结肿大,亦可产生肠系膜淋巴结炎,症状可与阑尾炎相似,也可引起咽痛和颈淋巴结炎。鼠伤寒沙门菌小肠结肠炎,有胃肠炎型和败血症型,新生儿和<1 岁婴儿尤易感染,新生儿多为败血症型,常引起暴发流行。可排深绿色黏液脓便或白色胶冻样便。

(8)出血性大肠埃希菌肠炎:大便次数增多,开始为黄色水样便,后转为血水便,有特殊臭味。大便镜检有大量红细胞,常无白细胞。伴腹痛,个别病例可伴发溶血尿毒综合征和血小板减少性紫癜。

(9)抗生素诱发的肠炎。①金黄色葡萄球菌肠炎:多继发于使用大量抗生素后,病程与症状常与菌群失调的程度有关,有时继发于慢性疾病的基础上。表现为发热、呕吐、腹泻、不同程度中毒症状、脱水和电解质紊乱,甚至发生休克。典型大便为暗绿色,量多带黏液,少数为血便。大便镜检有大量脓细胞和成簇的革兰氏阳性球菌,培养有葡萄球菌生长,凝固酶阳性。②假膜性小肠结肠炎:由艰难梭菌引起。除万古霉素和胃肠道外用的氨基糖苷类抗生素外,几乎各种抗生素均可诱发本病,可在用药 1 周内或迟至停药后 4～6 周发病。亦见于外科手术后,或患有肠梗阻、肠套叠、巨结肠等病的体弱患者。此菌大量繁殖,产生毒素 A(肠毒素)和毒素 B(细胞毒素)致病,表现为腹泻,轻症大便每天数次,停用抗生素后很快痊愈。重症频泻,黄绿色水样便,可有假膜排出,为坏死毒素致肠黏膜坏死所形成的伪膜。黏膜下出血可引起大便带血,可出现脱水、电解质紊乱和酸中毒。伴有腹痛、腹胀和全身中毒症状,甚至发生休克。对可疑病例可行结肠镜检查。大便厌氧菌培养、组织培养法检测细胞毒素可协助确诊。③真菌性肠炎:多为白色念珠菌所致,2 岁以下婴儿多见。常并发于其他感染,或肠道菌群失调时。病程迁延,常伴鹅口疮。大便次数增多,黄色稀便,泡沫较多带黏液,有时可见豆腐渣样细块(菌落)。大便镜检有真菌孢子和菌丝,如孢子数量不多,应进一步以沙氏培养基作真菌培养确诊。

(二)迁延性和慢性腹泻

病因复杂,感染、营养物质过敏、酶缺陷、免疫缺陷、药物因素、先天畸形等均可引起。以急性腹泻未彻底治疗或治疗不当、迁延不愈最为常见。人工喂养、营养不良婴幼儿患病率高,其原因:①重症营养不良时胃黏膜萎缩,胃液酸度降低,使胃杀菌屏障作用明显减弱,有利于胃液和十二指肠液中的细菌和酵母菌大量繁殖;②营养不良时十二指肠、空肠黏膜变薄,肠绒毛萎缩、变性,细胞脱落增加,双糖酶尤其是乳糖酶活性及刷状缘肽酶活性降低,小肠有效吸收面积减少,引起各种营养物质的消化吸收不良;③重症营养不良患儿腹泻时小肠上段细菌显著增多,十二指肠内厌氧菌和酵母菌过度繁殖,由于大量细菌对胆酸的降解作用,使游离胆酸浓度增高,损害小肠细胞,同时阻碍脂肪微粒形成;④营养不良患儿常有肠动力的改变;⑤长期滥用抗生素引起肠道菌群失调;⑥重症营养不良儿免疫功能缺陷,抗革兰氏阴性杆菌有效的 IgM 抗体、起黏膜保护作用的分泌型 IgA 抗体、吞噬细胞功能和补体水平均降低,因而增加了对病原的易感性,同时降低了对食物蛋白抗原的口服耐受。故营养不良儿患腹泻时易迁延不愈,持续腹泻又加重了营养不良,两者互为因果,最终引起免疫功能低下,继发感染,形成恶性循环,导致多脏器功能异常。

对于迁延性、慢性腹泻的病因诊断,必须详细询问病史,全面体格检查,正确选用有效的辅助检查:①粪便常规、肠道菌群分析、大便酸度、还原糖和细菌培养;②小肠黏膜活检了解慢性腹泻病理生理变化;③食物过敏方面的检查,如变应原、皮肤点刺实验等。必要时还可做蛋白质、碳水化合物和脂肪的吸收功能试验、消化道造影或 CT 等影像学检查、结肠镜等检查综合分析判断。

五、诊断和鉴别诊断

可根据发病季节、病史(包括喂养史和流行病学资料)、临床表现和大便性状可以做出临床诊断。必须判定有无脱水(程度和性质)、电解质紊乱和酸碱失衡。注意寻找病因,从临床诊断和治疗需要考虑,可先根据大便常规有无白细胞将腹泻分为两组。

(一)大便无或偶见少量白细胞者

为侵袭性细菌以外的病因(如病毒、非侵袭性细菌、寄生虫等肠道内、外感染或喂养不当)引起的腹泻,多为水泻,有时伴脱水症状,除感染因素外应注意下列情况。

(1)生理性腹泻多见于 6 个月以内婴儿,生后不久即出现腹泻,除大便次数增多外,无其他症状,食欲好,不影响生长发育。近年来发现此类腹泻可能为乳糖不耐受的一种特殊类型,添加辅食后大便即逐渐转为正常。

(2)小肠吸收不良综合征:小肠吸收不良综合征是导致小肠消化吸收功能障碍的各种疾病的总称,可分为原发性和继发性两种。①原发性吸收不良:多由于小肠双糖酶缺乏引起。如乳糖酶缺乏、蔗糖-异麦芽糖缺乏、葡萄糖-半乳糖吸收不良、肠激酶缺乏等,其中以乳糖酶缺乏症最为多见。由于缺乏乳糖酶使乳糖不能分解,导致肠腔内呈高渗状态,肠腔内水分增加出现腹泻。食入不含乳糖的食物,则症状明显改善。乳糖耐量试验可协助确诊。另外原发性胆酸吸收不良,蛋白质、脂肪吸收不良,均可导致腹泻。②继发性吸收不良:如全身性疾病(营养不良、重度贫血、免疫功能障碍、药物反应)、胃肠部分切除、寄生虫感染及食物过敏(牛奶蛋白、大豆蛋白、小麦蛋白)等均可导致继发性吸收不良,出现腹泻。

导致小肠消化吸收功能障碍的各种疾病:如乳糖酶缺乏,葡萄糖-半乳糖吸收不良,失氯性腹泻,原发性胆酸吸收不良,食物过敏性腹泻等,可根据各病特点进行粪便酸度、还原糖试验、食物变应原(特异性免疫球蛋白)等检查方法加以鉴别。

(二)大便有较多的白细胞者

表明结肠和回肠末端有侵袭性炎症病变,常由各种侵袭性细菌感染所致,仅凭临床表现难以区别,必要时应进行大便细菌培养,细菌血清型和毒性检测,尚需与下列疾病鉴别。

(1)细菌性痢疾:常有流行病学病史,起病急,全身症状重。便次多,量少,排脓血便伴里急后重,大便镜检有较多脓细胞、红细胞和吞噬细胞,大便细菌培养有志贺痢疾杆菌生长可确诊。

（2）坏死性肠炎：中毒症状较严重，腹痛、腹胀、频繁呕吐、高热，大便暗红色糊状，渐出现典型的赤豆汤样血便，常伴休克。腹部立卧位 X 线摄片呈小肠局限性充气扩张，肠间隙增宽，肠壁积气等。

（3）婴儿过敏性直肠炎是一种摄入外源蛋白所引起的暂时性，预后良好的疾病，发病平均年龄在 2 个月，多为纯母乳或合并混合喂养婴儿。其表现为大便表面带有血丝，轻度腹泻（粪便含黏液/水样）或大便仍为软便。症状常无诱因突然出现，无全身其他器官系统受累。大便常规检查见红细胞数增多，潜血阳性，偶见白细胞。

六、治疗

治疗原则：调整饮食，预防和纠正脱水，合理用药，加强护理，预防并发症。不同时期的腹泻病治疗重点各有侧重，急性腹泻多注意维持水、电解质平衡及抗感染；迁延及慢性腹泻则应注意肠道菌群失调及饮食疗法。

（一）急性腹泻的治疗

1.饮食疗法

腹泻时进食和吸收减少，而肠黏膜损伤的恢复，发热时代谢旺盛，侵袭性肠炎丢失蛋白等因素使得营养需要量增加，如限制饮食过严或禁食过久常造成营养不良，并发酸中毒，以致病情迁延不愈影响生长发育。故应强调继续饮食，满足生理需要，补充疾病消耗，以缩短腹泻后的康复时间，根据疾病的特殊病理生理状况、个体消化吸收功能和平时的饮食习惯进行合理调整。有严重呕吐者可暂时禁食 4～6 小时（不禁水），待好转后继续喂食，由少到多，由稀到稠。病毒性肠炎多有继发性双糖酶（主要是乳糖酶）缺乏，对疑似病例可暂停乳类喂养，改为豆类、淀粉类代乳品，或去乳糖配方奶粉以减轻腹泻，缩短病程。腹泻停止后逐渐恢复营养丰富的饮食，并每天加餐一次，共 2 周。

2.纠正水、电解质紊乱及酸碱失衡

重度脱水时静脉补液见图 4-4。

3.补钙、补镁治疗

（1）补钙补液过程中如出现惊厥、手足抽搐，可用 10％葡萄糖酸钙 5～10 mL，用等量葡萄糖液稀释后静脉滴注。心力衰竭患者在用洋地黄制剂时慎用。

（2）补镁在补钙后，手足抽搐不见好转反而加重时要考虑低镁血症，可测定

血镁浓度。同时用 25％硫酸镁,每次 0.2～0.4 mL/Kg,深部肌内注射,每天 2～3 次,症状消失后停用。

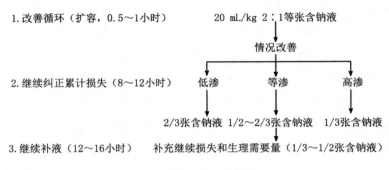

图 4-4　重度脱水时静脉补液

4.药物治疗

(1)控制感染:①水样便腹泻患者(在排除霍乱后,约占 70％)多为病毒及非侵袭性细菌所致,一般不用抗生素。如伴有明显中毒症状不能用脱水解释者,尤其是对重症患儿、新生儿、小婴儿和衰弱患儿(免疫功能低下)应选用抗生素治疗。②黏液、脓血便患者(约占 30％)多为侵袭性细菌感染,应根据临床特点,针对病原经验性选用抗菌药物,再根据大便细菌培养和药敏试验结果进行调整。大肠埃希菌、空肠弯曲菌、耶尔森菌、鼠伤寒沙门菌所致感染常选用抗革兰氏阴性杆菌的及大环内酯类抗生素。金黄色葡萄球菌肠炎、假膜性肠炎、真菌性肠炎应立即停用原使用的抗生素,根据症状可选用新青霉素、万古霉素、利福昔明、甲硝唑或抗真菌药物治疗。③寄生虫引起的腹泻:健康儿童不需要进行抗寄生虫治疗。但是症状严重者可酌情考虑。严重贾地鞭毛虫病例可以用甲硝唑、硝唑尼特、阿苯达唑或者磺甲尼立达唑治疗;隐孢子虫病主要发生在免疫低下儿童中,用硝唑尼特治疗;阿米巴性结肠炎应该用甲硝唑治疗。

(2)肠道微生态疗法:有助于恢复肠道正常菌群的生态平衡,抑制病原菌定植和侵袭,控制腹泻。常用布拉酵母、鼠李糖乳杆菌、双歧杆菌、嗜酸乳杆菌、需氧芽孢杆菌、蜡样芽孢杆菌制剂。益生元是一类消化性食物,在胃、小肠内不被消化吸收,到达结肠后被双歧杆菌发酵分解利用,能促进双歧杆菌的增长并激发其活性。常用者有寡果糖,亦称双歧因子。

(3)肠黏膜保护剂:能吸附病原体和毒素,维持肠细胞的吸收和分泌功能,与肠道黏液糖蛋白相互作用可增强其屏障功能,阻止病原微生物的攻击,如蒙脱石粉。

（4）抗分泌治疗：脑啡肽酶抑制剂消旋卡多曲可以通过加强内源性脑啡肽来抑制肠道水、电解质的分泌，治疗分泌性腹泻。

（5）避免用止泻剂，如洛哌丁醇，因为它抑制胃肠动力的作用，增加细菌繁殖和毒素的吸收，对感染性腹泻有时是很危险的。

（6）补锌治疗：腹泻患儿补锌可减少腹泻的持续时间和严重程度，能潜在阻止部分腹泻病的复发。除了能有效缩短病程和降低发病率，补锌及应用口服补液盐增多，同时减少了抗菌药物的应用；世界卫生组织/联合国儿童基金会建议，对于急性腹泻患儿，应每天给予元素锌 20 mg（＞6 个月），6 个月以下婴儿每天 10 mg，疗程 10～14 天。元素锌 20 mg 相当于硫酸锌 100 mg，葡萄糖酸锌 140 mg。

（二）迁延性和慢性腹泻治疗

因迁延性和慢性腹泻常伴有营养不良和其他并发症，病情较为复杂，必须采取综合治疗措施。积极寻找引起病程迁延的原因，针对病因进行治疗（图 4-5），切忌滥用抗生素，避免顽固的肠道菌群失调。预防和治疗脱水，纠正电解质及酸碱平衡紊乱。此类病儿多有营养障碍，继续喂养对促进疾病恢复，如肠黏膜损伤的修复、胰腺功能的恢复、微绒毛上皮细胞双糖酶的产生等是必要的治疗措施。

（1）调整饮食：应继续母乳喂养。人工喂养儿应调整饮食，保证足够热卡。

（2）双糖不耐受患儿由于有不同程度的原发性或继发性双糖酶缺乏，食用含双糖（包括蔗糖、乳糖、麦芽糖）的饮食可使腹泻加重，其中以乳糖不耐受最多见，治疗宜采用去双糖饮食，如采用豆浆或去乳糖配方奶粉。

（3）过敏性腹泻的治疗：如果在应用无双糖饮食后腹泻仍不改善时，应考虑食物过敏（如对牛奶或大豆蛋白过敏）的可能性，应回避过敏食物或水解蛋白配方饮食。

（4）要素饮食是肠黏膜受损伤患儿最理想的食物，是由氨基酸、葡萄糖、中链甘油三酯、多种维生素和微量元素组合而成。应用时的浓度和量视患儿临床状态而定。

（5）静脉营养：少数患儿不能耐受口服营养物质者，可采用静脉高营养。推荐方案：脂肪乳剂每天 2～3 g/kg，复方氨基酸每天 2～3 g/kg，葡萄糖每天 12～15 g/kg，电解质及多种微量元素适量，液体每天 120～150 mL/kg，热卡每天 50～90 cal/kg。好转后改为口服。

（6）药物治疗：抗生素仅用于分离出特异病原的感染患儿，并根据药物敏感试验选用。补充微量元素和维生素：如锌、铁、烟酸、维生素 A、维生素 B_{12}、维生

素 B_1、维生素 C 和叶酸等,有助于肠黏膜的修复。应用微生态调节剂和肠黏膜保护剂。

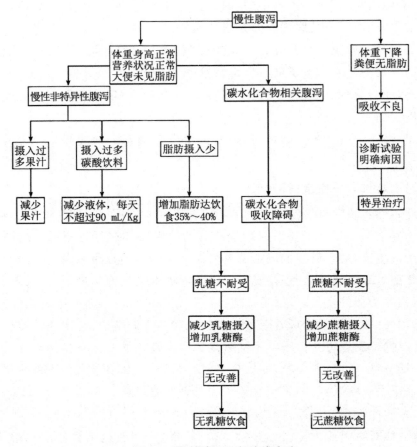

图 4-5　慢性腹泻一般治疗方法

（7）中医辨证论治有良好疗效,并可配合中药、推拿、捏脊、针灸和磁疗等。

七、预防

（1）合理喂养,提倡母乳喂养,及时添加辅助食品,每次限一种,逐步增加,适时断奶。人工喂养者应根据具体情况选择合适的代乳品。

（2）积极防治营养不良;对于生理性腹泻的婴儿应避免不适当的药物治疗、同时注意避免由于婴儿便次多而怀疑其消化能力,而不按时添加辅食。

（3）养成良好的卫生习惯,注意乳品的保存和奶具、食具、便器、玩具及设备的定期消毒。

(4)感染性腹泻患儿,尤其是大肠埃希菌、鼠伤寒沙门菌、轮状病毒肠炎的传染性强,集体机构如有流行,应积极治疗患者,做好消毒隔离工作,防止交叉感染。

(5)避免长期滥用广谱抗生素,对即使没有消化道症状的婴幼儿,在因败血症、肺炎等肠道外感染必须使用抗生素,特别是广谱抗生素时,也应加用微生态制剂,防止由于难治性肠道菌群失调所致的腹泻。

(6)轮状病毒肠炎流行甚广,接种疫苗为理想的预防方法,口服疫苗国内已有应用,但持久性尚待研究。

第六节 肠 套 叠

肠套叠是指一部分肠管及其肠系膜套入与其相连的肠腔内,并导致肠内容物通过障碍,主要症状包括腹痛(小儿阵发性哭闹)、呕吐、腹胀、腹部腊肠样包块、粉红色、果酱样或血性大便等。临床上常见的是急性肠套叠,慢性肠套叠一般为继发性。急性肠套叠最多见于婴儿期,以4~10个月婴儿多见,2岁以后随年龄增长发病逐年减少。肠套叠一年四季均有发病,以春末夏初发病率最高,可能与上呼吸道感染及病毒感染有关。本病在我国发病率较高,占婴儿肠梗阻的首位。在大多数婴儿中,肠套叠是由回肠通过回盲瓣套入盲肠引起的。由于肠套叠限制了相应肠段的血液供应,如果肠套叠不能及时缓解,就会引起血运障碍甚至发生肠穿孔,同时未经治疗的肠套叠很可能是致命的。

一、病因和发病机制

肠套叠发病原因尚不十分明确,目前可分为原发性和继发性两大类。

(一)原发性(急性)肠套叠

原发性肠套叠可能与小儿胃肠功能发育不健全,饮食改变,如添加辅食时间过早、早期添加量过大,肠道感染等多种原因有关。末端回肠淋巴组织增生可导致发病,因小儿回盲部系膜固定不完善,移动度较大,易引起复杂性肠套叠;且该部位血供差,容易较早期发生肠壁缺血坏死。另外,已有研究认为轮状病毒与肠套叠有密切关系,肠道病毒感染后引起肠蠕动不协调及功能紊乱。

(二)继发性(慢性)肠套叠

少部分病例为继发性肠套叠,多见于 3 岁以上,多有明显的机械因素,如梅克尔憩室、腹型过敏性紫癜所致的肠壁水肿、肿瘤、肠息肉、肠重复畸形等。由于年长儿肠管较粗大,肠套叠时不易造成完全性肠梗阻,且有可能自行松解整复,故症状不典型,病程长,一旦套叠较紧则整复较为困难,也易复发。

二、临床表现

小儿肠套叠分为婴儿肠套叠(1 岁以内者)和儿童肠套叠,临床上以前者多见。

(一)婴儿肠套叠

婴儿肠套叠为原发性肠套叠,临床特点如下。

1.阵发性哭吵

既往健康肥胖的婴儿,突然出现阵发性有规律的哭闹,持续约20分钟,伴有手足乱动、面色苍白、拒食、异常痛苦表现,然后有 5～10 分钟或更长时间的暂时安静,如此反复发作。此种阵发性哭闹与肠蠕动间期相一致,由于肠蠕动将套入肠段向前推进,肠系膜被牵拉,肠套叠鞘部产生强烈收缩而引起的剧烈疼痛,当蠕动波过后,患儿即转为安静。肠套叠晚期合并肠坏死和腹膜炎后,患儿表现萎靡不振,反应低下。

2.呕吐

初为奶汁及乳块或其他食物,以后转为胆汁样物,1～2 天后转为带臭味的肠内容物,提示病情严重。

3.腹部包块

在 2 次哭闹的间歇期检查腹部,可在右上腹肝下触及腊肠样、稍活动并有轻压痛的包块,右下腹一般有空虚感,肿块可沿结肠移动,严重者可在肛门指诊时,在直肠内触到子宫颈样肿物,即为套叠头部。

4.果酱样血便

婴儿肠套叠发生血便者达80%,为首要症状就诊,多在发病后 6～12 小时排血便,早者在发病后 3～4 小时即可出现,为稀薄黏液或胶冻样果酱色血便,数小时后可重复排出。

5.肛门指诊

肛门指诊有重要临床价值,有些来诊较早患儿,虽无血便排出,但通过肛门指诊可发现直肠内有黏液血便,对诊断肠套叠极有价值。

6.全身状况

依就诊早晚而异,早期除面色苍白,烦躁不安外,营养状况良好。晚期患儿可有脱水,电解质紊乱,精神萎靡不振、嗜睡、反应迟钝等表现。发生肠坏死时,有腹膜炎表现,可出现中毒性休克等症状。

(二)儿童肠套叠

儿童肠套叠临床症状与婴儿肠套叠相比较,症状不典型。起病较为缓慢,多表现为不完全性肠梗阻,肠坏死发生时间相对比较晚。患儿也有阵发性腹痛,但发作间歇期较婴儿为长,呕吐较少见。据统计儿童肠套叠发生便血者只有40%左右,而且便血往往在套叠后几天才出现,或者仅在肛门指诊时指套上有少许血迹。儿童较合作时,腹部查体多能触及腊肠型包块。很少有严重脱水及休克表现。

三、检查

(一)腹部超声

腹部超声为常用检查方法,可以通过肠套叠的特征性影像协助临床确定诊断。超声探查腹部时重点在右下腹、回盲部、结肠肝区及脾区。发现有可疑声像时应多个方向探查分辨。肠套叠的声像图表现为横断见环状低回声区包绕高低相间的混合回声区,或呈一致性高回声的圆形中心,即"同心圆"征;纵切声像与横切类似,其套入端呈圆头结构周围为低回声区,即"套筒"征,近端肠腔扩张。

(二)空气(或钡)灌肠

空气(或钡)灌肠可以在明确诊断的同时进行复通整复。在空气灌肠前先作腹部正侧位全面透视检查,观察肠内充气及分布情况。注气后可见在套叠顶端有致密软组织肿块呈半圆形,向结肠内突出,气体前端形成明显杯口影,有时可见部分气体进入鞘部形成不同程度钳状阴影。钡灌肠时,套入部背端呈杯口状,杯口朝向近侧;少量钡剂进入鞘部呈弹簧状或套环状改变,钡剂不易通过套叠处,随着压力增加而逐渐推进。

四、诊断与鉴别诊断

当患儿出现阵发性哭闹不安(病变段邻近正常肠管蠕动时腹痛)、呕吐、果酱样血便,腹部检查触到腊肠样包块时,即可确定诊断。但临床有10%~15%的病例,来院就诊时缺乏急性肠套叠的典型表现,或只有其中1~2个症状,此时应仔细检查腹部是否可触及包块,右下腹是否有空虚感,肛门指诊观察指套上是否有果酱样黏液便,以便进一步确诊。对 2 岁以下婴幼儿,特别是肥胖儿,突然出现可疑症状,排除嵌顿性斜疝后,尽管未出现血便或因种种原因未触及肿块,仍应高度怀疑肠套叠,必要时做腹部超声等辅助检查协助诊断。肠套叠的误诊率很高,往往误诊为细菌性痢疾、肠炎、急性坏死性肠炎、低钾性肠麻痹、过敏性紫癜等;超声诊断肠套叠应与闭孔疝、肠重复畸形合并肠套叠、单纯性阑尾炎鉴别。

五、治疗

小儿急性肠套叠分非手术疗法和手术疗法两种。

(一)非手术疗法

在非手术疗法中有空气灌肠、钡灌肠和 B 超下水压灌肠复位疗法,其中空气灌肠复位已被长期广泛应用。

1.灌肠疗法

(1)适应证:肠套叠在 48 小时内,全身情况良好,腹部不胀,无明显脱水及电解质紊乱。

(2)禁忌证:①病程已超过 48 小时,全身情况差,如有脱水、精神萎靡、高热、休克等症状者,对 3 个月以下婴儿尤应注意;②高度腹胀,腹部腹膜刺激征者且 X 线腹部平片可见多数液平面;③套叠头部已达脾曲,肿物硬而且张力大者;④多次复发疑有器质性病变者;⑤小肠型肠套叠。

(3)方法:①B 超监视下水压灌肠;②空气灌肠;③钡剂灌肠复位。

(4)灌肠复位成功的表现:①拔出肛管后排出大量带臭味的黏液血便和黄色粪水;②患儿很快入睡,不再哭闹及呕吐;③腹部平软,触不到原有的包块;④灌肠复位后给予 0.5~1 g 活性炭口服,6~8 小时后有炭末排出,表示复位成功。

空气灌肠复位肠套叠:采用自动控制压力的结肠注气机,肛门插入 Foley 管,肛门注入气体后即见肠套叠肿块各种影像,逐渐向回盲部退缩,直至完全消失,此时可闻及气过水声,腹部中央突然隆起,可见网状或圆形充气回肠,说明肠套已复位。空气灌肠复位率可达 95%。对于首次灌肠失败且一般情况较好的患儿,可进行二次灌肠整复,尽量避免患儿受手术创伤。

空气灌肠复位并发症:严重并发症为结肠穿孔,透视下出现腹腔"闪光"现象,即空气突然出现充满整个腹腔,立位见膈下游离气体,拔出肛管无气体自肛门排出,患儿呼吸困难,心跳加快,面色苍白,病情突然恶化,应立即用消毒针在剑突和脐中间刺入排出腹腔内气体。

2.手术疗法

手术治疗指征包括以下几种。

（1）肠套叠经空气加压灌肠等非手术复位未成功者。

（2）发病超过 24～48 小时，临床疑有肠坏死者。

（3）复发性肠套叠，尤其发生于儿童者。

手术前应纠正脱水和电解质紊乱，禁食水、胃肠减压，必要时采用退热、吸氧、备血等措施。麻醉多采用全麻气管插管。较小婴儿可采用上腹部横切口，若经过灌肠已知肠套叠达到回盲部，也可采用麦氏切口。开腹后显露肠套叠包块，检查有无肠坏死。如无肠坏死，用压挤法沿结肠框进行肠套叠整复。肠套叠复位后要仔细检查肠管有无坏死，肠壁有无破裂，肠管本身有无器质性病变等，如无上述征象，切除阑尾，将肠管纳入腹腔，按层缝合腹壁。对不能复位及肠坏死的病例，应行坏死肠段切除吻合术。胸腹部手术术后均有继发肠套叠可能。患儿术后出现肠梗阻表现时，往往首先使人想到绞窄性肠梗阻，因此很少在再次探查术前明确肠套叠诊断。大多术后肠套叠发生于术后 1 个月内，平均 10 天左右。造影检查有助于诊断，可表现为小肠梗阻。术后肠套叠多为回回型，需手术复位，但无须肠切除。

六、预后

婴幼儿原发性回结型肠套叠如能早期诊断，早期应用灌肠复位均可治愈。如病程超过 1～2 天尤其是已有严重脱水、中毒或休克等症状，多需手术复位或肠切除，其病死率显著提高，达 5%。

第七节 急性胆囊炎

儿童急性胆囊炎（acute cholecystitis，AC）是由于胆囊管阻塞和细菌侵袭而引起胆囊发生的急性化学性和/或细菌性炎症，好发年龄为 8～12 岁。可与胆石症合并存在。发病急骤，主要表现为右上腹剧痛或绞痛，常伴有呕吐、发热、寒战。

一、病因

急性胆囊炎的主要病因是胆汁滞留和细菌感染。急性胆囊炎的危险因素有蛔虫、肥胖、胆石症等。短期服用纤维素类、噻嗪类、第三代头孢菌素类、红霉素、氨苄西林等药物，长期应用奥曲肽、激素替代治疗均可能诱发急性胆囊炎。

(一)胆囊管梗阻

胆囊管常因结石、寄生虫、先天性狭窄、先天性胆总管畸形而形成梗阻。梗阻导致大量胆汁淤积于胆囊内,部分水分被囊壁吸收,胆汁浓缩,胆盐浓度增加,刺激胆囊黏膜,引起胆囊的化学性炎症;同时磷脂酶作用于胆汁内的卵磷脂,产生溶血卵磷脂,产生化学性炎症。急性胆囊炎有结石性和非结石性之分。儿童结石性胆囊炎少见,但有上升趋势。非结石性胆囊炎的病因尚不清楚,如胆囊管过长、扭曲,管腔被蛔虫、黏液、胆囊带蒂息肉等阻塞,或胆道系统功能失调,胆囊管痉挛或梗阻均可能导致胆囊炎。

(二)细菌感染

细菌感染是儿童急性胆囊炎的重要病因,致病菌多为肠源性细菌。革兰氏阴性细菌约占 2/3,为大肠埃希菌、铜绿假单胞菌、肺炎克雷伯杆菌;其次为革兰氏阳性细菌,多为粪肠球菌、屎肠球菌、表皮葡萄球菌。部分患儿可合并厌氧菌感染的混合感染。胆汁淤积利于细菌繁殖。细菌侵入主要途径:①由十二指肠经胆总管上行侵入,最常见的有蛔虫钻入胆管,携带细菌进入;②经门静脉血入肝和胆囊,见于危重症时肠道菌群移位;③经淋巴管入肝及胆囊;④经动脉血入胆囊动脉至胆囊,少见。

(三)其他

胰液反流、胆汁成分改变、胆囊供血不足、创伤、精神因素等均可影响胆囊功能。急性胆囊炎发病与胆汁淤滞密切相关。严重创伤、烧伤、长期静脉营养等易发生胆汁淤积诱发急性胆囊炎。免疫抑制的患儿可发生机会性微生物感染导致急性胆囊炎。

二、病理变化

初始胆囊黏膜充血、水肿,继而波及胆囊壁各层,囊壁增厚,纤维蛋白渗出。严重感染时,囊壁有化脓灶。胆囊管或胆总管口括约肌痉挛,胆囊或胆总管膨胀,可发生局限性缺血和坏疽而引起穿孔、胆汁性腹膜炎。

三、临床表现

急性胆囊炎起病多与饱食、吃油腻食物、劳累及精神因素等有关,常突然发病。

(1)腹痛:起病急,主要表现为上腹痛,初为阵发性疼痛,后呈持续性胀痛,右上腹明显;出现胆囊管梗阻,呈阵发性绞痛。大龄儿童可述疼痛向右肩背部放射。患儿呈急性病容,腹式呼吸减弱,右上腹明显压痛,Murphy 征阳性,有时可触及肿大的胆囊伴有触痛。合并腹膜炎可出现右上腹腹肌紧张或全腹压痛和腹肌紧张。个别重症患儿以脓毒性休克为起病,治疗后出现腹胀、全腹压痛和肌紧张等腹膜炎体征。

(2)大多数患儿伴有恶心、呕吐,多因结石或蛔虫阻塞胆囊管或胆总管扩张所致。恶心呕吐严重者可引起水、电解质紊乱。

(3)患儿常伴有高热、寒战。其程度与炎症严重程度有关。轻型病例常有畏寒和低热。重型病例则可有寒战和高热,体温可达 39 ℃,并可出现谵妄,甚至休克、昏迷。

(4)少数患儿出现黄疸,是炎症和水肿、膨胀的胆囊直接压迫胆管或并发胆管炎、胰腺炎所致。

四、检查

(一)血常规

血常规显示白细胞总数和中性粒细胞计数增高,CRP 升高($\geqslant 30$ mg/L)。应进行胆汁和血液培养。一般血清胆红素无明显变化或轻度升高。肝酶轻度升高。可有血清淀粉酶轻微升高。

(二)影像学检查

B 超可见胆囊明显增大,胆囊壁水肿增厚呈"双边征",胆囊腔内有絮状物或胆泥样沉积,胆囊颈部结石嵌顿,胆囊周围积液,B 超检查的 Murphy 征阳性具有诊断意义。CT 显示胆囊周围液体聚集、胆囊增大、胆囊壁增厚。MRI 检查:胆囊增大、胆囊壁增厚、胆囊周围脂肪组织出现条索状高信号。放射性核素检查对诊断急性胆囊炎的敏感性为 100%,特异性为 95%,具有诊断价值,儿童应用较少。

五、诊断

一般根据上腹或右上腹疼痛及右上腹压痛的病史及体征,结合发热,CRP 升高,白细胞升高,以及影像学检查(超声、CT、MBI)发现胆囊增大,胆囊壁增厚,胆囊颈部结石嵌顿、胆囊周围积液等表现,即可诊断。

急性胆囊炎的严重程度不同(表 4-3),治疗方法和预后也不同。

表 4-3　急性胆囊炎严重程度

炎症程度	评估标准
轻度	胆囊炎症较轻,未达到中、重度评估标准
中度	1.白细胞数＞18×10⁹/L 2.右上腹可触及包块 3.发病持续时间＞72 小时 4.局部炎症严重:坏疽性胆囊炎,胆囊周围脓肿,胆源性腹膜炎,肝脓肿
重度	1.低血压,需要使用多巴胺＞5 μg/(kg·min)维持,或需要使用多巴酚丁胺 2.意识障碍 3.氧合指数＜40.0 kPa(300 mmHg) 4.凝血酶原时间国际标准化比值＞1.5 5.少尿(尿量＜17 mL/h),血肌酐＞20 mg/L 6.血小板＜10×10⁹/L

注:中度胆囊炎符合中度评估标准 1～4 项中任何 1 项,重度胆囊炎符合重度评估标准 1～6 项中任何 1 项。

急性胆囊炎的并发症主要有胆囊穿孔、胆汁性腹膜炎、胆囊周围脓肿、急性胰腺炎、胆囊十二指肠瘘或胆囊结肠瘘等。急性胆囊炎患儿一旦出现并发症,往往提示预后不佳。

鉴别诊断应与引起腹痛(特别是右上腹痛)的疾病进行鉴别,主要有急性胰腺炎、右下肺炎、急性膈胸膜炎、胸腹部带状疱疹早期、急性阑尾炎等。

六、治疗

(一)非手术治疗

非手术治疗主要措施有解痉、止痛、利胆、抗感染治疗和维持体液平衡。

急性胆囊炎抗菌药物治疗,轻度急性胆囊炎常为单一的肠道致病菌感染,应使用单一抗菌药物,首选第一代或二代头孢菌素;中重度急性胆囊炎可使用含 β-内酰胺酶抑制剂的复合制剂、第三代及第四代头孢菌素。应根据药敏试验结果选择合适的抗菌药物进行目标治疗。

解痉止痛阿托品每次 0.01 mg/kg,最大不超过 0.4 mg。止痛治疗可适当使用非甾体抗炎药,逆转胆囊炎症和胆囊收缩功能的失调。

急性胆囊炎抗菌治疗 3～5 天后,如果急性感染症状、体征消失,体温和白细胞计数正常可以考虑停药。若出现体温持续不降、腹痛加重或患儿一般情况不改善或恶化,应立即手术治疗。

(二)手术治疗

1.适应证

(1)化脓性坏疽性胆囊炎者。

(2)单纯性胆囊炎经非手术治疗病情恶化者。

(3)有并发症出现者。

(4)急性腹膜炎,高度怀疑胆囊病变,经非手术治疗无好转者。

2.手术方式

手术方式可根据患儿一般情况及局部情况决定。

(1)腹腔镜胆囊切除术:主要适应于合并有胆囊结石的单纯性胆囊炎或反复发作的非结石性单纯性胆囊炎。该方式患儿痛苦小,恢复快。

(2)B超引导下经皮穿刺胆囊置管引流术:主要适应于化脓性坏疽性胆囊炎、病变局限并且患儿一般情况较差时。引流通畅后,病情会很快得到改善。对婴幼儿,应在全身麻醉下进行。

(3)胆囊切除术:胆囊周围的水肿和粘连,手术中应仔细操作。当胆囊切除难以进行,应及时改行简单有效的胆囊造瘘术。胆囊穿孔合并有胆汁性腹膜炎者应行胆囊造瘘和腹腔引流术。伴有胆总管梗阻炎症或穿孔时则需行胆总管引流,同时行腹腔引流。

第八节　急性胰腺炎

急性胰腺炎(acute pancreatitis,AP)是由于胰液消化酶在胰腺内被激活而引起胰腺自身消化,是一种以化学性炎症为主的疾病,在儿童时期较少见。临床表现为上腹部的剧痛、呕吐及血清淀粉酶增高。

一、病因

小儿急性胰腺炎发病因素较多,与成人不同,成人最常见病因以胆道疾病(如胆结石、炎症所致梗阻、肿瘤等)及饮食因素为主。

(一)感染

引起儿童胰腺炎最常见的原因为各种感染,往往继发于身体其他部位的细菌或病毒感染。如流行性腮腺炎病毒、风疹病毒、EB病毒、HIV等病毒感染,以及伤寒杆菌、大肠埃希菌及各种败血症均可能引起急性胰腺炎。在儿童中,还需注意的是寄生虫感染如胆道蛔虫也可引起。

(二)先天发育畸形

上消化道疾病或胆胰交界部位畸形,胆汁反流入胰腺,引起胰腺炎。

(三)药物诱发

肾上腺皮质激素的大量应用,免疫抑制剂、吗啡及在治疗急性淋巴细胞白血病时应用门冬酰胺酶均可引起急性胰腺炎。

(四)手术及外伤

腹部外伤是儿童胰腺炎的常见病因,儿童胃、胆道及脾相关手术术后亦有发生急性胰腺炎的可能。

(五)可并发于全身性系统性疾病

如系统性红斑狼疮、过敏性紫癜、甲状旁腺功能亢进、尿毒症、过度饥饿后重新进食均可导致胰腺炎的发生。

二、病理

急性胰腺炎按病理变化分为两型。

(一)水肿型胰腺炎

胰腺部分或全部充血水肿、体积增大,血液及尿中淀粉酶增高,临床以此型多见,占85%～95%。

(二)出血坏死性胰腺炎

胰腺出血坏死,大量胰液流到腹腔引起弥漫性腹膜炎。作用于脂肪组织,造成广泛脂肪坏死,脂肪分解为甘油和脂肪酸,脂肪酸摄取血中钙质形成灰白色钙化灶,并导致血钙显著降低而出现手足抽搐。部分严重病例胰岛大量破坏,可影响糖代谢。

三、临床表现

(一)水肿型胰腺炎

水肿型胰腺炎主要症状为上腹部疼痛,多数患儿腹痛为首发症状,常突然起病,逐渐加重至持续性剧痛。该病多位于中上腹,性质为钝痛,钻痛或刀割样疼痛,可向腰背部放射。进食后腹痛加重,前倾坐位或屈膝侧卧位可部分减轻疼痛。多呈持续性,并常伴恶心、呕吐,呕吐物为食物与胃、十二指肠分泌液。较重者伴有腹胀,上腹压痛为腹部唯一体征,部分患儿伴局部肌紧张。

(二)出血坏死型胰腺炎

出血坏死型胰腺炎全身症状危重,开始烦躁不安,继之低血压、休克、呼吸困难、少尿或无尿,自觉腹痛剧烈,与腹痛体征不一致,延续时间较长。如渗液流入腹腔,则出现急性腹膜炎体征,腹水往往呈血性或紫褐色,淀粉酶含量高。如透过腹膜后进入皮下组织,可分解皮下脂肪,引起毛细血管出血,使局部皮肤出现青紫块,在脐部表现为 Cullen 征,腰背部表现为 Grey-Turner 征。

(三)并发症

早期可并发水、电解质紊乱,低钙血症和手足抽搐期可并发胰腺脓肿,假性囊肿形成,亦可遗留慢性胰腺炎及糖尿病。

四、辅助检查

(一)血尿淀粉酶测定

急性胰腺炎时血清淀粉酶升高,早期达正常的 5 倍以上。血淀粉酶在发病后 2~6 小时开始升高,12~24 小时达高峰,轻型 24~72 小时可恢复正常,一般不超过 5 天。如持续增高超过 1 周,常提示存在胰管阻塞或胰腺假性囊肿形成。为区分唾液腺疾病所导致的淀粉酶增高,可检测同工酶,胰腺淀粉酶(P 型),唾液腺淀粉酶(S 型)。

尿淀粉酶升高较慢,一般于 12~24 小时开始升高,但可持续达 2 周。

需注意的是,肝胆疾病、肾脏疾病等均可使血淀粉酶轻度升高,尿淀粉酶则受肾功和尿浓度影响,可测定尿淀粉酶/肌酐清除率比值=尿淀粉酶/血清淀粉酶×血肌酐/尿肌酐×100%,正常比值为 1%~4%,>6% 提示为急性胰腺炎。

(二)血清脂肪酶及电解质测定

血清脂肪酶在发病 24 小时后开始升高,持续时间较长,可作为晚期患者的诊断方法。急性胰腺炎患者常发生低血钙,如血钙<1.87 mmol/L 可致手足抽搐。

(三)超声影像学检查

水肿型急性胰腺炎时可见胰腺轻度弥漫增大,胰腺呈均匀低回声。出血坏死型可见胰腺重度肿大,边缘模糊不清,呈不规则回声和混合回声。假性囊肿时超声可见边界清楚的无回声区。

(四)CT检查

对判断胰腺是否坏死及坏死的范围、大小具有诊断价值。水肿型胰腺炎时CT显示胰腺呈弥漫性肿大。出血时局部呈高密度,坏死时可出现低密度区。

(五)磁共振胰胆管成像

磁共振胰胆管成像(magnetic resonance cholangiopancreatography,MRCP)也可显示CT所提示的信息,其对原发或手术创伤等造成的胰胆管解剖异常及胰胆管梗阻等疾病的诊断价值与ERCP相似。如MRCP正常,可不必进行ERCP和胰胆管造影等有创检查。

五、诊断

急性胰腺炎诊断标准如下。

(1)急性腹痛发作伴有上腹部压痛或腹膜刺激征。

(2)血、尿或腹水中淀粉酶增高。

(3)影像学检查或病理见到胰腺炎症、坏死、出血改变。

(4)除外其他急腹症。

六、治疗

(一)内科治疗

内科治疗主要目的在于减少胰液分泌、使胰腺休息。

1.一般治疗

胰腺炎患儿均应禁食、重症者需胃肠减压,以减少胰液分泌,并有助于减轻呕吐、腹胀等症状。

2.抑制胃酸分泌

应用西咪替丁、奥美拉唑等,减少胃酸分泌,从而减少促胰液素分泌,同时可防止应激性胃黏膜病变的发生。

3.生长抑素

主要有8肽的奥曲肽及14肽的生长抑素,其主要作用为抑制胰腺外分泌,阻止血小板活化因子引起的毛细血管渗漏及保护胰腺细胞。其在儿童应用经验不多,0.1 mg皮下注射,1/8小时,疗程5~6天。急性水肿型胰腺炎一般无需给予生长抑素。

4.镇痛解痉

阿托品每次0.01 mg/kg,最大不超过0.4 mg,必要时可4~6小时重复1次。

吗啡因可导致 oddi 括约肌痉挛,禁用。

5.控制感染

急性胰腺炎由胆道疾病引起者或坏死胰腺组织有继发感染者,应给予广谱抗生素控制感染,并兼顾抗厌氧菌治疗。

6.连续性血液净化

出血坏死性胰腺炎早期行连续性血液净化可以非选择性清除多种促炎因子,可清除血浆中存在的可溶性炎症介质,并能迅速降低血胰酶水平,减轻胰液对组织器官的直接化学损伤,从而减少对组织器官的损害。

7.营养支持治疗

急性胰腺炎患儿的营养支持对疾病恢复尤为重要。既往认为给予全胃肠外营养(TPN),使肠道得到充分休息有利于疾病的恢复。但现有研究认为长期TPN 易产生肠道细菌移位,增加胰腺感染概率,而合适的肠内营养(EN)能减少急性胰腺炎患儿肠源性感染和多器官功能障碍综合征的发生率。对于何时引入EN 最合适、最有益于疾病恢复目前尚无定论,认为在早期腹痛、腹胀明显时应完全禁食,采用 TPN,待腹痛缓解、病情稳定后应尽早予 EN。急性胰腺炎患儿EN 的途径包括空肠置管、经胃造口或空肠造口置管及手术空肠造口置管空肠喂养,其中鼻空肠置管为首选方法,可采用盲插、pH 监测、透视、内镜引导等方法插入,导管均放置 Treiz 韧带以下。手术空肠造口置管适应于需要手术治疗的急性胰腺炎患儿。

(二)手术治疗

急性胰腺炎大部分不需要手术治疗,急性重症胰腺炎伴有胰腺坏死、化脓者需手术,以引流清创为主。部分病例可采用 ERCP 手段治疗。

手术适应证如下。

(1)诊断为胰腺炎,经内科治疗,症状及体征进一步恶化,出现并发症者。

(2)胆源性急性胰腺炎处于急性状态,需外科手术解除梗阻。

(3)考虑为出血坏死性胰腺炎,病程呈进行性加重,短时间治疗无缓解。

(4)假性囊肿形成者待病情缓解后可行引流术。

(5)不能除外其他急腹症需探查者。

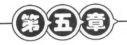

小儿神经系统疾病

第一节 癫 痫

癫痫是一种以具有持久性的产生癫痫发作的倾向为特征的慢性脑部疾病。癫痫不是单一的疾病实体,而是一种有着不同病因基础、临床表现各异但以反复癫痫发作为共同特征的慢性脑功能障碍。癫痫发作是指脑神经元异常过度、同步化放电活动所造成的一过性临床症状和/或体征,其表现取决于同步化放电神经元的放电部位、强度和扩散途径。癫痫发作不能等同于癫痫,前者是一种症状,可见于癫痫患者,也可以见于非癫痫的急性脑功能障碍,如病毒性脑炎、各种脑病的急性期等,而后者是一种以反复癫痫发作为主要表现的慢性脑功能障碍性疾病。

癫痫是儿童最常见的神经系统疾病,我国癫痫的整体患病率在 7‰,其中大多数在儿童时期起病。随着临床与脑电图、病因学诊断水平的不断提高,特别是随着影像学、分子遗传学技术及抗癫痫药物的不断发展,儿童癫痫的诊断和治疗水平不断提高,总体来讲大约 80％的患儿可获完全控制,其中大部分甚至停药后 5 年仍不复发,能正常生活和学习。

一、病因

癫痫根据病因可分为 3 类:①特发性(原发性)癫痫:指脑部未能找到有关的结构变化和代谢异常的癫痫,而与遗传因素有较密切的关系;②症状性(继发性)癫痫:具有明确脑部病损或代谢障碍的癫痫;③隐源性癫痫:指虽怀疑为症状性癫痫,但尚未找到病因者。

国际抗癫痫联盟近期将癫痫的病因重新分为 6 类:遗传性、结构性、代谢性、免疫性、感染性和其他(原因不明)。其目的是更加清晰、便于研究及帮助判断预后等,但是目前尚未得到广泛认可。

根据临床实际,对于引起癫痫的病因详述如下。

(一)遗传因素

癫痫遗传方式较复杂,包括单基因遗传(符合孟德尔遗传方式)、复杂遗传(多基因遗传)、DNA 结构异常/拷贝数变异(copy number variation,CNV)。近年来有关癫痫基因的研究取得了较大进展,已有 30 余个基因证明是单基因遗传癫痫的致病基因,这些基因多与离子通道有关,相关癫痫表型既可以是预后良好的,如家族性新生儿良性癫痫,也可以是临床预后不好的,如 Dravet 综合征(既往称为婴儿严重肌阵挛癫痫)。CNV 所致的癫痫表现也是多样的。复杂遗传性癫痫则多表现为发病率较高的常见特发性癫痫综合征,绝大多数预后良好,除了癫痫之外,无其他神经系统及其他系统的异常。

(二)脑部病变或代谢异常

先天性或后天性的脑损害,均可能成为症状性癫痫的病因。

(1)脑发育异常如脑回畸形、胼胝体发育不全、灰质异位症、神经皮肤综合征、先天性脑积水、遗传代谢病或染色体病引起的脑发育障碍等。

(2)脑血管疾病如颅内出血、血栓、栓塞、血管畸形、血管炎等。

(3)感染如病毒、细菌、寄生虫引起的颅内感染。

(4)外伤产伤或生后外伤。

(5)中毒、脑缺血缺氧或代谢异常。

(6)颅内占位病变如肿瘤、囊肿、结核瘤、寄生虫等。

(7)变性疾病如各种累及脑神经元的遗传变性病等。

二、临床表现

癫痫的临床表现主要是癫痫发作,然而近年来的研究已经充分证明癫痫不仅是临床发作,而且常常伴有各种神经行为共患病,包括认知障碍、精神疾病及社会适应性行为障碍。因此,也有学者提出了癫痫实际上是一种以癫痫发作为主,同时可以伴有各种程度轻重不一的神经精神共病的谱系疾病。

(一)癫痫发作

癫痫发作的临床表现取决于同步化放电的癫痫灶神经元所在脑部位、放电强度和扩散途径。国际抗癫痫联盟(ILAE)根据临床发作的表现和脑电图改变,制定了癫痫发作的分类方案。我国结合自己的实际情况将其简化如表 5-1。

表 5-1　儿童癫痫发作分类

1.部分性发作(或局灶性发作)

　　(1)单纯部分性发作:①运动性发作;②感觉性发作;③自主神经性发作;④精神症状性发作

　　(2)复杂部分性发作

　　(3)部分性发作继发全面性发作

2.全面性发作

　　(1)失神发作

　　(2)肌阵挛发作

　　(3)阵挛性发作

　　(4)强直性发作

　　(5)强直阵挛性发作

　　(6)失张力性发作

3.不能分类的癫痫发作

以上分类一直在我国广泛应用。2001 年 5 月,ILAE 对癫痫发作的分类又提出了新的建议,将癫痫发作分为自限性和持续性两大类,每类中又包括全面性发作和局灶性发作。在局灶性发作中不再分为单纯性和复杂性,也未列出自主神经性发作。同时对发作形式做了新的补充,如负性肌阵挛、抑制性运动发作等。目前在国内临床上此新分类尚未被广泛接受并应用。

常见的发作类型如下。

1.局灶性发作

神经元过度放电起始于一侧大脑的某一部位,临床表现开始仅限于身体的一侧。

(1)单纯局灶性发作:①运动性发作多表现为一侧某部位的抽搐,如肢体、口角、眼睑等处,也可表现为旋转性发作、姿势性发作或杰克逊发作等。②感觉性发作表现为发作性躯体感觉异常或特殊感觉异常。

(2)复杂局灶性发作:发作伴有不同程度的意识障碍,可有精神症状,反复刻板的自动症,如吞咽、咀嚼、舔唇、拍手、摸索、自言自语等。

(3)局灶性发作演变为全面性发作:由简单局灶性或复杂局灶性发作泛化为全面性发作,也可先由单纯局灶性发作发展为复杂局灶性发作,然后继发全面性发作。

2.全面性发作

发作一开始就有两侧半球同时放电,发作时常伴有意识障碍。

(1)失神发作:以意识障碍为主要症状。典型失神发作时起病突然,没有先兆,正在进行的活动停止,两眼凝视,持续数秒钟恢复,一般不超过30秒,发作后常可继续原来的活动,对发作不能回忆。失神发作频繁,每天数次至数十次,甚至上百次。发作时脑电图示两侧对称、同步、弥漫性3 Hz的棘慢复合波,过度换气容易诱发。

(2)强直-阵挛发作:发作时意识突然丧失,全身肌肉强直收缩;也可尖叫一声突然跌倒、呼吸暂停、面色发绀、双眼上翻、瞳孔散大、四肢躯干强直,有时呈角弓反张状态;持续数秒至数十秒钟进入阵挛期,出现全身节律性抽搐,持续30秒或更长时间逐渐停止。阵挛停止后患儿可有尿失禁。发作后常表现为头痛、嗜睡、乏力,甚至在完全清醒前可出现自动症,称之为发作后状态。脑电图在强直期表现为每秒10次或10次以上的快活动,频率渐慢,波幅渐高;阵挛期除高幅棘波外,间断出现慢波。发作间期可有棘慢波、多棘慢波或尖慢波。

(3)强直性发作:表现为持续(5～20秒或更长)而强烈的肌肉收缩,使身体固定于某种特殊体位,如头眼偏斜、双臂外旋、呼吸暂停、角弓反张等。发作时脑电图为低波幅9～10 Hz以上的快活动或快节律多棘波。

(4)阵挛性发作:肢体、躯干或面部呈节律性抽动。发作时脑电图为10 Hz或10 Hz以上的快活动及慢波,有时为棘慢波。

(5)肌阵挛发作:表现为某部位的肌肉或肌群,甚至全身肌肉突然快速有力地收缩,引起肢体、面部、躯干或全身突然而快速的抽动。可单个发生,也可为连续的发作。发作时脑电图为多棘慢波或棘慢、尖慢综合波。

(6)失张力发作:发作时由于肌张力的突然丧失而引起全身或者部分出现沿重力作用方向的跌倒发作,可表现为头下垂、双肩下垂、屈髋屈膝或跌坐/跌倒。脑电图在发作时为全导多棘慢波或棘慢波。

(二)癫痫综合征及癫痫分类

癫痫综合征指由一组具有相近的特定临床表现和电生理改变的癫痫(即电-临床综合征)。临床上常结合发病年龄、发作特点、病因学、伴随症状、家族史、脑电图及影像学特征等所有相关资料,综合做出某种癫痫综合征的诊断。明确癫痫综合征对于治疗选择、判断预后等方面都具有重要指导意义。但是,需要注意的是,并不是所有癫痫都可以诊断为癫痫综合征。

1985年ILAE在临床发作分类的基础上,综合病因、起病年龄、预后及转归,以及脑电图特征,将癫痫与癫痫综合征进行了分类,1989年重新修订(表5-2),此分类目前仍然广泛应用于癫痫临床工作。2001年以来,ILAE不断对癫痫的分类体系进行修订,从而使得癫痫与癫痫综合征的分类得到不断更新发展。由于新的分类现在还未完全定型及被广泛应用于临床,故此处仅介绍1989年的综合征分类。

表 5-2　癫痫与癫痫综合征分类(ILAE,1989)

1.局灶性癫痫有局部起源部位

　　(1)特发性局灶性癫痫:于特殊年龄起病。①儿童良性癫痫伴中央颞区棘波;②儿童癫痫伴枕部放电;③原发性阅读癫痫。

　　(2)症状性局灶性癫痫:有脑结构及代谢改变。①儿童慢性进行性持续性部分癫痫;②诱发性癫痫;③颞叶、额叶、顶叶、枕部癫痫。

　　(3)隐源性局灶性癫痫。

2.全面性癫痫:两侧大脑半球同步放电,发作往往伴有意识障碍

　　(1)特发性:与遗传相关,起病与年龄有关。①新生儿良性家族性惊厥;②良性新生儿惊厥;③良性婴儿肌阵挛癫痫;④儿童失神癫痫;⑤青少年失神癫痫;⑥青少年肌阵挛癫痫;⑦全面性强直阵挛性癫痫。

　　(2)隐源性或症状性:有特异或非特异性病因。①婴儿痉挛;②Lennox-Gastaut综合征;③早期肌阵挛脑病;④婴儿早期癫痫性脑病伴暴发抑制;⑤症状性全面性强直阵挛发作。

3.不能分类的癫痫

　　①新生儿惊厥;②婴儿严重肌阵挛癫痫;③慢波睡眠持续性棘慢波癫痫综合征;④获得性癫痫性失语。

4.特殊癫痫综合征:特殊情况下发生。包括热性惊厥、中毒、药物、代谢异常。

儿童常见癫痫和癫痫综合征分类如下。

1.伴中央-颞区棘波的儿童良性癫痫

伴中央-颞区棘波的儿童良性癫痫(benign children epilepsy with central-temporal spikes,BECTS)是儿童癫痫最常见的类型之一,约占儿童癫痫的20%。发病年龄2～14岁,5～10岁多见,9～10岁是高峰,男孩多于女孩。发作与睡眠关系密切,约75%的患儿只在睡眠中发作,多在入睡后不久或清晨要醒时出现。发作形式为局灶性发作,开始症状多局限于口面部,表现为一侧口角抽动,咽部、舌及颊部感觉异常,喉头异常发声,唾液不能吞咽而外流。患儿意识清楚,但不能言语。同侧面部的抽动可扩展到同侧上肢。可泛化为全面性发作而致意识丧失。大多患儿发作持续时间较短。发作频率不一,但通常不频繁。发作间期脑电图背景波正常,在中央区和颞中区出现负性、双向或多向的棘波或尖波(图5-1),或棘慢综合波,入睡后癫痫样放电增加。该病神经系统影像学检查正常,大多数不影响智力发育,预后良好,16岁前95%以上患儿发作停止。临床上也存在变异型,表现较复杂,脑电图癫痫放电显著增多,出现睡眠期癫痫性电持

续状态,可伴有睡眠中发作明显增多或者出现清醒期发作(包括新的发作类型,如负性肌阵挛发作),对认知功能可能产生一定影响,虽然其癫痫发作及癫痫性放电到青春期后仍然可以缓解,但是部分患儿可遗留认知功能障碍。

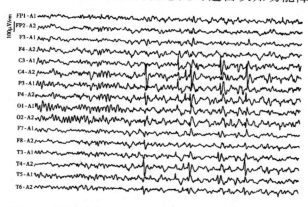

图 5-1　伴中央-颞棘波的儿童良性癫痫脑电图(女,7 岁)

2.婴儿痉挛

婴儿痉挛又称 West 综合征,主要特点为婴儿期起病、频繁的痉挛发作、脑电图出现高度失律和智力发育障碍。4～8 个月发病者最多,发作时表现为两臂前举,头和躯干前屈,似点头拥抱状;少数患儿可呈头背后屈。患儿常成簇发作,似睡或刚醒时容易连续发生,发作时有时伴喊叫、哭吵或痛苦状,发作间期脑电图示不对称、不同步、并伴有暴发抑制交替倾向的高幅慢波,杂以多灶性尖波、棘波或多棘波,即高度失律(图 5-2)。该病大多可找到病因,如遗传代谢病(常见于苯丙酮尿症)、脑发育异常、神经皮肤综合征(主要是结节性硬化)或其他原因引起的脑损伤。常并发严重的智力和运动发育落后,后期易转为 Lennox-Gastaut 综合征或其他形式的发作。

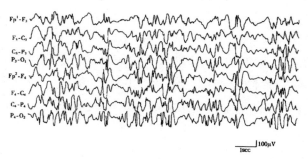

图 5-2　婴儿痉挛脑电图(男,8 个月)

3.儿童失神癫痫(childhood absence epilepsy,CAE)

3~13 岁起病,5~9 岁多见,女孩多于男孩,与遗传有关。特征是频繁发作的短暂失神,不跌倒,仅持续数秒钟,一般不超过 30 秒,无发作后症状。典型脑电图异常表现为全导同步的 3 Hz 棘慢波(图 5-3)。该病易于控制,预后良好。

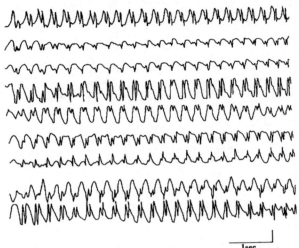

1sec

图 5-3 儿童失神癫痫脑电图

三、诊断

癫痫的诊断分为四个步骤:①判断临床发作是否为癫痫发作。许多非癫痫性的发作在临床上需与癫痫发作相鉴别。②在诊断为癫痫发作的基础上根据临床发作和脑电图表现,对癫痫发作类型进行分类。③根据患儿的临床发作、脑电图特征、神经影像学、年龄、预后等因素,对癫痫的病因进行分析,并对癫痫综合征、癫痫相关疾病等进行诊断。④应对患儿的个体发育及相关脏器功能等进行检查和整体评估。

(一)病史与体格检查

病史包括发育历程、用药史、患儿及家庭惊厥史。惊厥的描述应首先关注发作的起始表现,还需描述整个发作过程及发作后的表现、发作的环境及其促发因素等,最好让患儿家长模仿发作或用家庭摄像机、手机记录发作。临床体格检查应包括整个神经系统、心、肺、腹及视觉、听觉检查等。

(二)脑电图

脑电图是癫痫患者的最重要检查,对于癫痫的诊断及发作类型、综合征分型都至关重要。癫痫的脑电图异常分为发作间期和发作期,发作间期主要可见到棘波、尖波、棘慢波、尖慢波、棘波节律等,发作期可以看到一个从开始到结束的具有演变过程的异常发作性脑电图异常事件,可以是全导弥漫性的(全面性发作)或者局灶性的(局灶性发作)。但应注意在 5%～8% 的健康儿童中可以出现脑电图癫痫样异常放电,由于没有临床发作,此时不能诊断为癫痫,但应密切观察,临床随访。剥夺睡眠、光刺激和过度换气等可以提高癫痫性脑电异常发现率,因而在儿童脑电图检查中经常用到。视频脑电图可以直接观察到发作期的实时脑电活动,对于癫痫的诊断、鉴别诊断具有重要意义。

(三)影像学检查

1.CT 与 MRI

CT 与 MRI 目的是发现脑结构的异常。头颅 MRI 在发现引起癫痫的病灶方面具有更大的优势。皮质发育异常是引起儿童症状性癫痫最常见的原因,对于严重/明显的脑结构发育异常,生后早期头颅 MRI 即可发现,但是对于小的局灶皮质发育不良(focal cortical dysplasia,FCD),常常需要在 1.5 岁后头颅 MRI 才能发现,因此,如果临床高度怀疑存在 FCD,需在 1.5 岁之后复查头颅 MRI。

2.功能性神经影像

主要针对需癫痫手术的患儿,评估不同脑区功能。这一技术因需要良好的技术和患者主动配合,因此只能用于 7～8 岁以上智力基本正常的患儿。

3.正电子体层扫描

正电子体层扫描是一种非侵入性的脑功能影像学检查方法,在定位癫痫灶中具有较高的特异性和准确度。发作间期的癫痫灶呈葡萄糖低代谢。

4.单光子发射计算体层扫描

单光子发射计算体层扫描测定局部脑血流,癫痫起源病灶在发作期显示血流增加而在发作间期显示血流减低。发作期单光子发射计算体层扫描对于癫痫灶的确定具有重要价值。

(四)其他实验室检查

主要是癫痫的病因学诊断,包括遗传代谢病筛查、染色体检查、基因分析、血生化、脑脊液等,必要时根据病情选择进行。

四、鉴别诊断

儿童癫痫应注意与其他发作性疾病鉴别,包括低血糖症(尤其需要高度重视)、屏气发作、晕厥、睡眠障碍、儿童癔症性发作、偏头痛、抽动障碍等。

五、治疗

（一）治疗原则

癫痫的治疗原则首先应该强调以患者为中心，在控制癫痫发作的同时，尽可能减少不良反应，并且强调从治疗开始就应该关注患儿远期整体预后，即最佳的有效性和最大的安全性的平衡。理想的目标不仅是完全控制发作，而且是使患儿达到其能够达到的最好的身心健康和智力运动发育水平。因此，癫痫临床处理中既要强调遵循治疗原则（指南），又要充分考虑个体性差异，即有原则的个体化的治疗。

1.明确诊断

正确诊断是合理治疗的前提，由于癫痫的临床症状纷繁复杂，因此诊断需要尽可能细化、全面，比如是否为癫痫、癫痫发作的分类、癫痫综合征的分类、癫痫的病因、诱发因素等；而且在治疗过程中还应不断修正完善诊断，尤其是当治疗不顺利时，应特别强调重新审视初始诊断是否正确，包括癫痫诊断是否成立，发作/癫痫综合征/病因学诊断分类是否正确，不能及时修正诊断，常导致长期的误诊误治。积极寻找可治疗的病因。

2.明确治疗的目标

当前癫痫治疗主要还是以控制癫痫发作为首要目标，但是应该明确的是，癫痫治疗的最终目标不仅仅是控制发作，更重要的是提高患者生活质量，保障患儿正常生长发育、降低患者致残程度，尽可能促进其获得正常的社会生活（包括学习）。

3.合理选择处理方案

由于癫痫病的病因学异质性很高，因此目前治疗方法多样，包括抗癫痫药治疗、外科切除性治疗、外科姑息性治疗、生酮饮食治疗、免疫治疗等。抗癫痫药物治疗仍然是绝大多数癫痫患者的首选治疗。选择治疗方案时，应充分考虑癫痫病（病因、发作/综合征分类等）的特点、患病情况及患儿的个人、社会因素，进行有原则的个体化综合治疗。寻找可治疗的病因，并予以针对性治疗。需要强调的是，癫痫治疗并不一定都是顺利的，因此初始治疗方案常常需要随着根据治疗反应，在治疗过程中不断修正，或者进行多种治疗手段的序贯/联合治疗。

4.恰当的长期治疗

癫痫的抗癫痫药治疗应当坚持长期足疗程的原则，根据不同的癫痫病因、综合征类型及发作类型，以及患者的实际情况选择合适的抗癫痫药疗程。

5.保持规律健康的生活方式

与其他慢性疾病的治疗一样，癫痫患者应保持健康、规律的生活，尤应注意避免睡眠不足、暴饮暴食及过度劳累,如有发作诱因,应尽量祛除或者避免。在条件许可的情况下,尽量鼓励患儿参加正常的学习、生活,但是要注意避免意外伤害的发生,比如溺水、交通事故等。

(二)抗癫痫药治疗

1.抗癫痫药物的使用原则

抗癫痫药物治疗是癫痫的最主要治疗方法,国内常见的抗癫痫药参见表5-3。规律合理地应用抗癫痫药物能提高治疗的成功率。药物治疗的基本原则:①应该在充分评估患儿本身及其所患癫痫的情况,并且与患儿及其家长充分沟通后,选择合适时机开始抗癫痫药治疗;②要根据发作类型、癫痫综合征及共病、同时服用的其他药物,以及患儿及其家庭的背景情况来综合考虑,能够诊断癫痫综合征的,先按照综合征选药原则挑选抗癫痫药,如果不能诊断综合征,再按发作类型选择药物(表5-4);③首选单药治疗,对于治疗困难的病例可以在合适的时机开始抗癫痫药联合治疗,应尽量选择不同作用机制的抗癫痫药进行联合治疗;④遵循抗癫痫药的药代动力学服药应规则、不间断,用药剂量个体化;⑤必要时定期监测血药浓度;⑥如需替换药物,应逐渐过渡;⑦疗程要长,一般需要治疗至少连续2年不发作,而且脑电图癫痫样放电完全或者基本消失,才能开始逐渐减药,不同的病因学、癫痫综合征分类及治疗过程顺利与否均会影响疗程;⑧缓慢停药,减停过程一般要求>6个月;⑨在整个治疗过程中均应定期随访,监测药物各种可能出现的不良反应。

表 5-3　国内儿科常用抗癫痫药

抗癫痫药	日维持用量	最大剂量(mg)	每天使用次数	有效血药浓度(mg/L)	常见不良反应
卡马西平	10~20 mg/kg	1 200	2~3	8~12	变态反应、白细胞减少
氯硝西泮	100~200 μg/kg	8	2~3		嗜睡、共济失调及行为异常
苯巴比妥	45~180 mg (3~5 mg/kg)	500	1~3	15~40	嗜睡、共济失调、多动
苯妥英钠	250~300 mg (4~8 mg/kg)	500	2~3	10~20	齿龈增生、多毛、头晕、乏力、共济失调、白细胞减少
丙戊酸钠	20~30 mg/kg	2 400	2~3 缓释片 1~2	50~100	肝功能损害、体重增加、震颤、血小板减少、胰腺炎

续表

抗癫痫药	日维持用量	最大剂量（mg）	每天使用次数	有效血药浓度（mg/L）	常见不良反应
拉莫三嗪	2～10 mg/kg（单药） 1～5 mg/kg（与丙戊酸合用）5～15 mg/kg（其他添加）	700	1～2	5～18	变态反应、肝肾衰竭、弥散性血管内凝血、疲倦、恶心、白细胞减少
左乙拉西坦	20～60 mg/kg	3 000	2	10～40	易激惹、血小板减少
奥卡西平	900～2 400 mg	3 000	2	12～24	变态反应、低血钠、白细胞减少、头晕和嗜睡
托吡酯	100～200 mg（单药） 200～400 mg（添加）	1 600	2	4.0～25	注意力受损、青光眼、低热、闭汗、找词困难、肾结石、体重减轻
唑尼沙胺	200～400 mg （4～8 mg/kg）	600 12 mg/kg	1～3	7～40	皮疹、肾结石、少汗、困倦、乏力、运动失调、白细胞降低、肝功能损害

表 5-4　根据发作类型选择抗癫痫药

发作类型	一线药物	可以考虑的药物	可能加重发作的药物
全面强直阵挛发作	丙戊酸 拉莫三嗪 卡马西平 奥卡西平	左乙拉西坦 托吡酯	卡马西平 苯妥英钠 奥卡西平 氨己烯酸 （加重同时存在的失神或肌阵挛发作）
强直或失张力发作	丙戊酸	拉莫三嗪 托吡酯	卡马西平 奥卡西平 氨己烯酸
失神发作	丙戊酸 乙琥胺 拉莫三嗪	氯硝西泮 左乙拉西坦 托吡酯 唑尼沙胺	卡马西平 奥卡西平 苯妥英钠 氨己烯酸
肌阵挛发作	丙戊酸 左乙拉西坦 托吡酯	氯硝西泮 唑尼沙胺	卡马西平 奥卡西平 苯妥英钠 氨己烯酸

续表

发作类型	一线药物	可以考虑的药物	可能加重发作的药物
局灶性发作	卡马西平 拉莫三嗪 奥卡西平 左乙拉西坦 丙戊酸	苯妥英钠 苯巴比妥 唑尼沙胺	

2.常用抗癫痫药

目前抗癫痫药分为传统抗癫痫药物和新抗癫痫药。传统抗癫痫药物主要包括苯巴比妥、丙戊酸、卡马西平、苯妥英、氯硝西泮,新抗癫痫药主要是指 20 世纪 90 年代后上市的,目前国内已有的包括拉莫三嗪、左乙拉西坦、奥卡西平、托吡酯、唑尼沙胺及氨己烯酸。

(三)癫痫外科治疗

有明确的癫痫灶(如局灶皮质发育不良等),抗癫痫药物治疗无效或效果不佳、频繁发作影响患儿的日常生活者,应及时到专业的癫痫中心进行癫痫外科治疗评估,如果适合,应及时进行外科治疗。癫痫外科主要治疗方法有癫痫灶切除手术(包括病变半球切除术)、姑息性治疗(包括胼胝体部分切开、迷走神经刺激术等神经调控治疗)。局灶性癫痫,定位明确,切除癫痫灶不引起主要神经功能缺陷者手术效果较好,可以达到完全无发作,并停用所有抗癫痫药,如颞叶内侧癫痫。由于局灶病变导致的癫痫性脑病,包括婴儿痉挛症等,如果能早期确定致痫灶进行及时手术治疗,不仅能够完全无发作,而且能够显著改善患儿的认知功能及发育水平。另一方面,癫痫手术治疗毕竟是有创治疗,不可滥用,必须在专业的癫痫中心谨慎评估手术的风险及获益,并与家长反复沟通后再进行。

(四)其他疗法

如生酮饮食,免疫治疗(大剂量丙种球蛋白、糖皮质激素等)。

第二节　脑性瘫痪

脑性瘫痪(cerebral palsy,CP)简称脑瘫,亦称 Litter 病,是一组非进行性遗传及后天获得的儿童神经病学疾病,是引起儿童机体运动伤残的主要疾病之一。国外报道,在活产婴儿中脑瘫总体患病率为 3.6‰,我国儿童脑瘫患病率约为 2.0‰。脑瘫患儿中,男孩多于女孩,男∶女为(1.13~1.57)∶1。

一、病因

本病的致病因素较多,主要病因可分为 3 类。①出生前因素:主要由宫内感染、缺氧、中毒、接触放射线、孕妇营养不良、妊高征及遗传因素等引起的脑发育不良或脑发育畸形;②出生时因素:主要为早产(尤其是<26 周极早产)、过期产、多胎、低出生体重、窒息、产伤、缺血缺氧性脑病等;③出生后因素:各种感染、外伤、颅内出血、胆红素脑病等。但存在这些致病因素的患儿并非全部发生脑瘫,因此只能将这些因素视为可能发生脑瘫的主要危险因素。

近年来,遗传因素在脑瘫中发病中的作用逐渐被人们所重视。目前,针对脑瘫病因学方面的研究主要是关注胚胎发育生物学领域,重视对受孕前后有关的环境和遗传因素的研究。

二、病理

脑性瘫痪是皮质和皮质下运动神经元网络的障碍,其病理变化与病因有关,可见各种畸形与发育不良。但最常见的还是不同程度的大脑皮质萎缩和脑室扩大,可有神经细胞减少及胶质细胞增生。脑室周围白质软化变性,可由多个坏死或变性区及囊腔形成。胆红素脑病可引起基底节对称性的异常髓鞘形成过多,称为大理石状态。出生时或出生后的损伤以萎缩、软化或脑实质缺损为主。

三、临床表现

(一)基本表现

脑瘫患儿最基本的临床表现是运动发育异常。一般有以下 4 种表现。

1.运动发育落后和主动运动减少

患儿的粗大运动(竖颈、翻身、坐、爬、站立、行走)及手指的精细动作发育等均落后于同龄正常儿,瘫痪部位肌力降低,主动运动减少。

2.肌张力异常

肌张力异常是脑瘫患儿的特征之一,多数患儿肌张力升高,称之为痉挛型。肌张力低下型则肌肉松软。手足徐动型则表现为变异性肌张力不全。

3.姿势异常

姿势异常是脑瘫患儿非常突出的突出表现,其异常姿势多种多样,异常姿势与肌张力不正常和原始反射延迟消失有关。

4.反射异常

可有多种原始反射消失或延迟,痉挛型脑瘫患儿腱反射活跃或亢进,有些可引出踝阵挛及巴氏征阳性。

(二)临床分型

(1)根据瘫痪的不同性质,可分为以下不同类型。①痉挛型:最常见的类型,约占全部病儿的70%。病变累及锥体束,表现为肌张力增高、肢体活动受限(图5-4)。②手足徐动型:约占脑瘫20%,主要病变在锥体外系统,表现为难以用意志控制的不自主运动。本型患儿智力障碍一般不严重。③强直型:此型很少见到,病变在锥体外系性,为苍白球或黑质受损害所致。由于全身肌张力显著增高,身体异常僵硬,运动减少。此型常伴有严重智力低下。④共济失调型:病变在小脑,表现为步态不稳,走路时两足间距加宽,四肢动作不协调,上肢常有意向性震颤,肌张力低下,腱反射不亢进。⑤震颤型:此型很少见。表现为四肢震颤,多为静止震颤。⑥肌张力低下型:表现为肌张力低下,四肢呈软瘫,自主运动很少,但可引出腱反射。本型常为过渡形式,婴儿期后大多可转为痉挛型或手足徐动型。⑦混合型:同时存在上述类型中两种或两种以上者称为混合型。其中痉挛型与手足徐动型常同时存在。

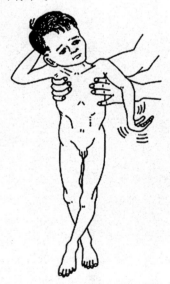

图 5-4 痉挛型脑瘫剪刀样姿势

2006年我国脑瘫学术会议上决定把脑瘫分为6型,即痉挛型、不随意运动型、强直型、共济失调型、肌张力低下型和混合型。

（2）根据瘫痪受累部位，可分为单瘫（单个上肢或下肢）、偏瘫（一侧肢体）、截瘫（双下肢受累，上肢正常）、双瘫（四肢瘫，下肢重于上肢）、三瘫及双重偏瘫等。

（三）伴随症状或疾病

脑瘫患儿除运动障碍外，常合并其他功能异常。

（1）智力低下：50％～75％脑瘫患儿合并智力低下，以痉挛型四肢瘫、肌张力低下型、强直型多见，手足徐动型较少见。

（2）10％～40％脑瘫患儿合并癫痫，以偏瘫、痉挛性四肢瘫患儿多见。

（3）眼部疾病，如斜视、屈光不正、视野缺损、眼球震颤等，发生频率为20％～50％。

（4）其他还可有听力障碍、语言障碍、精神行为异常等。

（5）此外，胃食管反流、吸入性肺炎等也较常见。痉挛型患儿还可出现关节脱臼、脊柱侧弯等。

四、辅助检查

（一）运动评估

粗大运动功能测试量表是目前脑瘫患儿粗大运动评估中使用最广泛的量表。

（二）头颅 CT/MRI

脑性瘫痪患儿中最为广泛使用的是 MRI，因为它在区分白色和灰色物质时比 CT 扫描更清楚。70％～90％的患者在 MRI 检查中出现异常。

（三）脑电图

脑电图对伴有癫痫发作的患儿可明确发作类型，指导治疗。

（四）遗传学检测

血、尿串联质谱，有条件可行基因检测。

五、诊断和鉴别诊断

脑瘫的诊断主要依靠病史及全面的神经系统体格检查。全面查体是脑性瘫痪一个重要的诊断。其诊断应符合以下 2 个条件：①婴儿时期就出现的中枢性运动障碍症状；②除外进行性疾病（如各种代谢病或变性疾病）所致的中枢性瘫痪及正常儿童一过性发育落后。诊断时应除外其他进行性疾病（各种代谢病或变性疾病）。

六、治疗

主要目的是促进各系统功能的恢复和发育,纠正异常姿势,减轻其伤残程度。

(一)治疗原则

1.早期发现、早期治疗

婴幼儿运动系统处于快速发育阶段,早期发现运动异常,尽快加以纠正,容易取得较好疗效。

2.促进正常运动发育、抑制异常运动和姿势

按儿童运动发育规律,进行功能训练,循序渐进,促使儿童产生正确运动。

3.综合治疗

利用各种有益的手段对患儿进行全面、多样化的综合治疗,除针对运动障碍进行治疗外,对合并的语言障碍、智力低下、癫痫、行为异常也需进行干预。还要培养患儿对日常生活、社会交往及将来从事某种职业的能力。

4.家庭训练与医师指导相结合

脑瘫的康复是个长期的过程,患儿父母必须树立信心,在医师指导下,学习功能训练手法,坚持长期治疗。

(二)功能训练

1.躯体训练(physical therapy,PT)

PT主要训练粗大运动,特别是下肢的功能,利用机械的、物理的手段,针对脑瘫所致的各种运动障碍及异常姿势进行的一系列训练,目的在于改善残存的运动功能,抑制不正常的姿势反射,诱导正常的运动发育。

2.技能训练(occupational therapy,OT)

OT训练上肢和手的功能,提高日常生活能力并为以后的职业培养工作能力。

3.语言训练

语言训练包括发音训练、咀嚼吞咽功能训练等。有听力障碍者应尽早配置助听器,有视力障碍者也应及时纠正。

(三)矫形器的应用

在功能训练中,常常需用一些辅助器和支具,矫正患儿异常姿势、抑制异常反射。

（四）手术治疗

手术治疗主要适用于痉挛型脑瘫患儿,目的在于矫正畸形、改善肌张力、恢复或改善肌力平衡,如跟腱延长术。

（五）药物治疗

目前尚未发现治疗脑瘫的特效药物,但有些对症治疗的药物可以选用,如可试用小剂量苯海索缓解手足徐动型的多动,改善肌张力。苯二氮䓬类药物对于缓解痉挛有一定效果。

（六）其他

如针灸、电疗、中药等治疗,对脑瘫的康复也可能有益处。早期的社会和心理服务,对家长和孩子至关重要。

第三节　病毒性脑炎

病毒性脑炎是指各种病毒感染引起的脑实质炎症,是儿童最常见的神经系统感染性疾病之一。

一、病因

肠道病毒、单纯疱疹病毒、虫媒病毒、腺病毒、巨细胞病毒及某些传染病病毒是引起急性脑炎最为常见的病原。近年来肠道病毒 71 引起的脑炎在亚洲流行,造成极大危害。

二、发病机制

（一）病毒对神经组织的直接侵袭

病毒对神经组织的直接侵袭是病毒性脑炎神经系统损伤的主要机制之一。病毒主要通过皮肤、结膜、呼吸道、肠道和泌尿生殖系统等途径进入机体。例如,当皮肤损伤或被虫媒咬伤时,日本乙型脑炎、森林脑炎病毒等可进入体内;腺病毒可由结膜感染进入;带状疱疹病毒、巨细胞病毒、狂犬病毒、麻疹病毒、风疹和流感病毒等可由呼吸道进入;EB 病毒、肠道病毒 71 等可由消化道进入。病毒进入机体后在局部复制,经淋巴结-淋巴管-胸导管进入血液,扩散至中枢神经系统;或侵入局部周围神经并沿周围神经轴索向中枢侵入。

(二)机体对病毒抗原的免疫反应

机体对病毒抗原的免疫反应是病毒性脑炎神经系统损伤的另一主要机制,可导致脱髓鞘病变及血管和血管周围的损伤,而血管病变又影响脑循环加重脑组织损伤。

三、病理

病毒性脑炎的病变大多呈弥漫分布,受累脑组织及脑膜充血水肿,炎症细胞浸润,并环绕血管形成血管套。血管内皮及周围组织坏死,胶质细胞增生可形成胶质结节。神经细胞呈现不同程度的变性、肿胀和坏死,可见噬神经细胞现象。神经髓鞘变性、断裂。

四、临床表现

病毒性脑炎的临床表现多样,轻者1～2周恢复,重者可持续数周或数月,甚至致死或致残。

(一)前驱症状

可有发热、头痛、精神萎靡、上呼吸道感染症状、恶心、呕吐、腹痛及肌痛等前驱症状。

(二)神经系统症状

(1)颅内压增高主要表现为头痛、呕吐、血压升高、心动过缓、婴儿前囟饱满等,严重者可出现脑疝危及生命。

(2)意识障碍轻者无意识障碍,重者可有不同程度的意识障碍和精神症状。

(3)惊厥常出现全身性或局灶性抽搐。

(4)病理征和脑膜刺激征均可阳性。

(5)局灶性症状体征如急性偏瘫、共济失调、后组颅神经受累表现、手足徐动、舞蹈动作等。

(三)其他系统症状

单纯疱疹病毒脑炎可伴口唇或角膜疱疹,柯萨奇病毒脑炎可伴有心肌炎和各种类型皮疹,腮腺炎脑炎常伴有腮腺肿大,肠道病毒71脑炎可伴随手足口病或疱疹性咽峡炎。

五、辅助检查

(一)脑脊液检查

脑脊液压力增高,外观多清亮,白细胞总数增加,多在 $300 \times 10^6/L$ 以下,以淋巴细胞为主。脑脊液蛋白质大多轻度增高或正常,糖和氯化物无明显改变。涂片或培养均无细菌发现。

(二)病毒学检查

1.病毒分离与鉴定

从脑脊液、脑组织中分离出病毒,具有确诊价值。

2.血清学检查

双份血清法或早期 IgM 测定。

3.分子生物学技术

PCR 技术可从患儿呼吸道分泌物、血液、脑脊液中检测病毒 DNA 序列,从而确定病原。

(三)脑电图

脑电图主要表现为高幅慢波,多呈弥漫性分布,可有痫样放电波,对诊断有参考价值。

(四)影像学检查

严重病例 CT 和 MRI 均可显示炎性病灶,表现为大小不等、界限不清、不规则低密度或高密度影灶,但轻症病脑患儿和病毒性脑炎的早期多无明显异常改变。

六、诊断和鉴别诊断

病毒性脑炎的诊断主要靠病史、临床表现、脑脊液检查和病原学鉴定。在临床上应注意和下列疾病进行鉴别。

(1)化脓性脑膜炎经过不规则治疗的化脓性脑膜炎,其脑脊液改变可以与病毒性脑炎相似,应结合病史、治疗经过、特别是病原学检查进行鉴别。

(2)结核性脑膜炎婴幼儿结核性脑膜炎可以急性起病,而且脑脊液细胞总数及分类与病毒性脑炎相似,有时容易混淆。但结核性脑膜炎脑脊液糖和氯化物均低,常可问到结核接触史,身体其他部位常有结核灶,再结合 PPD 试验和血沉等,可以鉴别。

(3)真菌性脑膜炎起病较慢,病程长,颅内压增高明显,头痛剧烈,脑脊液墨汁染色可确立诊断。

（4）急性播散性脑脊髓膜炎急性播散性脑脊髓炎（acute disseminated encepha-lomyelitis，ADEM）又称感染后脑脊髓炎（postinfectious encephalomyelitis，PIE）或疫苗后脑脊髓炎（postvaccinal encephalomyelitis，PVE），是指继发于急性感染性疾病或疫苗接种后，由细胞免疫介导为主的中枢神经系统急性炎症性脱髓鞘疾病。重症病毒性脑炎或以精神症状为主要表现的病毒性脑炎需要与本病鉴别。ADEM典型病例在起病前30天之内常有感染性疾病史或免疫接种史。通常以脑病表现为主，病情常进展迅速，3～5天内出现一系列神经系统症状。病程一般呈单相性。脑脊液急性期和病毒性脑炎类似，部分脑脊液 IgG 指数增高，寡克隆抗体阳性。MRI 扫描在急性期即可显示病变，是 ADEM 诊断的重要手段，表现为脑白质多发性散在的非对称性长 T_2 信号，可同时侵犯基底节、丘脑等灰质核团，以及脑干、脊髓。治疗主要采用免疫调节治疗，包括大剂量静脉用丙种球蛋白、糖皮质激素，必要时可以用免疫抑制剂。

（5）其他如 Reye 综合征、中毒性脑病等亦需鉴别。

七、治疗

病毒性脑炎至今尚无特效治疗，仍以对症处理和支持疗法为主。

（一）一般治疗

应密切观察病情变化，加强护理，保证营养供给，维持水电解质平衡，重症患儿有条件时应在 PICU 监护治疗。

（二）对症治疗

对高热者给予及时降温治疗；颅高压者进行降颅压治疗，常用甘露醇，必要时可联合应用呋塞米、清蛋白等；惊厥者给予地西泮、苯巴比妥等止惊药物治疗。

（三）病因治疗

对于疱疹病毒脑炎可给予阿昔洛韦治疗，甲流感病毒可试用奥司他韦，其他病毒感染可酌情选用干扰素。

（四）肾上腺皮质激素的应用

急性期应用可控制炎症反应，减轻脑水肿、降低颅内压，有一定疗效，但意见尚不一致。

（五）抗生素的应用

对于重症婴幼儿或继发细菌感染者，应适当给予抗生素。

(六)康复治疗

对于重症恢复期患儿或留有后遗症者,应进行康复治疗,如针灸、按摩、高压氧等。

八、预后

大部分病毒性脑炎患儿在1～2周内康复,部分患儿病程较长。重症患儿可留下不同程度后遗症,如肢体瘫痪、癫痫、智力低下、失语、失明等。单纯疱疹病毒脑炎、乙型脑炎和肠道病毒71脑炎的死亡率高。

九、预防

对可疫苗预防的病毒性脑炎需按时免疫接种,如风疹、麻疹、脊髓灰质炎、流行性乙型脑炎、流行性腮腺炎等。对尚不能用疫苗预防的病毒,则以增强体质、积极消灭蚊虫、保证饮食洁净等措施为主。

第四节 吉兰-巴雷综合征

吉兰-巴雷综合征(Guillain-Barre syndrome,GBS)过去多译为格林-巴利综合征,其又称急性感染性多发性神经根神经炎。由于目前认为该病是感染后的自身变态反应性疾病,所以国外有人称为急性感染后多发性神经病。该病是进展迅速而又大多可完全恢复的以运动神经受累为主的周围神经病,多见于儿童,夏秋季好发,男略多于女。我国的年发病率为1.6/10万,农村高于城市。其主要临床特征是急性进行性对称性弛缓性麻痹,多为上行性进展,常有颅神经受累,重者可出现呼吸肌麻痹甚至危及生命。病后2～3周脑脊液呈现蛋白-细胞分离现象。

一、病因及发病机制

该病是一种自身免疫性疾病,与多种因素有关,感染因素最为突出。

(一)感染因素

大多数患儿于发病前2～3周有上呼吸道或胃肠道感染等前驱疾病。已经证实空肠弯曲菌菌体脂多糖涎酸等终端结构与周围神经中的神经节苷脂GM1、

GDLa 等分子结构相似,因而可引发交叉免疫反应,产生抗 GM1、GDLa 等抗神经节苷脂自身抗体,导致周围神经免疫性损伤。除了空肠弯曲菌外,常见的肠道病毒和呼吸道病毒,以及巨细胞病毒、EB 病毒、水痘病毒、麻疹病毒、肝炎病毒、流感病毒、HIV、弓形体、肺炎支原体等感染或疫苗接种后也可发生本病。

(二)其他因素

在经历相同的病原体感染的人群中,仅有少部分患儿发生此病,考虑可能与遗传易感性有关。少数患者与疫苗接种相关如麻疹疫苗、狂犬病疫苗等。

二、病理

典型病理改变是神经根、周围神经干的急性、多灶性、节段性髓鞘脱失,崩解的髓鞘被巨噬细胞吞噬,神经节和神经内膜水肿及多灶性炎细胞浸润。由于前驱感染病原体的不同及患儿免疫状态的差异,导致了不同的病理类型及临床表现,目前主要分为以下四种。

(一)急性炎症性脱髓鞘性多神经根神经病

急性炎症性脱髓鞘性多神经根神经病(acute inflammatory demyelinating polyneuropathy,AIDP)免疫损伤的主要部位是周围神经原纤维的髓鞘,轴索相对完整,运动和感觉纤维都受累,最常见。

(二)急性运动轴索神经病

急性运动轴索神经病(acute motor axonal neuropathy,AMAN)主要病理特征是轴突的瓦勒样变性,仅有轻微的髓鞘脱失和炎症反应,此型与空肠弯曲菌感染的关系更为密切。

(三)急性运动感觉轴索性神经病

急性运动感觉轴索性神经病(acute motor sensory axonal neuropathy,AMSAN)轴突 Wallerian 明显变性,同时波及运动和感觉神经纤维。此型少见,病情多较重,恢复缓慢。

(四)Miller-Fisher 综合征

Miller-Fisher 综合征(MFS)为一特殊类型,主要表现为眼肌麻痹、共济失调和腱反射消失三联征,无肢体瘫痪。

三、临床表现

多数患儿发病前 2～3 周有上呼吸道感染史,起病较急,也可呈亚急性起病。

85%的患儿2周内达病情高峰,3周后开始恢复。少数患儿1~3天即可发展至疾病高峰,也有的患儿2周后仍有进展,但麻痹进展一般不超过4周。本病呈自限性,多数患者2~3周开始恢复,3~6个月完全恢复正常。其主要临床表现如下。

(一)运动障碍

进行性肌无力是该病的突出表现,一般先从下肢开始,逐渐向上发展,累及上肢及颅神经,少数患儿呈下行性进展。两侧基本对称,一般肢体麻痹远端重于近端。瘫痪呈弛缓性,腱反射消失或减弱,受累部位肌肉萎缩。患儿肌力恢复的顺序是自上而下,与进展顺序相反,最后下肢恢复。约半数以上的患儿出现轻重不同的呼吸肌麻痹,表现为呼吸表浅、咳嗽无力、声音微弱,其中7%~15%的患儿需辅助呼吸。

(二)颅神经麻痹

约半数患儿累及后组(Ⅸ、Ⅹ、Ⅻ)颅神经,表现为语音低微、吞咽困难、进食呛咳,易发生误吸。约20%的患儿合并周围性面瘫。少数患儿可出现视盘水肿而无明显视力障碍。眼外肌受累机会较少,但是少数患儿在病程早期即可出现动眼神经的严重受累,如Miller-Fisher综合征。

(三)感觉障碍

主要见于AIDP和AMSAN的患者,感觉障碍远不如运动障碍明显,且主观感觉障碍明显多于客观检查发现。在发病的初期,患儿可述痛、麻、痒或其他不适的感觉,持续时间比较短,常为一过性。少数患儿可查到手套、袜子型的感觉障碍。不少患儿因惧怕神经根牵涉性疼痛而致颈抵抗和Lasegue征阳性。

(四)自主神经功能障碍

患儿常有出汗过多、肢体发凉、皮肤潮红、心率增快、血压不稳等自主神经症状。少数患儿可有一过性尿潴留或尿失禁。自主神经症状多出现在疾病早期,存在时间较短。

四、辅助检查

(一)脑脊液检查

80%~90%患儿的脑脊液呈现蛋白细胞分离现象,即脑脊液中蛋白含量增高而白细胞数正常。然而,病初脑脊液蛋白可以正常,通常病后第2周开始升高,第3周达高峰,之后又逐渐下降。糖含量正常,细菌培养阴性。

（二）电生理检查

电生理改变与 GBS 的型别有关。AIDP 患儿主要表现为运动和感觉传导速度减慢，远端潜伏期延长和反应电位时程增宽，波幅减低不明显。以轴索变性为主要病变的 AMAN 患儿，主要表现为运动神经反应电位波幅显著减低；AMASN 患儿则同时有运动和感觉神经电位波幅减低，传导速度基本正常。

五、诊断与鉴别诊断

根据患儿急性或亚急性起病，不发热、进行性对称性弛缓性麻痹，脑脊液呈蛋白-细胞分离现象，诊断一般不困难。2010 年 8 月我国学者提出吉兰-巴雷综合征诊治指南。

AIDP 的诊断标准：常有前驱感染史，呈急性或亚急性起病，进行性加重，多在 2 周左右达高峰；对称性肢体无力，重症者可有呼吸肌无力，四肢腱反射减低或消失；可伴轻度感觉异常和自主神经功能障碍；脑脊液出现蛋白-细胞分离现象；电生理检查显示运动神经传导潜伏期延长，运动神经传导速度减慢，F 波异常，传导阻滞，异常波形离散等；病程有自限性。

AMAN 和 AMSAN 诊断标准：临床表现与 AIDP 类似，通过肌电图检查区分。

MFS 诊断标准：急性起病，病情在数天内或数周内达到高峰；临床上以眼外肌瘫痪、共济失调和腱反射减弱为主要表现，肢体肌力正常或轻度减退；脑脊液出现蛋白-细胞分离；病程呈自限性。

在病程早期或临床表现不典型时，GBS 需与以下疾病鉴别。

（一）脊髓灰质炎

先有发热，体温开始下降时出现瘫痪，体温正常后不再进展。瘫痪为不对称性分布，以单侧下肢瘫多见。无感觉障碍，疾病早期脑脊液细胞数增加，粪便病毒分离或血清学检查可证实诊断。我国已消灭野生型病毒引起的脊髓灰质炎，但柯萨奇病毒、埃可病毒等肠道病毒可引起急性迟缓性麻痹，另外偶可见到疫苗相关性急性迟缓性麻痹，均应注意鉴别。

（二）急性脊髓炎

急性脊髓炎特别是高位脊髓炎，可出现四肢瘫痪，在脊髓休克期表现为肌张力低下，腱反射消失，需注意鉴别。但急性脊髓炎常有明显的感觉障碍平面和自主神经功能障碍引起的二便排泄障碍。

(三)脊髓肿瘤

多进展缓慢,有根性痛,常呈不对称性上运动神经元性瘫痪,可有感觉障碍和排便功能障碍,MRI 检查可明确诊断。

(四)急性脑干脑炎

常累及颅神经并可引起交叉性瘫痪,肠道病毒 71 引起者常有共济失调,应注意与 Miller-Fisher 综合征鉴别。

(五)其他

如周期性瘫痪、癔症性瘫痪、卟啉病引起的弛缓性麻痹等亦应注意鉴别。

六、治疗

该病对患儿生命威胁最大的症状是呼吸肌麻痹,其次是后组颅神经功能障碍。如能顺利度过急性期,大多恢复良好,因此急性期综合护理和治疗非常重要。

(一)一般治疗及护理

该病患儿可以进展很快,甚至 24 小时内即可出现呼吸肌麻痹,因此应严密观察病情变化和呼吸情况。耐心细致的护理对该病尤为重要:要保持瘫痪患儿体位舒适,勤翻身,维持肢体功能位,尽早进行康复训练;及时清除口咽分泌物,保持呼吸道通畅;颅神经受累者进食要小心,吞咽困难时给予鼻饲,以防食物呛入气管;室内温度、湿度要适宜,保证营养、水分供应及大小便通畅等。

(二)呼吸肌麻痹的处理

凡因呼吸肌麻痹引起明显呼吸困难、咳嗽无力特别是吸氧后仍有低氧血症者,应及时行气管切开术。术后按时拍背吸痰,防止发生肺不张及肺炎。必要时用人工呼吸器辅助呼吸,并定期做血气分析。

(三)血浆置换

疗效确切,能减轻病情,缩短瘫痪时间,减少并发症,改善预后。但需专用设备且价格昂贵,可能出现严重不良反应,临床应用受到一定限制。

(四)静脉注射免疫球蛋白

静脉注射免疫球蛋白(intravenous immune globulin,IVIg)是当前首选的治疗方案,每天 0.4 g/kg,连用 5 天,疗效与血浆置换相当,严重不良反应发生率更低。

（五）肾上腺糖皮质激素

研究证实单独应用糖皮质激素治疗 GBS 无明确疗效，糖皮质激素和 IVIg 联合治疗与单独应用 IVIg 的效果也无显著差异。不推荐应用糖皮质激素治疗 GBS。

（六）其他

如并发肺炎应及时给予抗生素治疗，如有心功能受累应及时处理。另外在治疗过程中，维生素类药物常被选用，如维生素 B_1、维生素 B_{12} 等。

第五节　重　症　肌　无　力

重症肌无力（myasthenia gravis，MG）在儿科主要是指自身免疫性重症肌无力，是一种自身抗体介导的神经肌肉接头（neuromuscular junction，NMJ）功能障碍。临床上表现为骨骼肌无力，其特点是疲劳时加重，休息或用胆碱酯酶抑制剂后症状减轻。

一、病因和发病机制

正常神经肌肉接头处（突触）由运动神经末梢（突触前膜）、突触间隙和肌膜（突触后膜）三部分组成。突触前膜膨大无髓鞘，内含储存神经递质乙酰胆碱（acetylcholine，Ach）的许多囊泡，神经冲动电位促使神经末梢向突触间隙释放 Ach，Ach 与突触后膜上的乙酰胆碱受体（Ach-R）结合，引起终板膜上 Na^+ 通道开放，产生动作电位。自身免疫性 MG 的发病机制中至少 80% 是自身免疫抗体直接作用于神经肌肉接头处突触后膜上的乙酰胆碱受体。Ach-R 抗体不仅可直接破坏 Ach-R 和突触后膜，使 Ach-R 数目减少，突触间隙增宽，而且还可与 Ach 竞争 Ach-R 结合部位。因此虽然突触前膜释放 Ach 的量正常，但在重复神经冲动过程中，患儿 Ach 与 Ach-R 结合的概率越来越小，导致临床出现肌肉病态性易疲劳现象。抗胆碱酯酶可抑制 Ach 的降解，增加其与受体结合机会，从而增强终板电位，可使肌力改善。最近研究发现肌肉特异性激酶抗体及兰尼碱受体抗体可以导致突触后膜乙酰胆碱受体稳定性下降而致病。MG 免疫学异常的病因迄今尚无定论。有人认为与胸腺的慢性病毒感染有关，且与人类白细胞抗原

(human leucocyte antigen,HLA)型别有关,一般女性、发病较早、伴胸腺增生的患者以 HLA-A1B8 及 Dw3 多见;而男性、发病较晚、伴胸腺瘤患者以 HLA-A2A3 居多。

二、临床表现

(一)儿童期重症肌无力

儿童期重症肌无力女孩多见,合并胸腺瘤较少。约 2% 的患儿有家族史,提示这些患儿的发病与遗传因素有关。目前临床上多采用 Osserman 分型,将重症肌无力分为五型。Ⅰ型(眼肌型):表现为眼肌麻痹为最常见的类型,40% 左右发展为全身型。Ⅱa 型(轻度全身型):进展缓慢,眼外肌受累,同时可累及咽喉部肌肉,对胆碱酯酶抑制剂反应良好,病死率低。Ⅱb 型(中度全身型):从眼外肌和咽喉部肌肉受累扩展至全身肌肉,呼吸肌一般不受累,对胆碱酯酶抑制剂常不敏感。Ⅲ型(急性快速进展型):常突然发病,在数周至数月内进展迅速,早期出现呼吸肌受累,伴严重四肢肌和躯干肌受累,胆碱酯酶抑制剂反应差,常合并胸腺瘤,死亡率高。Ⅳ型(慢性严重型):病初为Ⅰ型或Ⅱa型,2 年或更长时间后病情突然恶化,对胆碱酯酶抑制剂反应不明显,常合并胸腺瘤,预后欠佳。

(二)新生儿期重症肌无力

此组肌无力病因特殊,包括两种类型。

1.新生儿暂时性重症肌无力

新生儿暂时性重症肌无力又称新生儿一过性重症肌无力,仅见于 MG 母亲所生新生儿,如母亲患 MG,约 1/7 的新生儿因体内遗留母亲抗 Ach-R 抗体,可能于生后出现全身肌肉无力,严重者需要呼吸机辅助呼吸或胃管喂养。眼肌无力症状少见。如度过危险期,数天或数周后,婴儿体内的抗 Ach-R 抗体消失,肌力即可恢复正常,且以后并不存在发生 MG 的特别危险性。

2.先天性肌无力综合征

先天性肌无力综合征(Congenital myasthenic syndromes,CMS)部分可以在新生儿期起病,此组疾病是一组常染色体隐性遗传性神经肌肉传递障碍,与母亲是否患 MG 无关。患儿出生后即可出现全身肌无力和眼外肌受累,症状很难自然缓解,胆碱酯酶抑制剂和血浆置换治疗无效。

(三)肌无力危象和胆碱能危象

重症肌无力患儿可突然出现两种不同的危象。一种是重症肌无力危象,指患儿本身病情加重或治疗不当引起呼吸肌无力所致的严重呼吸功能不全状态，此种危象患儿常有反复感染、低钠血症、脱水、酸中毒或不规则用药史。另一种是胆碱能危象，除有明显肌无力外，还有抗胆碱酯酶药物过量的临床表现，如面色苍白、腹泻、呕吐、高血压、心动过缓、瞳孔缩小及黏膜分泌物增多等。如遇上述症状不典型的病例，可借肌内注射依酚氯铵 1 mg 做鉴别诊断或指导治疗。如患儿用药后症状改善，则考虑为肌无力危象，仍可继续应用抗胆碱酯酶药物。如用药后症状加重，则考虑为胆碱能危象，应停用抗胆碱酯酶药物。

三、诊断

根据病史和疲劳试验，典型者诊断不难。以下检查有利于确定诊断。

（一）药物诊断性试验

依酚氯铵或新斯的明药物试验有助于诊断。前者是胆碱酯酶的短效抑制剂，显效迅速，但有时可导致心律失常，故一般不用于婴儿。用于儿童时每次 0.2 mg/kg（最大不超过 10 mg），静脉注射或肌内注射，用药后 1 分钟即可见肌力明显改善，2～5 分钟后作用消失。新斯的明虽显效较慢，但很少有心律失常的不良反应。每次 0.04 mg/kg，肌内注射，或新生儿 0.1～0.15 mg，儿童 0.25～0.5 mg，最大不超过 1 mg。最大作用在用药后 15～40 分钟。婴儿反应阴性而又高度怀疑本病时，可于 4 小时后加量为 0.08 mg/kg。为防止新斯的明引起的面色苍白、腹痛、腹泻、心率减慢、气管分泌物增多等毒蕈碱样不良反应，注射该药前应先备好阿托品，一旦出现上述症状，可肌内注射阿托品 0.01 mg/kg。

（二）肌电图检查

低频重复刺激（通常用 3 次/秒）检查对诊断该病有重要价值。特征性表现是重复刺激后肌肉动作电位幅度递减，衰减＞10％。

（三）血清抗 Ach-R 抗体检查

阳性者对诊断有重要意义，但阴性者并不能排除该病。婴幼儿阳性率低，以后随年龄增加而增高。眼肌型（约 40％）又较全身型（70％）低。

（四）胸部影像学检查

胸片检查可遗漏约 25％的胸腺肿瘤，胸部 CT 或 MRI 可明显提高阳性率。

四、鉴别诊断

该病最主要是和先天性肌无力综合征（CMS）鉴别，CMS 是一种由于遗传缺陷导致的 AChR 的结构或功能障碍，常常在婴儿期起病，但是也可以在更大年龄起病,临床表现类似,但是免疫治疗无效。

另外,还应与吉兰-巴雷综合征、脊髓灰质炎的延髓型、线粒体肌病、脑干脑炎、脑肿瘤、进行性肌营养不良等相鉴别。严重的婴儿腹泻缺钾时也可发生肌无力现象,但常以颈、腹部肌群和心肌先受累,必要时行心电图及血钾水平检查可帮助鉴别。

五、治疗

(一)胆碱酯酶抑制剂

胆碱酯酶(acetylcholinesterase,AChE)抑制剂,提高突触间隙的乙酰胆碱浓度,使之作用于残存的 AChRs,增强神经肌肉传递,从而缓解症状。可用于各型 MG 的治疗,眼肌型 MG 的初始治疗应首选 AChE,溴吡斯的明,每次 1 mg/kg(最大量不超过 60 mg)口服,每天 3~4 次,最多 5 次。根据症状控制的需求及是否有毒蕈碱样不良反应发生,可适当增减每次剂量与间隔时间。如果症状持续不缓解,考虑免疫抑制剂治疗。

(二)糖皮质激素

对于所有进展性的 MG 均应该用免疫抑制治疗,此时糖皮质激素作为首选。也可用于 AChE 抑制剂无效的眼肌型 MG,但是早期应用皮质激素能否减少眼肌型转变为全身型的风险还存在争议。由于在全身型 MG 患者应用皮质激素时,如果开始阶段剂量较大,可能出现症状一过性加重,而且有些患者的全身型 MG 表现早期不明显,所以推荐治疗眼肌型的皮质激素初始剂量为 10~20 mg 泼尼松或者泼尼松龙,隔天 1 次,晨顿服,以后每 5 天加 5~10 mg,直到症状显著缓解,或者最大量 60 mg,隔天服。重症患者可以采用每天口服皮质激素,但是应该注意症状一过性加重的问题。待症状完全缓解后再维持 4~8 周,然后逐渐减量达到能够控制症状的最小剂量,隔天晨顿服。大约 1/3 眼肌型患者由于复发需要长期治疗。激素治疗期间应严密监视其不良反应,应该补充维生素 D 防止骨质疏松。

(三)免疫抑制剂治疗

对于眼肌型 MG,如果皮质激素治疗无效,需要长期治疗但是不能减到安全剂量及出现不可耐受的激素不良反应时,应该开始免疫抑制剂治疗,常用的如硫唑嘌呤、霉酚酸酯、他克莫司、环孢素 A,其他如环磷酰胺、甲氨蝶呤、利妥昔单克隆抗体等也有报道。

（四）胸腺切除术

对于儿童眼肌型 MG 患儿胸腺切除不作为一线治疗，但是可用于药物治疗无效者。有研究表明胸腺切除可能降低眼肌型转变为全身型的风险。AChR 抗体阳性的早发全身型 MG 推荐行胸腺切除，而且最好在病程 1 年内。对于 MG 合并胸腺瘤者，无论病情轻重均应做胸腺切除；非胸腺瘤性全身型 MG，胸腺切除可以增加病情缓解或者改善的概率。

（五）大剂量静脉注射丙种球蛋白（IVIg）和血浆置换疗法

主要用于重症全身型 MG 患者或 MG 危象的抢救。IVIg 剂量按总量 2 g/kg，分 2～5 天用。

（六）重症肌无力危象治疗

（1）保证呼吸道通畅及呼吸功能，必要时经口或经鼻插管，并应用人工呼吸器。

（2）立即肌内注射新斯的明，并继续给予抗胆碱酯酶药物，维持药物有效血浓度。

（3）大剂量静脉注射丙种球蛋白（IVIg）和血浆置换疗法。

（4）积极控制感染，禁用竞争突触后膜乙酰胆碱受体的抗生素。

（七）禁用药物

在 MG 的治疗过程中应禁用加重神经肌肉接头传递障碍的药物，如氨基糖苷类抗生素、红霉素、喹诺酮类、利多卡因、β 受体阻滞剂、肉碱、碘化造影剂等。

六、预后

不到 30% 患儿可自然缓解。眼肌型起病两年后仍无其他肌群受累者，将很少发展为其他类型。据统计最初几年的死亡率为 5%～7%。死于 MG 本身者，多数病程在 1 年之内；死于继发感染者，多见于病后 5～10 年的患儿；死于呼吸功能衰竭者，多见于病后 10 年以上的患儿。

第六节　进行性肌营养不良

进行性肌营养不良（progressive muscular dystrophy，PMD）是一组遗传性肌肉变性疾病，以进行性肌无力和肌萎缩为特征。根据遗传方式、起病年龄、受累部位、病程和预后等因素,进行性肌营养不良有多种临床类型,如假性肥大型肌营养不良、Emery-Dreifuss 肌营养不良、面肩肱型肌营养不良、肢带型肌营养不良、强直性肌营养不良及先天性肌营养不良,其中假性肥大型肌营养不良(pseudohypertrophic muscular dystrophy,PMD)是儿童时期最常见的肌营养不良。Duchenne 和 Becker 肌营养不良(Duchenne/Becker muscular dystrophy,DMD/BMD)是 PMD 两种不同的类型。本节主要介绍 DMD 和 BMD。

一、病因和发病机制

本组疾病均为遗传性疾病,但遗传方式不一。假性肥大型肌营养不良属 X 连锁隐性遗传。目前对于假性肥大型肌营养不良的病因及发病机制研究比较深入。DMD 的基因定位于 Xp21,大小为 2.4 Mbp,其 cDNA 大小为 14 kb,编码的蛋白质称为抗肌萎缩蛋白,该蛋白的分子量为 427 000。DMD 患儿多数为该基因的缺失突变,少数为重复突变,亦有点突变的报道。抗肌萎缩蛋白是一种细胞骨架蛋白,位于肌膜的内侧,其氨基端与肌动蛋白连接,羧基端与肌膜的糖蛋白复合物结合,对维持细胞膜的稳定,防止细胞坏死等起重要作用。DMD 基因突变导致表达产物抗肌萎缩蛋白缺失或者明显缺乏,引起肌细胞膜结构缺陷,可使细胞内成分如肌酸激酶(creatinine kinase,CK)逸出,细胞外的 Ca^{2+} 过多流入肌纤维,造成肌纤维的慢性进行性变性、坏死、再生、萎缩等一系列的病理生理变化。

二、病理

病变早期显微镜下可见肌纤维呈匀质样变性,继之出现肌纤维坏死伴吞噬反应,坏死纤维可成群或散在分布。病变晚期可见肌内膜明显增生,肌组织被大量的脂肪和结缔组织取代,心肌可有脂肪浸润变性。BMD 的肌纤维坏死相对轻微,呈现慢性病理过程。DMD 和 BMD 患者的肌活检标本的免疫组化染色可显示 dystrophin 蛋白缺失或明显减少。

三、临床表现

本病主要为男孩患病,女孩为携带者。DMD 和 BMD 均与肌无力有关,但二者临床表现不尽一致。

(一)DMD

DMD 为儿童最常见的肌营养不良性疾病,临床上以进行性加重的肌无力和肌萎缩为主要表现,在男活婴中的发病率约为 1/3 600。婴儿时期很少有症状,或仅有运动发育稍落后,但血液检查可发现 CK 明显升高(在 5 000～150 000 U/L,正常值＜200 U/L)。2.5 岁左右是父母能够观察到早期异常表现的平均年龄,患儿得到进一步评估的时间在 3.6 岁左右,最终确诊的平均年龄在 5 岁左右。多数患儿在 3 岁以后出现肌无力症状,下肢较上肢明显,表现为走路摇摆,犹如鸭行步态,上楼梯及蹲位站立困难,容易跌倒。由仰卧起立时,必须先翻身转为俯卧位,然后以双手撑地成跪位,继而两膝关节伸直再用双手和双腿共同支起躯干,再用双手依次撑在胫前、膝、大腿前方,才能逐步使躯干伸直而成立位,这种起立过程称为 Gowers 征,是该病的特征性表现。若肩胛带肌肉受累,表现为举臂无力。前锯肌和斜方肌受累,则不能固定肩胛内缘,使肩胛游离呈翼状竖立于背部,称"翼状肩胛",当双臂前推时最为明显。患儿双侧腓肠肌肥大也是 DMD 早期的临床表现。此外三角肌、冈上肌、股外侧肌也可肥大。随着疾病的进展,患儿四肢近端、躯干、颈部肌肉等逐渐萎缩。早期膝腱反射即可减弱,跟腱可发生挛缩甚至引起骨骼变形。患儿肌无力进行性加重,大部分在 10～12 岁左右失去行走能力,且多于 20 岁前因心肺并发症死亡,仅 25% 左右的病儿可活至 20 岁以后。30% 的 DMD 患儿伴有智力损害,语言智商比操作智商分值低。在 DMD 患儿中,精神发育迟滞并不表现为进展性,而且与疾病的严重性、病程及疾病首发年龄无关。

（二）BMD

BMD 较 DMD 少见,发病率为 DMD 的 1/10。临床症状和 DMD 相似,但是起病晚,病程长,进展慢。这和 BMD 患儿能合成 dystrophin 蛋白,并保留蛋白部分功能有关。BMD 患儿的平均起病年龄是 11 岁,25～30 岁左右失去行走能力,60 岁左右死亡,有的寿命更长。心肌通常受累,几乎所有的患者至少出现亚临床心肌病的病理生理改变,部分患者可表现为扩张性心肌病。BMD 患儿智力发育迟缓和其他非肌肉症状少见。

四、辅助检查

（一）血清酶检查

血清 CK 升高,在 DMD 等许多类型中升高显著,且乳酸脱氢酶、谷草转氨酶等也可增高。DMD 晚期患者肌萎缩明显,CK 活性明显减低,CK 值明显下降。

（二）肌电图检查

典型的肌源性损害。

（三）肌肉活检

符合肌营养不良的改变。DMD 型免疫组织化学染色示抗肌萎缩蛋白缺失。

(四)遗传学检查

有条件应在肌活检前先做 DMD 基因分析。

五、诊断和鉴别诊断

根据临床表现、肌酶测定、肌电图及肌肉病理检查,诊断一般没有困难。在临床诊断中应注意:是否为肌营养不良、何种类型的肌营养不良、异常基因携带者检测。以 DMD 为例,诊断要点:①X 连锁隐性遗传;②5 岁前起病,首发症状为盆带肌无力,随后累及四肢近端肌群,对称性分布;③腓肠肌假性肥大;④病情进展快,青春早期丧失行走能力;⑤有家族史;⑥血清 CK 显著增高;⑦肌电图显示肌源性损害,肌活检免疫组化显示抗肌萎缩蛋白缺失;⑧DMD 基因致病性缺陷。尚需于以下疾病进行鉴别。

(一)与其他神经疾肌肉病鉴别

1.进行性脊髓性肌萎缩

进行性脊髓性肌萎缩为常染色体隐性或显性遗传,临床有进行性、对称性、以近端为主的弛缓性瘫痪和肌肉萎缩。肌电图示神经源性损害,CK 多正常。

2.特发性肌炎

儿童皮肌炎较常见,而多发性肌炎较少,表现为慢性或亚急性进行性肌肉无力,常有肌肉压痛,血沉增快,CK 增高,必要时可做肌肉活检鉴别。

(二)与其他类型的肌营养不良鉴别

1.Emery-Dreifuss 肌营养不良

Emery-Dreifuss 肌营养不良为 X 连锁隐性遗传,致病基因位于 Xq28。该病罕见,进展缓慢,面肌运动正常,CK 轻度增高,无假性肥大。

2.面肩肱型肌营养不良

常染色体显性遗传,男女均患病。起病较晚,一般面部先受累,而 DMD 和 BMD 几乎都是下肢先受累,并伴假性肥大,故不难鉴别。

3.强直性肌营养不良

强直性肌营养不良是一种常染色体显性遗传病,其致病基因定位于 19q13.2—19q13.3,该病可在新生儿起病,但多在少年期或更迟,进展较慢。病初为面肌及肢体远端肌无力,随后波及咀嚼肌、胸锁乳突肌、肩胛带肌、前臂肌和足背屈肌等。肌活检病理可见典型的肌营养不良改变。

六、治疗和预防

(1)至今尚无特效治疗,以对症及支持疗法为主,包括呼吸管理、营养支持、康复训练等。要关心鼓励患儿,合理安排生活和学习。让患儿尽可能地从事日常活动,但应避免过劳,防止继发感染。

(2)外科矫形治疗,如脊柱侧凸矫正手术。

(3)糖皮质激素(简称激素),目前公认激素在一定程度上延缓 DMD 的发展,可延迟使用轮椅2~4 年,但激素治疗不具有改变疾病结局的作用。具体用法为泼尼松0.75 mg/(kg·d)每个月连续用 10 天,停 20 天。用激素长期治疗需注意其不良反应。

(4)基因替代疗法正在研究中。

(5)通过家系调查,CK 测定和 DNA 分析,尽早发现基因携带者并给予遗传咨询和生育指导,对已怀孕的基因携带者应进行胎儿性别鉴定或产前基因诊断,若为携带相同突变的胎儿应告知家长胎儿致病风险及可能的不良预后,由孕妇及其家庭决定是否采取治疗性流产/引产。

小儿泌尿系统疾病

第一节 肾小球疾病

一、急性肾小球肾炎

急性肾小球肾炎(acute glomerulonephritis,AGN)简称急性肾炎,是指一组病因不一,临床表现为急性起病,多有前期感染,以血尿为主,伴不同程度蛋白尿,可有水肿、高血压,或肾功能不全等特点的肾小球疾病。本病可分为急性链球菌感染后肾小球肾炎(acute poststreptococcal glomerulonephritis,APSGN)和非链球菌感染后肾小球肾炎。本节急性肾炎主要是指 ASPGN。APSGN 可以散发或流行的形式出现,2005 年发展中国家儿童 APSGN 年发病率为 2.43/10 万,发达国家为 0.6/10 万。本病多见于儿童和青少年,以 5～14 岁多见,小于 2 岁少见,男女之比为 2：1。

(一)病因

尽管本病有多种病因,但绝大多数的病例属急性链球菌感染后引起的免疫复合物性肾小球肾炎。溶血性链球菌感染后,肾炎的发生率一般在 20％以内。急性咽炎(主要为 12 型)感染后肾炎发生率约为 15％,脓皮病与猩红热后发生肾炎者约 2％。

呼吸道及皮肤感染为主要前期感染。国内 105 所医院资料表明,各地区均以上呼吸道感染或扁桃体炎最常见,占 51％,脓皮病或皮肤感染次之占 25.8％。

除乙型溶血性链球菌之外,其他细菌如绿色链球菌、肺炎链球菌、金黄色葡萄球菌、伤寒沙门菌、流感嗜血杆菌等,病毒如柯萨奇病毒 B4 型、埃可病毒 9 型、麻疹病毒、腮腺炎病毒、乙型肝炎病毒、巨细胞病毒、EB 病毒、流感病毒等,还有疟原虫、肺炎支原体、白色念珠菌、丝虫、钩虫、血吸虫、弓形虫、梅毒螺旋体、钩端螺旋体等也可导致急性肾炎。

（二）发病机制

目前认为急性肾炎主要与可溶血性链球菌 A 组中的致肾炎菌株感染有关，是通过抗原抗体免疫复合物所引起的一种肾小球毛细血管炎症病变，包括循环免疫复合物和原位免疫复合物形成致病学说。此外，某些链球菌株可通过神经氨酸苷酶的作用或其产物如某些菌株产生的唾液酸酶，与机体的 IgG 结合，脱出免疫球蛋白上的涎酸，从而改变了 IgG 的化学组成或其免疫原性，经过自家源性免疫复合物而致病。

所有致肾炎菌株均有共同的致肾炎抗原性，过去认为菌体细胞壁上的 M 蛋白是引起肾炎的主要抗原。1976 年后相继提出由内链球菌素和肾炎菌株协同蛋白（nephritis strain associated protein，NSAP）引起。

另外在抗原抗体复合物导致组织损伤中，局部炎症介质也起了重要作用。补体具有白细胞趋化作用，通过使肥大细胞释放血管活性胺改变毛细血管通透性，还具有细胞毒直接作用。血管活性物质包括色胺、5-羟色胺、血管紧张素 Ⅱ 和多种花生四烯酸的前列腺素样代谢产物均可因其血管运动效应，在局部炎症中起重要作用。

急性链球菌感染后肾炎的发病机制见图 6-1。

（三）病理

在疾病早期，肾脏病变典型，呈毛细血管内增生性肾小球肾炎改变。在疾病恢复期可见系膜增生性肾炎表现。

（四）临床表现

急性肾炎临床表现轻重悬殊，轻者全无临床症状而检查时发现无症状镜下血尿，重者可呈急进性过程，短期内出现肾功能不全。

1.前期感染

90％病例有链球菌的前期感染，以呼吸道及皮肤感染为主。在前期感染后经 1～3 周无症状的间歇期而急性起病。咽炎引起者 6～12 天，平均 10 天，多表现有发热、颈淋巴结大及咽部渗出。皮肤感染引起者 14～28 天，平均 20 天。

2.典型表现

急性期常有全身不适、乏力、食欲缺乏、发热、头痛、头晕、咳嗽、气急、恶心、呕吐、腹痛及鼻出血等。约 70％的病例有水肿，一般仅累及眼睑及颜面部，重的

2～3天遍及全身,呈非凹陷性。50％～70％的患者有肉眼血尿,持续1～2周即转镜下血尿。蛋白尿程度不等,约20％的病例可达肾病水平蛋白尿。部分病例有血压增高。尿量减少,肉眼血尿严重者可伴有排尿困难。

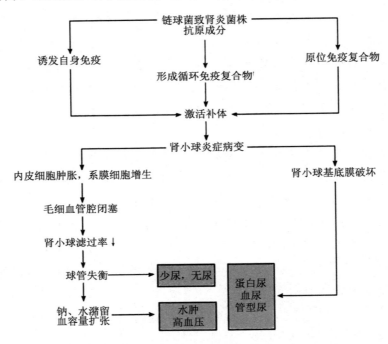

图6-1 急性链球菌感染后肾炎发病机制示意图

3.严重表现

少数患儿在疾病早期(指2周之内)可出现下列严重症状。

(1)严重循环充血:常发生在起病后第一周内,由于水、钠潴留,血浆容量增加而出现循环充血。当肾炎患儿出现呼吸急促和肺部出现湿啰音时,应警惕循环充血的可能性,严重者可出现呼吸困难,端坐呼吸,颈静脉怒张,频咳,吐粉红色泡沫痰,两肺布满湿啰音,心脏扩大,甚至出现奔马律、肝大而硬、水肿加剧。少数可突然发生,病情急剧恶化。

(2)高血压脑病:由于脑血管痉挛,导致缺血、缺氧、血管渗透性增高而发生脑水肿。近年来也有人认为是脑血管扩张所致。常发生在疾病早期,血压突然上升之后,血压往往在20.0～21.3/13.3～14.7 kPa(150～160/100～110 mmHg)以上,年长儿会主诉剧烈头痛、呕吐、复视或一过性失明,严重者突然出现惊厥、昏迷现象。

（3）急性肾功能不全：常发生于疾病初期，出现尿少、尿闭等症状，引起暂时性氮质血症、电解质紊乱和代谢性酸中毒，一般持续 3～5 天，不超过 10 天。

4.非典型表现

（1）无症状性急性肾炎：患儿仅有镜下血尿而无其他临床表现。

（2）肾外症状性急性肾炎：有的患儿水肿、高血压明显，甚至有严重循环充血及高血压脑病，此时尿改变轻微或尿常规检查正常，但有链球菌前期感染和血 C3 水平明显降低。

（3）以肾病综合征表现的急性肾炎：少数病儿以急性肾炎起病，但水肿和蛋白尿突出，伴轻度高胆固醇血症和低清蛋白血症，临床表现似肾病综合征。

（五）辅助检查

尿蛋白可在＋～＋＋＋之间，且与血尿的程度相平行，尿镜检除多少不等的红细胞外，可有透明、颗粒或红细胞管型，疾病早期可见较多的白细胞和上皮细胞，并非感染。血白细胞数一般轻度升高或正常，血沉加快。咽炎的病例抗链球菌溶血素 O（ASO）往往增加，10～14 天开始升高，3～5 周达高峰，3～6 个月恢复正常。另外咽炎后 APSGN 者抗双磷酸吡啶核苷酸酶（ADNase）滴度升高。皮肤感染的患者 ASO 升高不明显，抗脱氧核糖核酸酶（ANDase-B）的阳性率高于 ASO，可达 92%。另外脱皮后 APSGN 者抗透明质酸酶（AHase）滴度升高。80%～90%的患者血清 C3 下降，至第 8 周，94%的病例血 C3 已恢复正常。明显少尿时血尿素氮和肌酐可升高。肾小管功能正常。持续少尿无尿者，血肌酐升高，内生肌酐清除率降低，尿浓缩功能也受损。

肾穿刺活检指征：需与急进性肾炎鉴别时；临床化验不典型者；病情迁延者进行肾穿刺活检，以确定诊断。

（六）诊断及鉴别诊断

临床上在前期感染后急性起病，尿检有红细胞、蛋白和管型，或有水肿、尿少、高血压者，均可诊断急性肾炎。

我国相关急性肾小球肾炎的循证诊治指南中提出 APSGN 诊断依据：①血尿伴（或不伴）蛋白尿伴（或不伴）管型尿；②水肿，一般先累及眼睑及颜面部，继而下行性累及躯干和双下肢，呈非凹陷性；③高血压；④血清 C3 短暂性降低，到病程第 8 周 94%的患者恢复正常；⑤3 个月内链球菌感染证据（感染部位细菌培养）或链球菌感染后的血清学证据；⑥临床考虑不典型的急性肾炎，或临床表现或检验不典型，或病情迁延者应考虑肾组织病理检查，典型病理表现为毛细血管内增生性肾小球肾炎。APSGN 满足①、④、⑤3 条即可诊断,如伴有②、③、⑥的任一条或多条则诊断依据更加充分。

典型急性肾炎诊断一般不困难。但临床有时需与下列疾病鉴别,见表 6-1。

表 6-1　急性肾小球肾炎鉴别诊断

疾病	临床表现	尿改变	血生化检查
急性肾炎	(1)链球菌感染后 1～3 周起病 (2)非凹陷性水肿 (3)血尿伴少尿 (4)高血压	血尿为主,红细胞管型,尿比重偏高	血清补体多下降,病后 6～8 周恢复,ASO 升高
有肾病综合征表现的急性肾炎	(1)具有急性肾炎的临床表现 (2)同时伴有肾病综合征表现	大量蛋白尿血尿	血清补体多正常
急进性肾炎	(1)临床起病同急性肾炎 (2)伴进行性肾衰竭	同急性肾炎	血清补体正常 ASO 可升高
慢性肾炎急性发作	(1)链球菌感染可诱发,但前驱期短 (2)凹陷性水肿 (3)显著贫血 (4)持续高血压 (5)氮质血症	蛋白尿为主 尿比重低且固定在 1.010	BUN 升高 ASO 可升高
病毒性肾炎	(1)病毒感染早期(1～5 天内)起病 (2)症状轻,大多无水肿,少尿及高血压	血尿为主,常有肉眼血尿,尿脱落细胞可找到包涵体	血清补体正常
IgA 肾病	(1)多在上呼吸道感染后 24～48 小时出现血尿 (2)表现为反复发作性肉眼血尿 (3)多无水肿、高血压	以血尿为主	血 C3 正常

(七)治疗

本病无特异治疗。

1.休息

急性期需卧床 2～3 周,直到肉眼血尿消失,水肿减退,血压正常,即可下床作轻微活动。血沉正常可上学,但仅限于完成课堂学业。3 个月内应避免重体力活动。尿沉渣细胞绝对计数正常后方可恢复体力活动。

2.饮食

对有水肿高血压者应限盐及水。食盐以 60 mg/(kg·d)为宜。水分一般以不显性失水加尿量计算。有氮质血症者应限蛋白,可给优质动物蛋白 0.5 g/(kg·d)。尿量增多、氮质血症消除后应尽早恢复蛋白质供应,以保证小儿生长发育的需要。

3.抗感染

有感染灶时应给予青霉素类或其他敏感抗生素治疗 10～14 天。经常反复发生的慢性感染灶如扁桃体炎、龋齿等应予以清除,但须在肾炎基本恢复后进行。本症不同于风湿热,不需要长期药物预防链球菌感染。

4.对症治疗

(1)利尿:经控制水、盐入量仍水肿少尿者可用氢氯噻嗪 1～2 mg/(kg·d)分 2～3 次口服。尿量增多时可加用螺内酯 2 mg/(kg·d)口服。无效时需用呋塞米,注射剂量每次 1～2 mg/kg,每天 1～2 次,静脉注射剂量过大时可有一过性耳聋。

(2)降压:凡经休息,控制水、盐、利尿而血压仍高者均应给予降压药。可根据病情选择钙通道阻滞剂(硝苯地平)和血管紧张素转换酶抑制剂(ACEI)等。

(3)激素治疗:APSGN 表现为肾病综合征或肾病水平的蛋白尿时,给予糖皮质激素治疗有效。

5.严重循环充血治疗

(1)矫正水、钠潴留,恢复正常血容量,可使用呋塞米注射。

(2)表现有肺水肿者除一般对症治疗外可加用硝普钠,5～20 mg 加入 5% 葡萄糖液 100 mL 中,以 1 µg/(kg·min)速度静脉滴注,用药时严密监测血压,随时调节药液滴速,每分钟不宜超过 8 µg/kg,以防发生低血压。滴注时针筒、输液管等须用黑纸覆盖,以免药物遇光分解。

(3)对难治病例可采用腹膜透析或血液滤过治疗。

6.高血压脑病的治疗原则

高血压脑病的治疗原则为选用降压效力强而迅速的药物。

(1)首选硝普钠,用法同上。通常用药后 1～5 分钟内可使血压明显下降,抽搐立即停止,并同时每次静脉注射呋塞米 2 mg/kg。

(2)惊厥者应及时止痉。持续抽搐者首选地西泮,按每次 0.3 mg/kg,总量≤10 mg,缓慢静脉注射。

7.急性肾衰竭的治疗

(1)预防:防治感染是预防急性肾炎的根本。减少呼吸道及皮肤感染,对急性扁桃体炎、猩红热及脓疱患儿应尽早地、彻底地用青霉素类或其他敏感抗生素治疗。另外,感染后 1～3 周内应随访尿常规,及时发现和治疗本病。

(2)预后:急性肾炎急性期预后好。95% APSGN 病例能完全恢复,小于 5% 的病例可有持续尿异常,死亡病例在 1% 以下。目前主要死因是急性肾衰竭。远期预后小儿比成人佳,一般认为 80%～95% 终将痊愈。转入慢性者多呈自身免疫反应参与的进行性肾损害。影响预后的因素:①与病因有关,一般病毒所致者预后较好;②散发者较流行性者差;③成人比儿童差,老年人更差;④急性期伴有重度蛋白尿且持续时间久,肾功能受累者预后差;⑤组织形态学上呈系膜显著增生者,40% 以上肾小球有新月体形成者,"驼峰"不典型(如过大或融合)者预后差。

二、肾病综合征

小儿肾病综合征(nephrotic syndrome,NS)是一组由多种原因引起的肾小球基膜通透性增加,导致血浆内大量蛋白质从尿中丢失的临床综合征。临床有以下四大特点:①大量蛋白尿;②低清蛋白血症;③高脂血症;④明显水肿。以上第①、②两项为必备条件。

NS 在小儿肾脏疾病中发病率仅次于急性肾炎。NS 按病因可分为原发性、继发性和先天遗传性 3 种类型。本节主要叙述原发性肾病综合征(primary nephrotic syndrome,PNS)。PNS 约占小儿时期 NS 总数的 90%,是儿童常见的肾小球疾病。国外报道儿童 NS 年发病率约 2～4/10 万,患病率为 16/10 万,我国部分省、市医院住院患儿统计资料显示,PNS 约占儿科住院泌尿系统疾病患儿的 21%～31%。男女比例约为 3.7:1。发病年龄多为学龄前儿童,3～5 岁为发病高峰。

(一)病因及发病机制

PNS 肾脏损害使肾小球通透性增加导致蛋白尿,而低蛋白血症、水肿和高胆固醇血症是继发的病理生理改变。

PNS 的病因及发病机制目前尚不明确。但近年来的研究已证实下列事实:①肾小球毛细血管壁结构或电化学的改变可导致蛋白尿。实验动物模型及人类肾病的研究看到微小病变时肾小球滤过膜多阴离子的丢失,致静电屏障破坏,使大量带阴电荷的中分子血浆清蛋白滤出,形成高选择性蛋白尿。分子滤过屏障的损伤,则尿中丢失大中分子量的多种蛋白,而形成低选择性蛋白尿。②非微小病变型肾内常见免疫球蛋白和/或补体成分沉积,局部免疫病理过程可损伤滤过膜的正常屏障作用而发生蛋白尿。③微小病变型肾小球未见以上沉积,其滤过膜静电屏障损伤原因可能与细胞免疫失调有关。肾病患者外周血淋巴细胞培养上清液经尾静脉注射可致小鼠发生大量蛋白尿和肾病综合征的病理改变,表明T淋巴细胞异常参与本病的发病。

近年来研究发现 NS 的发病具有遗传基础。国内报道糖皮质激素敏感 NS 患者以 $HLA-A_1$、B_8、DR_3、DR_7、DRW_{52} 出现的频率明显增高,而儿童 $HLA-DR_7$ 抗原频率高达 38%,频复发 NS 患儿则与 $HLA-DR_9$ 相关。另外 NS 还有家族性表现,且绝大多数是同胞患病。在流行病学调查发现,黑人患 NS 症状表现重,对激素反应差,提示 NS 发病与人种及环境有关。

(二)病理

PNS 可见于各种病理类型。最主要的病理变化是微小病变型占大多数。少数为非微小病变型,包括系膜增生性肾小球肾炎、局灶性节段性肾小球硬化、膜增生性肾小球肾炎、膜性肾病等。

疾病发展过程中微小病变型可进展为系膜增生性肾小球肾炎和局灶性节段性肾小球硬化。

(三)临床表现

水肿最常见,开始见于眼睑,以后逐渐遍及全身。未治疗或时间长的病例可有腹水或胸腔积液。一般起病隐匿,常无明显诱因。大约 30% 有病毒感染或细菌感染发病史,上呼吸道感染也可导致微小病变型 NS 复发。70% 肾病复发与病毒感染有关。尿量减少,颜色变深,无并发症的患者无肉眼血尿,而短暂的镜下血尿可见于大约 15% 的患者。大多数血压正常,但轻度高血压也见于约 15% 的患者,严重的高血压通常不支持微小病变型 NS 的诊断。由于血容量减少而出现短暂的肌酐清除率下降约占 30%,一般肾功能正常,急性肾衰竭少见。部分病例晚期可有肾小管功能障碍,出现低血磷性佝偻病、肾性糖尿、氨基酸尿和酸中毒等。

(四)并发症

1.感染

肾病患儿极易罹患各种感染。常见的感染有呼吸道、皮肤、泌尿系统等处的感染和原发性腹膜炎等,其中尤以上呼吸道感染最多见,占 50% 以上。呼吸道感染中病毒感染常见,结核分枝杆菌感染亦应引起重视。另外肾病患儿的医院感染不容忽视,以呼吸道感染和泌尿道感染最多见,致病菌以条件致病菌为主。

2.电解质紊乱和低血容量

常见的电解质紊乱有低钠、低钾、低钙血症。患儿可因不恰当长期禁盐或长期食用不含钠的食盐代用品,过多使用利尿剂,以及感染、呕吐、腹泻等因素均可致低钠血症。在上述诱因下可出现厌食、乏力、懒言、嗜睡、血压下降甚至出现休克、抽搐等。另外由于低蛋白血症,血浆胶体渗透压下降、显著水肿,而常有血容量不足,尤在各种诱因引起低钠血症时易出现低血容量性休克。

3.血栓形成和栓塞

NS高凝状态易致各种动、静脉血栓形成。

(1)肾静脉血栓形成常见,表现为突发腰痛、出现血尿或血尿加重,少尿甚至发生肾衰竭。

(2)下肢深静脉血栓形成,两侧肢体水肿程度差别固定,不随体位改变而变化。

(3)皮肤血管血栓形成,表现为皮肤突发紫斑并迅速扩大。

(4)阴囊水肿呈紫色。

(5)顽固性腹水。

(6)下肢动脉血栓形成,出现下肢疼痛伴足背动脉搏动消失等症状、体征。股动脉血栓形成是小儿NS并发的急症状态之一,如不及时溶栓治疗可导致肢端坏死而需截肢。

(7)肺栓塞时可出现不明原因的咳嗽,咯血或呼吸困难而无明显肺部阳性体征,其半数可无临床症状。

(8)脑栓塞时出现突发的偏瘫、面瘫、失语、或神志改变等神经系统症状在排除高血压脑病,颅内感染性疾病时要考虑颅内血管栓塞。血栓缓慢形成者其临床症状多不明显。

4.急性肾衰竭

5%的微小病变型肾病可并发急性肾衰竭。当NS临床上出现急性肾衰竭时,要考虑以下原因。

(1)急性间质性肾炎,可由使用合成青霉素、呋塞米、非甾体抗炎药引起。

(2)严重肾间质水肿或大量蛋白管型致肾内梗阻。

(3)在原病理基础上并发大量新月体形成。

(4)血容量减少致肾前性氮质血症或合并肾静脉血栓形成。

5.肾小管功能障碍

NS时除了原有肾小球的基础病可引起肾小管功能损害外,由于大量尿蛋白的重吸收,可导致肾小管,主要是近曲小管功能损害。临床上可见肾性糖尿或氨基酸尿,严重者可呈 Fanconi 综合征。

6.生长延迟

肾病患儿的生长延迟多见于频繁复发和接受长期大剂量激素治疗的病例。

(五)辅助检查

1.尿液分析

(1)尿常规检查尿蛋白定性多在＋＋＋以上,大约 15％有短暂的镜下血尿,大多数可见到透明管型、颗粒管型和卵圆脂肪小体。

(2)尿蛋白定量:24 小时尿蛋白定量检查＞50 mg/kg 为肾病范围的蛋白尿。尿蛋白/尿肌酐(mg/mg),正常儿童上限为 0.2,肾病范围的蛋白尿＞3.5。

2.血清蛋白、胆固醇和肾功能测定

血清蛋白浓度为 25 g/L(或更少)可诊断为 NS 的低清蛋白血症。由于肝脏合成增加,α_2、β 球蛋白浓度增高,IgG 减低,IgM、IgE 增加。胆固醇＞5.7 mmol/L 和三酰甘油升高,LDL 和 VLDL 增高,HDL 多正常。BUN、Cr 可升高,晚期病儿可有肾小管功能损害。

3.血清补体测定

微小病变型 NS 血清补体水平正常,降低可见于其他病理类型及继发性NS,以及部分脂肪代谢障碍的患者。

4.感染依据的检查

对新诊断病例应进行血清学检查寻找链球菌感染的证据,及其他病原学的检查,如乙肝病毒感染等。

5.系统性疾病的血清学检查

对新诊断的肾病患者需检测抗核抗体(ANA)、抗-dsDNA 抗体、Smith 抗体等。对具有血尿、补体减少并有临床表现的患者尤其重要。

6.高凝状态和血栓形成的检查

大多数原发性肾病患儿都存在不同程度的高凝状态,血小板增多,血小板聚集率增加,血浆纤维蛋白原增加,D-二聚体增加,尿纤维蛋白裂解产物(FDP)增高。对疑及血栓形成者可行彩色多普勒 B 型超声检查以明确诊断,有条件者可行数字减影血管造影(DSA)。

7.经皮肾穿刺组织病理学检查

大多数儿童 NS 不需要进行诊断性肾活检。NS 肾活检指征有以下几个方面。

（1）对激素治疗耐药、频繁复发者。

（2）对临床或实验室证据支持肾炎性肾病，慢性肾小球肾炎者。

（六）诊断与鉴别诊断

（1）临床上根据血尿、高血压、氮质血症、低补体血症的有无将原发性肾病综合征分为单纯性和肾炎性。

（2）PNS 还需与继发于全身性疾病的肾病综合征鉴别。儿科临床上部分非典型的链球菌感染后肾炎、系统性红斑狼疮性肾炎、紫癜性肾炎、乙肝病毒相关性肾炎及药源性肾炎等均可有 NS 样表现。临床上须排除继发性 NS 后方可诊断 PNS。

（3）有条件的医疗单位应开展肾活体组织检查以确定病理诊断。

（七）治疗

1.一般治疗

（1）休息：水肿显著或大量蛋白尿，或严重高血压者均需卧床休息。病情缓解后逐渐增加活动量。在校儿童肾病活动期应休学。

（2）饮食：显著水肿和严重高血压时应短期限制水、钠摄入，病情缓解后不必继续限盐。活动期病例供盐 1～2 g/d。蛋白质每天摄入 1.5～2 g/kg，以高生物价的动物蛋白（乳、鱼、蛋、禽、牛肉等）为宜。在应用激素过程中食欲增加者应控制食量，足量激素时每天应给予维生素 D 400 U 及钙 800～1 200 mg。

（3）防治感染。

（4）利尿：对激素耐药或使用激素之前，水肿较重伴尿少者可配合使用利尿剂，但需密切观察液体出入量、体重变化及电解质紊乱。

（5）对家属的教育：应使父母及患儿很好地了解肾病的有关知识，并且应该教给用试纸检验尿蛋白的方法。

（6）心理治疗：肾病患儿多具有内向、情绪不稳定性或神经质个性倾向，出现明显的焦急、抑郁、恐惧等心理障碍，应配合相应心理治疗。

2.激素敏感型 NS(steroid-sensitive NS,SSNS) 的治疗

根据中华医学会儿科学分会肾脏病学组制定的激素敏感、复发/依赖肾病综合征诊治循证指南（试行），初发 NS 的激素治疗可分以下两个阶段。

（1）诱导缓解阶段：足量泼尼松（或泼尼松龙）60 mg/(m² · d)或 2 mg/(kg · d)（按身高的标准体重计算），最大剂量 80 mg/d，先分次口服，尿蛋白转阴后改为每晨顿服，疗程 6 周。

（2）巩固维持阶段：隔天晨顿服 1.5 mg 或 40 mg/m²（最大剂量 60 mg/d），共 6 周，然后逐渐减量。巩固维持阶段是隔天晨顿服 1.5 mg，这样将泼尼松剂量每 2 天总量减少了 5/8，是否对维持缓解有力尚缺乏临床证据。根据全国儿肾学组 2000 年 11 月珠海会议制定的原发性肾病综合征的治疗方案，巩固维持阶段以泼尼松原足量两天量的 2/3 量，隔天晨顿服 4 周，如尿蛋白持续阴性，然后每 2～4 周减量 2.5～5 mg 维持，至 0.5～1 mg/kg 时维持 3 个月，以后每 2 周减量 2.5～5 mg 至停药。此方案仍然是可行的。

激素治疗的不良反应：①代谢紊乱，可出现明显库欣貌、肌肉萎缩无力、伤口愈合不良、蛋白质营养不良、高血糖、尿糖、水钠潴留、高血压、尿中失钾、高尿钙、骨质疏松表现。②消化性溃疡和精神欣快感、兴奋、失眠甚至呈精神病、癫痫发作等，还可发生白内障、无菌性股骨头坏死，高凝状态、生长停滞等。③易发生感染或诱发结核灶的活动。④急性肾上腺皮质功能不全，戒断综合征。

3.非频复发 NS 的治疗

（1）寻找诱因：积极寻找复发诱因，积极控制感染，少数患儿控制感染后可自发缓解。

（2）激素治疗。①重新诱导缓解：足量泼尼松（或泼尼松龙）每天分次或晨顿服，直至尿蛋白连续转阴 3 天后改 40 mg/m² 或 1.5 mg/(kg·d)隔天晨顿服 4 周，然后用 4 周以上的时间逐渐减量。②在感染时增加激素维持量：患儿在巩固维持阶段患上呼吸道感染时改隔天口服激素治疗为同剂量每天口服，可降低复发率。

4.FRNS/SDNS 的治疗

（1）激素的使用。①拖尾疗法：同上诱导缓解后泼尼松每 4 周减量 0.25 mg/kg，给予能维持缓解的最小有效激素量(0.5～0.25 mg/kg)，隔天口服，连用 9～18 个月。②在感染时增加激素维持量：患儿在隔天口服泼尼松 0.5 mg/kg 时出现上呼吸道感染时改隔天口服激素治疗为同剂量每天口服，连用 7 天，可降低 2 年后的复发率。③改善肾上腺皮质功能：因肾上腺皮质功能减退患儿复发率显著增高，对这部分患儿可用促肾上腺皮质激素(adrenocorticotropic hormone，ACTH)静脉滴注预防复发。对 SDNS 患儿可予 ACTH 0.4 U/(kg·d)(总量不超过 25 U)静脉滴注 3～5 天，然后激素减量。每次激素减量均按上述处理，直至停激素。④更换激素种类：对泼尼松疗效较差的病例，可换用其他激素制剂。

（2）免疫抑制剂治疗。①环磷酰胺(cyclophosphamide，CTX)剂量：2～3 mg/(kg·d)分次口服 8 周，或 8～12 mg/(kg·d)静脉冲击疗法，每 2 周连用

2 天,总剂量≤200 mg/kg,或每月 1 次静脉注射,每次 500 mg/m²,共 6 次。不良反应:白细胞数减少、秃发、肝功能损害、出血性膀胱炎等,少数可发生肺纤维化。特别要注意其远期性腺损害。病情需要者可小剂量、短疗程,间断用药,避免青春期前和青春期用药。②其他免疫抑制剂:可根据相关指南分别选用环孢素 A(CsA)、他克莫司(FKS06)、利妥昔布(rituximab,RTX)、长春新碱(VCR)。

(3)免疫调节剂。左旋咪唑一般作为激素辅助治疗,适用于常伴感染的 FRNS 和 SDNS。剂量为 2.5 mg/kg,隔天服用 12～24 个月。左旋咪唑在治疗期间和治疗后均可降低复发率,减少激素用量,在某些患儿可诱导长期缓解。

不良反应可有胃肠不适,流感样症状、皮疹、中性粒细胞下降,停药即可恢复。

5.SRNS 的治疗

(1)缺乏肾脏病理诊断的治疗:在缺乏肾脏病理检查的情况下,国内外学者将环磷酰胺(CTX)作为 SRNS 的首选治疗药物。中华医学会儿科学分会肾脏病学组制定的激素耐药肾病综合征诊治循证指南推荐采用激素序贯疗法:泼尼松 2 mg/(kg·d)治疗 4 周后尿蛋白仍阳性时,可考虑以大剂量甲泼尼龙(MP)15～30 mg/(kg·d),每天 1 次,连用 3 天为 1 个疗程,最大剂量不超过 1 g。冲击治疗 1 个疗程后如果尿蛋白转阴,泼尼松按激素敏感方案减量;如尿蛋白仍阳性者,应加用免疫抑制剂,同时隔天晨顿服泼尼松 2 mg/kg,随后每 2～4 周减 5～10 mg,随后以一较小剂量长期隔天顿服维持,少数可停用。

注意事项:建议甲泼尼龙治疗时进行心电监护。下列情况慎用甲泼尼龙治疗:伴活动性感染,高血压,有胃肠道溃疡或活动性出血者,原有心律失常者。

(2)根据不同病理类型选用不同的治疗方案。①病理类型为微小病变型:CTX 静脉冲击为首选药物,环孢素(CsA),雷公藤多苷(TWM)。②病理类型为 FSGS:CsA 为首选药物,他克莫司(TAC),激素联合 CTX 治疗,其他如尚可以长春新碱(VCR)冲击、利妥昔布单抗静脉滴注和吗替麦考酚酯(MMF)口服等治疗。③病理类型为 MsPGN:可参考选用静脉 CTX 冲击、CsA、TAC、TW 等治疗。④病理类型为 MPGN:可选用大剂量 MP 冲击序贯泼尼松和 CTX 冲击,也可以考虑选用其他免疫抑制剂如 CsA 或 TAC 或 MMF。⑤病理类型为 MN:儿童原发性膜性肾病很少。成人 MN 治疗建议首选 ACEI 或 ARB 类药物,若大量蛋白尿、肾功能不断恶化或经上述治疗无明显好转,可选用 CsA 和低剂量泼尼松治疗,至少 6 个月,或咪唑立宾(MZR)或 TAC 治疗。

(3)重视辅助治疗:ACEI 和/或 ARB 是重要的辅助治疗药物,不仅可以控制高血压,而且可以降低蛋白尿和维持肾功能;有高凝状态或静脉血栓形成的患者应尽早使用抗凝药物如普通肝素或低分子肝素;有高脂血症者重在调整饮食,10 岁以上儿童可考虑使用降脂药物如他汀类药物;有肾小管与间质病变的患儿可加用冬虫夏草制剂,其作用能改善肾功能,减轻毒性物质对肾脏的损害,同时可以降低血液中的胆固醇和甘油三酯,减轻动脉粥样硬化;伴有肾功能不全可应用大黄制剂。

6.抗凝及纤溶药物疗法

由于肾病往往存在高凝状态和纤溶障碍,易并发血栓形成,需加用抗凝和溶栓治疗。

(1)肝素钠:1 mg/(kg·d),加入 10％葡萄糖液 50～100 mL 中静脉点滴,每天 1 次,2～4 周为 1 个疗程。亦可选用低分子肝素。病情好转后改口服抗凝药维持治疗。

(2)尿激酶:有直接激活纤溶酶溶解血栓的作用。一般剂量为每天 3 万～6 万单位,加入 10％葡萄糖液 100～200 mL 中,静脉滴注,1～2 周为 1 个疗程。症状严重者可使用尿激酶冲击治疗。

(3)口服抗凝药:双嘧达莫,5～10 mg/(kg·d),分 3 次饭后服,6 个月为1 个疗程。

7.血管紧张素转换酶抑制剂(ACEI)治疗

对改善肾小球局部血流动力学,减少尿蛋白,延缓肾小球硬化有良好作用。尤其适用于伴有高血压的 NS。常用制剂有卡托普利、依那普利、福辛普利等。

(八)预后

NS 的预后转归与其病理变化关系密切。微小病变型预后最好,灶性肾小球硬化和系膜毛细血管性肾小球肾炎预后最差。微小病变型 90％～95％的病儿对首次应用激素有效。其中 85％可有复发,复发在第一年比以后更常见。如果一个小儿 3～4 年还没有复发,其后有 95％的机会不复发。微小病变型发展成尿毒症者极少,绝大多数死于感染或激素的严重不良反应等。对于 SRNS 经久不愈者应尽可能检查有否相关基因突变,以避免长期无效的药物治疗。

三、紫癜性肾炎

过敏性紫癜(Henoch-Schonlein purpura,HSP)是一种以皮肤紫癜、出血性胃肠炎、关节炎及肾脏损害为特征的综合征,基本病变是全身弥漫性坏死性小血管炎。伴肾脏损害者称为紫癜性肾炎(Henoch-Schonlein purpura nephritis,

HSPN)。本病好发于儿童,据国内儿科报告,HSPN 占儿科住院泌尿系统疾病 8%,仅次于急性肾炎和原发性肾病综合征而居第三位。男女儿童均可发病,男女比约 1.6:1。平均发病年龄 9.0±2.8 岁,90%以上患儿年龄在 5~13 岁。四季均有发病,9 月至次年 3 月为发病高峰季节,发病率占全年发病的 80%以上。农村患儿和城市患儿发病率无差别。

(一)病因与发病机制

1.病因

(1)感染:HSP 发生多继发于上呼吸道感染。

(2)疫苗接种:某些疫苗接种如流感疫苗、乙肝疫苗、狂犬疫苗、流脑疫苗、白喉疫苗、麻疹疫苗也可能诱发 HSP,但尚需可靠研究证据证实。

(3)食物和药物因素:有个案报导某些药物的使用也能触发 HSP 发生。目前尚无明确证据证明食物过敏是导致过敏性紫癜的原因。

(4)遗传因素:HSP 存在遗传好发倾向,白种人的发病率明显高于黑种人。近年来有关遗传学方面的研究涉及的基因主要有 HLA 基因、家族性地中海基因、血管紧张素转换酶基因(ACE 基因)、甘露糖结合凝集素基因、血管内皮生长因子基因、$PAX2$ 基因、$TIM-1$ 等。文献报道黏附分子 P-selectin 表达增强及基因多态性可能与 HSP 发病相关,P-selectin 基因启动子-2123 多态性可能与儿童 HSP 发病相关。

2.发病机制

(1)紫癜性肾炎与免疫:HSPN 患儿的免疫学紊乱十分复杂,包括免疫细胞(如巨噬细胞、淋巴细胞、嗜酸性粒细胞)和免疫分子(如免疫球蛋白、补体、细胞因子、黏附分子、趋化因子)的异常,它们在 HSPN 的发病机制中起着关键的作用。

(2)凝血与纤溶:20 世纪 90 年代后,对凝血与纤溶过程在紫癜性肾炎发病中的作用的探讨,更多的关注在交联纤维蛋白(cross-linked fibrin,xFb)。交联纤维蛋白(xFb)主要沉积于内皮细胞和系膜区,与系膜及内皮损伤有关。

(3)遗传学基础:本病非遗传性疾病,但存在遗传好发倾向。①$C4$ 基因缺失可能直接参与 HSPN 发病;②$IL-1ra$ 基因型——使机体不能有效拮抗 IL-1 致炎作用可能是 HSPN 发病机制中非常重要的因素之一。

(二)病理改变与分级

1.常见病理改变

紫癜性肾炎病理特征以肾小球系膜增生,系膜区 IgA 沉积及上皮细胞新月体形成为主,可见到各种类型的肾损害。

(1)光镜:肾小球系膜细胞增生病变,可伴内皮细胞和上皮细胞增生,新月体形成,系膜区炎性细胞浸润,肾小球纤维化,还可见局灶性肾小球坏死甚至硬化。间质可出现肾小管萎缩,间质炎性细胞浸润,间质纤维化等改变。

(2)免疫荧光:系膜区和肾小球毛细血管襻有 IgA、IgG、C3 备解素和纤维蛋白原呈颗粒状沉积。

(3)电镜:系膜区有不同程度增生,系膜区和内皮下有电子致密物沉积。

2.病理分级标准

1975 年国际儿童肾脏病研究中心(ISKDC)按肾组织病理检查将其分为六级。Ⅰ级,轻微肾小球异常;Ⅱ级,单纯系膜增生;Ⅲ级,系膜增生伴低于肾小球 50% 新月体形成;Ⅳ级,系膜增生伴 50%～75% 肾小球新月体形成;Ⅴ级,系膜增生伴超过肾小球 75% 新月体形成;Ⅵ级,膜增生性肾小球肾炎。其中Ⅱ～Ⅴ级又根据系膜病变的范围程度分为局灶性和弥漫性。

(三)临床表现

1.肾脏症状

HSPN 主要表现为血尿,蛋白尿,亦可出现高血压,水肿,氮质血症甚至急性肾衰竭。肾脏症状可出现于 HSPN 的整个病程,但多发生在紫癜后 2～4 周内,个别病例出现于 HSP 6 个月后,故尿常规追踪检查是及时发现肾脏损害的重要手段。目前,对肾损害较一致的看法是即使尿常规正常,但肾组织学已有改变。个别紫癜性肾炎患者,尿常规无异常发现,只表现为肾功能减退。

中华医学会儿科学分会肾脏病学组 2009 年发布的儿童紫癜性肾炎的诊治循证指南将 HSPN 临床分型:①孤立性血尿型;②孤立性蛋白尿型;③血尿和蛋白尿型;④急性肾炎型;⑤肾病综合征型;⑥急进性肾炎型;⑦慢性肾炎型。临床上以①、②、③多见。

2.肾外症状

典型的皮肤紫癜,胃肠道表现(腹痛、便血和呕吐)及关节症状为紫癜性肾炎肾外的三大主要症状,其他如神经系统、生殖系统、呼吸循环系统也可受累,甚至发生严重的并发症,如急性胰腺炎、肺出血、肠梗阻、肠穿孔等。

(四)实验室检查

1.血常规

白细胞数正常或轻度增高,中性或嗜酸性粒细胞比例增多。

2. 尿常规

可有血尿、蛋白尿、管型尿。

3. 凝血功能检查

凝血功能检查正常，可与血液病致紫癜相鉴别。

4. 毛细血管脆性实验

急性期毛细血管脆性实验阳性。

5. 血沉、血清 IgA 及冷球蛋白

血沉增快，血清 IgA 和冷球蛋白含量增加。但血清 IgA 增高对本病诊断无特异性。

6. 补体

血清 C3、C1q、备解素多正常。

7. 肾功能

肾功能多正常，严重病例可有肌酐清除率降低和 BUN、血 Cr 增高。

8. 血生化

表现为肾病综合征者，有血清蛋白降低和胆固醇增高。

9. 皮肤活检

无论在皮疹部或非皮疹部位，免疫荧光检查均可见毛细血管壁有 IgA 沉积。此点也有助于和除 IgA 肾病外的其他肾炎作鉴别。

10. 肾穿刺活检

肾穿刺活组织检查有助于本病的诊断，也有助于明了病变严重度和评估预后。

(五)诊断与鉴别诊断

1. 诊断标准

2009 年中华医学会儿科学分会肾脏病学组制定的儿童紫癜性肾炎诊治循证指南中诊断标准：在过敏性紫癜病程 6 个月内，出现血尿和/或蛋白尿诊断为 HSPN。其中血尿和蛋白尿的诊断标准：血尿——肉眼血尿或镜下血尿；蛋白尿——如有以下任一项者：①1 周内 3 次尿常规蛋白阳性；②24 小时尿蛋白定量 ＞150 mg；③1 周内 3 次尿微量清蛋白高于正常值。极少部分患儿在过敏性紫癜急性病程 6 个月后，再次出现紫癜复发，同时首次出现血尿和/或蛋白尿者，应争取进行肾活检，如为 IgA 系膜内沉积为主的系膜增生性肾小球肾炎，则应诊断为 HSPN。

2.鉴别诊断

HSPN 应与原发性 IgA 肾病、急性肾炎、Goodpasture 综合征、狼疮性肾炎及多动脉炎等鉴别。

(六)治疗

1.一般治疗

急性期有发热、消化道和关节症状显著者,应注意休息,进行对症治疗。

(1)饮食控制:目前尚无明确证据证明食物过敏是导致 HSP 的病因,故仅在 HSP 胃肠道损害时需注意控制饮食,以免加重胃肠道症状。HSP 腹痛患儿若进食可能会加剧症状,但是大部分轻症患儿可以进食少量少渣易消化食物。呕血严重及便血者,应暂禁食,给予止血、补液等治疗。严重腹痛或呕吐者可能需要营养要素饮食或肠外营养支持。

(2)抗感染治疗:有明确的感染或病灶时应选用敏感的抗生素,但应尽量避免盲目的预防性使用抗生素。

2.肾损害的治疗

根据中华医学会儿科学分会肾脏病学组制定的儿童紫癜性肾炎的诊治循证指南。

(1)孤立性血尿或病理Ⅰ级:仅对过敏性紫癜进行相应治疗。应密切监测患儿病情变化,建议至少随访 3～5 年。

(2)孤立性蛋白尿、血尿和蛋白尿或病理Ⅱa 级:建议使用血管紧张素转换酶抑制剂(ACEI)和/或血管紧张素受体拮抗剂(ARB)类药物,有降蛋白尿的作用。国内也有用雷公藤多苷进行治疗,疗程为 3 个月,但应注意其胃肠道反应、肝功能损伤、骨髓抑制及可能的性腺损伤的不良反应。

(3)非肾病水平蛋白尿或病理Ⅱb、Ⅲa 级:用雷公藤多苷疗程 3～6 个月。也可激素联合免疫抑制剂治疗,如激素联合环磷酰胺治疗、联合环孢素 A 治疗。

(4)肾病水平蛋白尿、肾病综合征或病理Ⅲb、Ⅳ级:该组患儿临床症状及病理损伤均较重,现多采用激素联合免疫抑制剂治疗,其中疗效最为肯定的是激素联合环磷酰胺治疗。若临床症状较重、病理呈弥漫性病变或伴有新月体形成者,首选激素联合环磷酰胺冲击治疗,当环磷酰胺治疗效果欠佳或患儿不能耐受环磷酰胺时。可更换其他免疫抑制剂。

(5)急进性肾炎或病理Ⅳ、Ⅴ级:这类患儿临床症状严重、病情进展较快,现多采用三至四联疗法,常用方案为甲泼尼龙冲击治疗 1～2 个疗程后口服泼尼松＋环磷酰胺(或其他免疫抑制剂)＋肝素＋双嘧达莫。亦有甲泼尼龙联合尿激酶冲击治疗＋口服泼尼松＋环磷酰胺＋华法林＋双嘧达莫治疗。

3.肾外症状的治疗

(1)关节症状治疗:关节痛患儿通常应用非甾体抗炎药能很快止痛。口服泼尼松(每天 1 mg/kg,2 周后减量)可降低 HSP 关节炎患儿关节疼痛程度及疼痛持续时间。

(2)胃肠道症状治疗:激素治疗可较快缓解急性 HSP 的胃肠道症状,缩短腹痛持续时间。腹痛明显时需要严密监测患儿出血情况(如呕血、黑便或血便),必要时需行内镜检查。严重胃肠道血管炎,应用丙种球蛋白、甲泼尼龙静脉滴注及血浆置换或联合治疗均有效。

(3)急性胰腺炎的治疗:予对症支持疗法,卧床休息,少蛋白低脂少渣半流饮食,注意维持水电解质平衡,并监测尿量和肾功能。

(4)肺出血的治疗:应在强有力支持疗法的基础上,排除感染后早期使用甲泼尼龙静脉冲击,并配合使用环磷酰胺或硫唑嘌呤,加强对症治疗,如贫血严重可予输血,呼吸衰竭时及早应用机械通气,并发 DIC 可按相关诊疗指南治疗。

(七)预后

病理类型与预后有关,病理改变中新月体＜50％者,预后好,仅 5％发生肾衰竭,而新月体＞50％者,约 30％发生肾衰竭,而新月体超过 75％者约 70％发生肾衰竭。按 ISKDC 分类法 Ⅱ 级、Ⅲa 级预后较好,Ⅲb、Ⅳ 及 Ⅴ 级的预后差。且肾小管间质改变严重者预后差,电镜下见电子致密物沉积在上皮下者预后差。对 HSPN 患儿应加强随访,病程中出现尿检异常的患儿则应延长随访时间,建议至少随访 3～5 年。

第二节　肾小管疾病

一、肾小管酸中毒

肾小管酸中毒(renal tubular acidosis,RTA)是由于近端肾小管对 HCO_3^- 重吸收障碍和/或远端肾小管排泌氢离子障碍所致的一组临床综合征。其主要表现:①慢性高氯性代谢性酸中毒;②电解质紊乱;③肾性骨病;④尿路症状等。原发性者为先天遗传缺陷,多有家族史,早期无肾小球功能障碍。继发性者可见于许多肾脏和全身疾病。RTA 一般分为 4 个临床类型：①远端肾小管酸中毒（RTA-Ⅰ）；②近端肾小管酸中毒（RTA-Ⅱ）；③混合型或 Ⅲ 型肾小管酸中毒（RTA-Ⅲ）；④高钾型肾小管酸中毒（RTA-Ⅳ）。

（一）远端肾小管酸中毒（Ⅰ型）

远端肾小管酸中毒（distal renal tubular acidosis，dRTA）是由于远端肾小管排泌 H^+ 障碍，尿 NH_4^+ 及可滴定酸排出减少所致。

1.病因

Ⅰ型肾小管酸中毒有原发性和继发性，原发者为遗传性肾小管 H^+ 泵缺陷，常染色体隐性遗传涉及编码 V-ATP 酶的 α4 亚基的基因 *ATP6V0A4* 和 β1 亚基的基因 *ATP6V1B1* 突变，以及编码阴离子交换通道 1（anion exchanger 1，AE1）的基因 *SCL4A1* 突变。常染色体显性遗传仅涉及 *SCL4A1* 基因突变。继发者可见于很多疾病，如肾盂肾炎、特发性高 γ-球蛋白血症、干燥综合征、原发性胆汁性肝硬化、系统性红斑狼疮、纤维素性肺泡炎、甲状旁腺功能亢进、甲状腺功能亢进、维生素 D 中毒、特发性高钙尿症、Wilson 病、药物性或中毒性肾病、髓质囊性病、珠蛋白生成障碍性贫血、碳酸酐酶缺乏症等。

2.发病机制

正常情况下远曲小管 HCO_3^- 重吸收很少，排泌的 H^+ 主要与管腔液中 Na_2CO_3 交换 Na^+，形成 NaH_2PO_4，与 NH_3 结合形成 NH_4^+。$H_2PO_4^-$ 与 NH_4^+ 不能弥散至细胞内，因此产生较陡峭的小管腔液-管周间 H^+ 梯度。Ⅰ型 RTA 患者不能形成或维持小管腔液-管周间 H^+ 梯度，故使 H^+ 储积，而体内 HCO_3^- 储备下降，血液中 Cl^- 代偿性增高，尿液酸化功能障碍，尿 pH >5.5，净酸排泄减少，因而发生高氯性酸中毒。

由于泌 H^+ 障碍，Na^+-H^+ 交换减少，必然导致 Na^+-K^+ 交换增加，大量 K^+、Na^+ 被排出体外，因而造成低钾、低钠血症。患者由于长期处于酸中毒状态，致使骨质脱钙、骨骼软化而变形，骨质游离出的钙可导致肾钙化或尿路结石。

3.临床表现

原发性病例，可在出生后即有临床表现。临床上分为婴儿型和幼儿型。慢性代谢性酸中毒表现有厌食、恶心、呕吐、腹泻、便秘及生长发育落后等。低钾血症患者出现全身肌无力和周期性瘫痪。肾性骨病常表现为软骨病或佝偻病，囟门宽大且闭合延迟，出牙延迟或牙齿早脱，维生素 D 治疗效果差。患者常有骨痛、骨折，小儿可有骨骼畸形、侏儒等。由于肾结石和肾钙化，患儿可有血尿、尿痛等表现,易导致继发感染与梗阻性肾病。肾脏浓缩功能受损时,患者还常有多饮、多尿、烦渴等症状。

(1)高氯性代谢性酸中毒。

(2)电解质紊乱主要为高氯血症和低钾血症。

(3)尿 NH_4^+ 和可滴定酸(TA)排出减少,尿钾排出增多。

(4)碱性尿,即使在酸中毒或酸负荷时,始终尿 pH>5.5。

(5)高尿钙,常有肾钙化或肾结石表现。

(6)尿路症状等。

4.辅助检查

(1)血液生化检查:血浆 pH、HCO_3^- 或 CO_2CP 降低;血氯升高,血钾、血钠降低,血钙和血磷偏低,阴离子间隙正常;血 ALP 升高。

(2)尿液检查:尿比重低,尿 pH>5.5,尿钠、钾、钙、磷增加,尿铵显著减少。

(3)HCO_3^- 排泄分数<5%。方法:从每天口服碳酸氢钠 2~10 mmol/kg 起,逐日增加剂量至酸中毒纠正,然后测定血和尿中 HCO_3^- 和肌酐(Cr),按下列公式计算:FE HCO_3^- =(尿 HCO_3^-/血 HCO_3^-)÷(尿 Cr/血 Cr)×100

(4)肾功能检查:早期为肾小管功能降低。待肾结石、肾钙化导致梗阻性肾病时,可出现肾小球滤过率下降,血肌酐和 BUN 升高。

(5)X 线检查:骨密度普遍降低和佝偻病表现,可见陈旧性骨折。腹部平片可见泌尿系结石影和肾钙化。

(6)判别试验:对于不典型病例及不完全型 RTA 及判别机制类型,有赖于下列试验诊断方法。①尿 pH 及 NH_4Cl 负荷试验酸中毒时肾小管泌 H^+ 增加,尿 pH 下降。通常血 pH<7.35 时,尿 pH 应<5.5。NH_4Cl 负荷试验对明显酸中毒者不宜应用。当血 HCO_3^- 降至 20 mmol/L 以下时,尿 pH>5.5,具有诊断价值。尿 pH<5.5,则可排除本症。②尿 TA 和 NH_4^+ 的测定:Ⅰ型 RTA 者尿 TA 和尿 NH_4^+ 排出明显减少,但Ⅱ型 RTA 尿 NH_4^+ 排出量正常,甚至代偿增加。此试验可估计Ⅰ型 RTA 酸化功能损害程度及鉴别Ⅰ型和Ⅱ型。③尿二氧化碳分压(U-PCO$_2$)测定:在碱性尿的条件下,远端肾小管泌 H^+ 增加,H_2CO_3 延迟脱水是 U-PCO$_2$ 升高的主要原因,以 U-PCO$_2$ 作为判断完全性或不完全性Ⅰ型 RTA 的 H^+ 分泌缺陷。正常 U-PCO$_2$>4.0 kPa(30 mmHg),完全性或不完全性Ⅰ型 RTA H^+ 分泌缺陷者<4.0 kPa(30 mmHg)。在本试验中应注意出现代谢性碱中毒,低血钾,水潴留等不良反应。

5.诊断与鉴别诊断

根据以上典型临床表现,排除其他原因所致的代谢性酸中毒,尿 pH >5.5 者,即可诊断 dRTA,确定诊断:①即使在严重酸中毒时,尿 pH 也不会低于 5.5;②有显著的钙、磷代谢紊乱及骨骼改变;③尿铵显著降低;④FE HCO_3^- <5%;⑤氯化铵负荷试验阳性。对于不典型病例及不完全型 RTA,诊断有赖于判别诊断试验。鉴别诊断主要是与各种原因所致的继发性 dRTA 相区别。

6.治疗

(1)纠正酸中毒:在儿童,即使 RTA-I,亦有 6%~15% 的碳酸氢盐从肾脏丢失(在成人<5%),故可给予 2.5~7 mmol/(kg·d)的碱性药物。常用口服碳酸氢钠或用复方枸橼酸溶液(Shohl 液,含枸橼酸 140 g,枸橼酸钠 98 g,加水 1 000 mL),每毫升相当于 1 mmol 的碳酸氢钠盐。开始剂量 2~4 mmol/(kg·d),最大可用至 5~14 mmol/(kg·d),直至酸中毒纠正。

(2)纠正电解质紊乱:低钾血症可服 10% 枸橼酸钾 0.5~1 mmol/(kg·d),每天 3 次。不宜用氯化钾,以免加重高氯血症。

(3)肾性骨病的治疗:可用维生素 D、钙剂,维生素 D 剂量每天 5 000~10 000 U。但应注意:①从小剂量开始,缓慢增量;②监测血药浓度及血钙、尿钙浓度及时调整剂量,防止高钙血症的发生。

(4)利尿剂的使用:噻嗪类利尿剂可减少尿钙排泄,促进钙回吸收,防止钙在肾内沉积。如氢氯噻嗪 1~3 mg/(kg·d),分 3 次口服。

(5)其他:补充营养,保证入量,控制感染及原发疾病的治疗均为非常重要的措施。

7.预后

如早期发现,长期治疗,防止肾钙化及骨骼畸形的发生,预后良好,甚至可达正常的生长发育水平。有些患者可自行缓解,但也有部分患者可发展为慢性肾衰竭死亡。

(二)近端肾小管酸中毒(Ⅱ型)

近端肾小管酸中毒(proximal renal tubular acidosis,pRTA)是由于近端肾小管重吸收 HCO_3^- 功能障碍所致。

1.病因

Ⅱ型 RTA 病因亦可分为原发性和继发性。

(1)原发性:为常染色体隐性遗传,为编码近端肾小管上皮细胞 Na^+-HCO_3^- 共转运离子通道基因(*SCL4A4*)突变。

（2）继发性：可继发于重金属盐中毒、过期四环素中毒、甲状旁腺功能亢进、高球蛋白血症、半乳糖血症、胱氨酸尿症、Wilson 病、干燥综合征、髓质囊性病变、多发性骨髓瘤等。

2.发病机制

患儿肾小管 HCO_3^- 阈值一般为 15～18 mmol/L，显著低于正常阈值（21～25 mmol/L），故即使血液 HCO_3^- 浓度低于 21 mmol/L，亦有大量的 HCO_3^- 由尿中丢失，此时患儿产生酸中毒而其尿液呈碱性。由于其远端肾小管泌 H^+ 功能正常，故当患儿 HCO_3^- 下降至 15～18 mmol/L，尿 HCO_3^- 丢失减少，尿液酸化正常，故尿 pH 可低于 5.5。补碱后尿中排出大量碳酸氢盐。远端肾小管 K^+-Na^+ 交换增多，可导致低钾血症。

3.临床表现

本型男性患儿稍多，症状类似但较轻于 I 型肾小管酸中毒。

（1）生长发育落后，但大多数无严重的骨骼畸形，肾结石、肾钙化少见。

（2）明显的低钾表现。

（3）高氯性代谢性酸中毒。

（4）可同时有其他近端肾小管功能障碍的表现。患儿常有多尿、脱水、烦渴症状。

（5）少数病例为不完全型，无明显代谢性酸中毒，但进一步发展可为完全型。

4.辅助检查

（1）血液生化检查：①血 pH、HCO_3^- 或 CO_2CP 降低；②血氯显著升高，血钾显著降低，阴离子间隙可正常。

（2）尿液检查：①尿比重和渗透压降低；②当酸中毒加重，血 HCO_3^- ＜16 mmol/L时，尿 pH＜5.5。

（3）HCO_3^- 排泄分数（FE HCO_3^-）＞15％。

（4）判别试验氯化铵负荷试验尿 pH＜5.5。

5.诊断与鉴别诊断

（1）在临床上具有多饮、多尿，恶心呕吐和生长迟缓，血液检查具有持续性低钾高氯性代谢性酸中毒特征者应考虑 pRTA，确定诊断：①当血 HCO_3^- ＜16 mmol/L时，尿 pH＜5.5；②FE HCO_3^-＞15％；③尿钙不高，临床无明显骨骼畸形、肾结石和肾钙化；④氯化铵试验阴性。

（2）当患儿伴有其他近端肾小管功能障碍时须注意与下列疾病相鉴别：①原发性 Fanconi 综合征；②胱氨酸尿；③肝豆状核变性；④毒物或药物中毒等引起

的继发性 RTA。

6.治疗

（1）纠正酸中毒：因儿童肾 HCO_3^- 阈值比成人低，故患儿尿中 HCO_3^- 丢失更多，治疗所需碱较 RTA-Ⅰ为大，其剂量约 $10\sim15$ mmol/（kg·d）给予碳酸氢钠或复方枸橼酸溶液（Shohl 液）口服。也可使用 10% 枸橼酸钠钾溶液，配方：枸橼酸钠 100 g，枸橼酸钾 100 g，加水至 1 000 mL，每毫升含 Na^+、K^+ 各 1 mmol，含 HCO_3^- 2 mmol，每天 $5\sim10$ mL/（kg·d）。

（2）纠正低钾血症。

（3）重症者可予低钠饮食并加用氢氯噻嗪：可减少尿 HCO_3^- 排出，促进 HCO_3^- 重吸收。

7.预后

本型预后较好，多数患儿能随年龄增长而自行缓解。

（三）混合型或Ⅲ型肾小管酸中毒

混合型 RTA 指Ⅰ、Ⅱ型混合存在。有人认为此型为Ⅱ型肾小管酸中毒的一个亚型。尿中排出大量 HCO_3^-，尿可滴定酸及铵排出减少，即使在血浆 HCO_3^- 浓度正常时，尿 HCO_3^- 排出也＞15% 的滤过量。此型的临床症状一般较重。而所谓的Ⅲ型肾小管酸中毒是指Ⅰ型 RTA 伴有 HCO_3^- 丢失，与混合型 RTA 相似，有人认为是Ⅰ型的一个亚型。患者有着Ⅰ、Ⅱ两型的临床表现。当血浆 HCO_3^- 正常时，尿 HCO_3^- 排泄分数在 5%～10% 之间，酸中毒时，排出量则更大。治疗与Ⅰ、Ⅱ型相同。

（四）高钾型肾小管酸中毒（Ⅳ型）

高钾型肾小管酸中毒是因肾脏分泌肾素功能不足，而致低肾素血症、低醛固酮血症及高钾血症。临床上以高氯性酸中毒及持续性高钾血症为主要特点，一般无糖尿、高氨基酸尿、高磷酸盐尿等其他近曲小管功能异常。此病常有不同程度的肾小球功能不全，并且与酸中毒的严重程度不成比例。尿酸化功能障碍与Ⅱ型肾小管酸中毒相似，但尿中 HCO_3^- 排泄分数＜10%，常常仅有 2%～3%。

1.病因

多认为是继发性，临床常见为慢性肾脏病及肾上腺疾病。

2.发病机制

本型多伴有醛固酮分泌低下，肾小管因醛固酮相对缺乏或对醛固酮失敏，不能潴 Na^+，排 K^+、Cl^- 与 H^+ 而引起高氯酸中毒与高血钾。其发病机制尚未明，可能的原因如下。

(1)肾素血管紧张素系统功能异常或被阻断。

(2)醛固酮的合成、释放、作用障碍。

(3)利尿药如氨苯蝶啶引起 Na^+ 通透性异常。

(4)小管间质病变及 Na^+-K^+-ATP 酶的损害均可使肾小管发生转运障碍。

(5)细胞旁 Cl^- 通透性增加导致 Na^+ 转运分流。

(6)少数病例血醛固酮不低,为肾小管对醛固酮失敏。

(7)最近有人提出此型发病是由于肾远曲小管再吸收氯过多,而致体内 NaCl 增多,细胞外液扩张,血压增高,血肾素及醛固酮分泌低下,引起高血钾与酸中毒。

3.临床表现

本型在临床上以高氯性酸中毒及持续性高钾血症为主要表现,伴有不同程度的肾功能不全,但是高钾血症、酸中毒与肾小球滤过率的下降不成比例。尿可呈酸性(pH<5.5),尿 NH_4^+、K^+ 排出减少。

4.诊断

凡代谢性酸中毒伴持续高钾血症,不能以肾功能不全及其他原因解释时,应考虑本病。结合尿 HCO_3^- 排量增多,尿铵减少,血阴离子间隙正常及醛固酮低可诊断本病。

5.治疗

(1)纠正酸中毒:用碳酸氢钠 1.5~2.0 mmol/(kg·d),同时有助于减轻高血钾。应限制钾盐摄入,口服阳离子交换树脂及襻利尿剂(如呋塞米、氢氯噻嗪)。同时襻利尿剂可刺激醛固酮的分泌。

(2)高血钾治疗:低肾素、低醛固酮患者,可使用盐皮质激素,如 9-α-氟氢可的松,此药具有类醛固酮作用。

(3)盐皮质激素:近年发现多巴胺拮抗剂甲氧氯普胺能刺激醛固酮释放,可试用。

(4)刺激醛固酮分泌。

(5)限钠饮食:虽可刺激肾素和醛固酮释放,但常加重高钾性酸中毒,故应避免长期限钠饮食。

二、近端肾小管多发性功能障碍

近端肾小管多发性功能障碍也称 Fanconi 综合征,临床上较为少见,以多种肾小管功能紊乱为特征,小分子蛋白、氨基酸、葡萄糖、磷酸盐、碳酸氢盐等不能在近端肾小管重吸收而从尿中丢失,出现代谢性酸中毒、低磷血症、低钙血症、脱水、佝偻病、骨质疏松、生长过缓等表现。起病缓慢,且多于青壮年出现症状。

（一）病因和分类

本病可分为先天性或获得性,原发性或继发性,完全性或不完全性。幼儿大多为原发或者继发于遗传代谢性疾病,年长儿多继发于免疫性疾病、毒物或药物中毒及各种肾脏病。

（二）发病机制

本病发病机制尚未完全清楚,由于近端小管上皮细胞刷状缘缺失、细胞内回漏、基底侧细胞膜转运障碍、细胞紧密连接处反流入管腔增加等多种原因导致蛋白质、氨基酸、葡萄糖和电解质重吸收障碍,而相应出现代谢性酸中毒、低磷血症、低钙血症、脱水、佝偻病、骨质疏松、生长过缓等表现。

（三）临床表现

本病临床表现取决于肾小管功能障碍的类型和程度。全氨基酸尿、糖尿及高磷酸盐尿导致低磷血症为本症的三大特征,不完全性 Fanconi 综合征不是全部具备上述 3 个特征,只具备其中 1~2 项。

1.原发性 Fanconi 综合征

（1）婴儿型:①起病早,6~12 个月发病;②常因烦渴、多饮、多尿、脱水、消瘦、呕吐、便秘、无力而就诊;③生长迟缓、发育障碍,出现抗维生素 D 佝偻病及营养不良、骨质疏松甚至骨折等表现;④肾性全氨基酸尿,但血浆氨基酸可正常;⑤低血钾,低血磷,碱性磷酸酶活性增高,高氯血症性代谢性酸中毒,尿糖微量或增多,血糖正常;⑥预后较差,可死于尿毒症或继发感染。

（2）幼儿型:2 岁后发病,症状较婴儿型轻,以抗维生素 D 佝偻病及生长迟缓为最突出表现。

（3）成人型:10 岁左右或更晚发病,多种肾小管功能障碍如糖尿、全氨基酸尿、高磷酸盐尿、低血钾、高氯酸中毒,往往突出表现软骨病,晚期可出现肾衰竭。

2.继发性 Fanconi 综合征

除有上述表现外,还因原发病不同而表现相应特点。

（四）诊断与鉴别诊断

本病无特异诊断试验,根据生长迟缓、佝偻病,多尿及脱水、酸中毒、电解质紊乱相应的临床表现,血生化检查见低血钾、低血磷、低血钠、高血氯性酸中毒、尿糖阳性而血糖正常，全氨基酸尿、X 线检查有骨质疏松、佝偻病表现均有助于诊断，注意询问家族史。应注意原发病的诊断，如胱氨酸储积病者，眼裂隙灯检查可见角膜有胱氨酸结晶沉着，骨髓或血白细胞中胱氨酸含量增加并见到胱氨酸结晶。由于多种类型 Fanconi 综合征可通过特异性治疗及对症处理取得良好疗效，因此病因诊断尤为重要。

（五）治疗

1.病因治疗

对已明确病因的继发性 Fanconi 综合征，可进行特异性治疗。可通过饮食疗法减少或避免有毒代谢产物积聚（半乳糖血症，遗传性果糖不耐受，酪氨酸血症Ⅰ型）或者促进蓄积的重金属排泄（Wilson 病、药物或者重金属中毒）。对于由肾脏疾病或全身疾病引起的 Fanconi 综合征则相应针对原发病治疗。

2.对症治疗

（1）纠正酸中毒：根据肾小管受损的程度给予碱性药物，剂量 $2\sim10$ mmol/（kg·d），可采用碳酸氢钠或枸橼酸钠钾合剂，全天剂量分 $4\sim5$ 次口服，然后根据血中 HCO_3^- 浓度调整剂量，同时注意补钾。

（2）纠正低磷血症：口服中性磷酸盐以纠正低磷血症，剂量为 $1\sim3$ g/d，分 $3\sim4$ 次服，不良反应有胃肠不适和腹泻。磷酸盐有可能加重低钙血症，诱发甲状旁腺功能亢进，可加钙剂和维生素 D 预防。中性磷酸盐配方：$Na_2HPO_4·7H_2O$ 145 g，$NaH_2PO_4·H_2O$ 18.2 g，加水至 1 000 mL，每 100 mL 供磷 2 g。

（3）其他：应补充血容量，防脱水，纠正低钾血症。对于低尿酸血症、氨基酸尿、糖尿及蛋白尿，目前尚缺乏有效的治疗方法。肾功能不全者，则酌情采用保守式肾脏替代治疗。

（六）预后

本病预后取决于原发病、脏器受累程度及治疗情况，严重者死于严重水、电解质紊乱及肾衰竭。

三、Bartter 综合征

Bartter 综合征是一种肾脏失钾性肾小管病，以低血钾性碱中毒、血浆肾素、血管紧张素和醛固酮增高而血压正常为特点。本病 1962 年由 Bartter 首次报告而得名，此后各地陆续有类似报告，迄今已报告几百例，但更多病例可能被漏诊。本病女性稍多于男性，5 岁以下小儿多见，低血钾症状突出，表现为多尿、烦渴、便秘、厌食和呕吐等。按照发病年龄，Bartter 综合征临床上可以分为先天型（婴儿型)、经典型和成人型。成人型 Bartter 综合征易与 Gitelman 综合征混淆,后者由噻嗪敏感的 Na^+/Cl^- 共转运离子通道基因($SLC12A3$)突变所致,同样具备低血钾性碱中毒、血浆肾素和醛固酮增高而血压正常的特点,还有低镁血症和尿排钙减低现象。

(一)病因

本病已证实是常染色体隐性遗传病,由髓襻升枝粗段或者远端肾小管上皮细胞的离子通道基因突变所引起的临床综合征,迄今已先后发现 5 种 Batter 综合征遗传基因突变。在先天型(婴儿型)Batter 综合征(高前列腺素 E 综合征)中,发现呋塞米敏感的 $Na^+/K^+/2Cl^-$ 共同离子通道基因($SLC12A1$)或肾脏外髓的钾通道基因($KCNJ1$)突变。在经典型 Bartter 综合征患儿中,发现氯离子通道 CLC-Kb 基因($CICNKB$)突变。在有耳聋的先天型(婴儿型)Batter 综合征(高前列腺素 E 综合征伴耳聋)患儿中,存在编码 Barttin(上述 Cl^- 通道的 β 亚基)的基因($BSND$)突变,Cl^- 通道 CLC-Ka 基因($CICNKA$)和 CLC-Kb 基因($CICNKB$)同时缺陷也可引起。

(二)发病机制

上述几种离子通道基因突变,导致 $Na^+/K^+/Cl^-$ 重吸收减少,引起排 K^+ 增多,低钾血症等临床表现。此外,肾脏前列腺素产生过多在本病发生中起重要作用。前列腺素 E_2 导致血管壁对血管紧张素 Ⅱ 反应低下,血管张力减低,肾脏灌注减少,刺激肾小球旁器代偿性增生肥大,使肾素、血管紧张素和醛固酮分泌增多,排 K^+ 增多,加重低血钾。由于血管对血管紧张素 Ⅱ 反应低下,故血压正常。

(三)病理

肾小球旁器的增生和肥大是 Bartter 综合征主要病理特点,此外,还可见膜增生性肾小球肾炎,间质性肾炎,肾钙化等病理学改变。肾小球旁器细胞可见到肾素合成增加的征象,电镜检查可见粗面内质网和高尔基复合体肥大,可能为肾素沉着,肾素合成增加。

(四)临床表现

本病临床表现复杂多样,以低血钾症状为主。小儿常见症状为烦渴多尿、乏力消瘦、抽搐、生长延缓,成人型常表现为乏力、疲劳、肌肉痉挛,其他较少见症状有轻瘫、感觉异常、遗尿、夜尿多、便秘、恶心、呕吐,甚至肠梗阻、嗜盐、直立性低血压、智力障碍、肾钙化、肾衰竭、佝偻病、低镁血症、耳聋等。值得注意的是,有少数患者没有症状,因其他原因就诊时发现。曾报告 2 例患者有特殊面容,头大、前额突出、三角形脸、耳郭突出、大眼睛、口角下垂。

先天性 Bartter 综合征在胎儿期表现为间歇性发作的多尿,孕 22～24 周出现羊水过多,需反复抽羊水,以阻止早产。

(五)辅助检查

大多数病例有显著低血钾症,一般在 2.5 mmol/L 以下,最低可至 1.5 mmol/L。代谢性碱中毒也常见,还可出现低钠或低氯血症,婴幼儿低氯血症和碱中毒最为严重,血氯可低至 62 mmol/L。血浆肾素、血管紧张素和醛固酮升高。低渗碱性尿,约 30%患者有少量蛋白尿。血镁正常或稍低,尿镁正常,尿钙正常或者增加。

(六)诊断与鉴别诊断

1.本病诊断要点

(1)低钾血症(1.5～2.5 mmol/L)。

(2)高尿钾(>20 mmol/L)。

(3)代谢性碱中毒(血浆 HCO_3^- >30 mmol/L)。

(4)高肾素血症。

(5)高醛固酮血症。

(6)对外源性加压素不敏感。

(7)肾小球旁器增生。

(8)低氯血症。

(9)血压正常。

2.鉴别诊断

(1)原发性醛固酮增多症:可出现低血钾和高醛固酮血症,但有高血压和低肾素血症,对血管紧张素反应敏感。

(2)假性醛固酮增多症(Liddle 综合征):也呈低血钾性代谢性碱中毒,但有明显高血压,且肾素和醛固酮水平减低。

(3)假性 Bartter 综合征:由滥用利尿剂泻剂或长期腹泻引起,丢失钾和氯化物,出现低钾血症、高肾素血症和高醛固酮血症,但停用上述药物,症状好转。

(4)Gitelman 综合征:同样具备低血钾性碱中毒、血浆肾素和醛固酮增高而血压正常的特点,还有持续低镁血症,尿镁增加,尿排钙减低,而 Bartter 综合征。Gitelman 综合征基因检测可发现噻嗪敏感的 Na^+/Cl^- 共转运离子通道基因(*SCI12A3*)突变。

（七）治疗

本病没有根治方法，主要治疗是纠正低钾血症，防治并发症，包括口服氯化钾、保钾利尿剂、吲哚美辛、卡托普利等，有一定疗效。有持续低镁血症，可以口服氧化镁纠正。上述药物可以联合应用，疗效好于单用一种药物。

（八）预后

婴儿期发病者，症状重，1/3有智力障碍，可因脱水，电解质紊乱及感染而死亡。5岁以后发病者，几乎都有生长迟缓，部分患者呈进行性肾功能不全，甚至发展为急性肾衰竭。有报道11例死亡病例中，10例年龄在1岁以下，多死于脱水，电解质紊乱或反复感染，年长及成人多死于慢性肾衰竭。

第三节　尿　路　感　染

尿路感染（urinary tract infection，UTI）是指病原体直接侵入尿路，在尿液中生长繁殖，并侵犯尿路黏膜或组织而引起损伤。按病原体侵袭的部位不同，一般将其分为肾盂肾炎、膀胱炎、尿道炎。肾盂肾炎又称上尿路感染，膀胱炎和尿道炎合称下尿路感染。由于小儿时期感染局限在尿路某一部位者较少，且临床上又难以准确定位，故常不加区别统称为UTI。UTI患者临床上可根据有无症状，分为症状性泌尿道感染和无症状性菌尿。UTI是小儿时期常见疾病之一，UTI是继慢性肾炎之后，引起儿童期慢性肾功能不全的主要原因之一。儿童期症状性UTI的年发病率在男孩为1.7～3.8/1 000人，女孩为3.1～7.1/1 000人，发病年龄多在2～5岁；无症状性菌尿则多见于学龄期女童。无论在成人或儿童，女性UTI的发病率普遍高于男性，但在新生儿或婴幼儿早期，男性的发病率却高于女性。

无症状性菌尿也是儿童UTI的一个重要组成部分，它可见于所有年龄、性别的儿童中，甚至包括3个月以下的小婴儿，但以学龄女孩更常见。

一、病因

任何致病菌均可引起UTI，但绝大多数为革兰氏阴性杆菌，如大肠埃希菌、副大肠埃希菌、变形杆菌、克雷伯杆菌、铜绿假单胞菌，少数为肠球菌和葡萄球菌。大肠埃希菌是 UTI 中最常见的致病菌,约占 60%。初次患 UTI 的新生儿、所有年龄的女孩和 1 岁以下的男孩,主要的致病菌仍是大肠埃希菌,而在 1 岁以上男孩主要致病菌多是变形杆菌。对于 10~16 岁的女孩,白色葡萄球菌亦常见,至于克雷伯杆菌和肠球菌,则多见于新生儿 UTI。

二、发病机制

细菌引起 UTI 的发病机制是错综复杂的,其发生是个体因素与细菌致病性相互作用的结果。

(一)感染途径

1.血源性感染

现已证实,经血源途径侵袭尿路的致病菌主要是金黄色葡萄球菌。

2.上行性感染

致病菌从尿道口上行并进入膀胱,引起膀胱炎,膀胱内的致病菌再经输尿管移行至肾脏,引起肾盂肾炎,这是 UTI 最主要的途径。引起上行性感染的致病菌主要是大肠埃希菌,其次是变形杆菌或其他肠杆菌。膀胱输尿管反流(vesicoureteral reflux,VUR)是细菌上行性感染的重要原因

3.淋巴感染和直接蔓延

结肠内的细菌和盆腔感染可通过淋巴管感染肾脏,肾脏周围邻近器官和组织的感染也可直接蔓延。

(二)个体因素

(1)婴幼儿输尿管长而弯曲,管壁肌肉和弹力纤维发育不良,蠕动力差,容易扩张或受压及扭曲而导致梗阻,易发生尿流不畅或尿潴留而诱发感染。

(2)尿道菌种的改变及尿液性状的变化,为致病菌入侵和繁殖创造了条件。

(3)细菌在尿路上皮细胞黏附是其在泌尿道增殖引起 UTI 的先决条件。

(4)某些患儿分泌型 IgA 的产生缺陷,尿中的 SIgA 减低。

(5)先天性或获得性尿路畸形,增加尿路感染的危险性。

(6)新生儿和小婴儿易患尿路感染是因为其机体抗菌能力差。婴儿使用尿布,尿道口常受细菌污染,且局部防卫能力差,易致上行感染。

(7)糖尿病、高钙血症、高血压、慢性肾脏疾病、镰刀状贫血及长期使用糖皮质激素或免疫抑制剂的患儿,其 UTI 的发病率可增高。

(8)ACE 基因多态性:DD 基因型患儿是肾瘢痕发生的高危人群,其发生机制与 ACE 活性增高致使血管紧张素 I 向 II 转化增多有关。后者通过引发局部

血管收缩、刺激 TGF-β 产生和胶原合成导致间质纤维化和肾小球硬化。

（9）细胞因子：急性肾盂肾炎患儿尿中 IL-1、IL-6 和 IL-8 增高，且 IL-6 水平与肾瘢痕的严重程度呈正相关。

（三）细菌毒力

除了以上个体因素所起的作用外，对没有泌尿系统结构异常的 UTI 儿童，感染细菌的毒力是决定其能否引起 UTI 的主要因素。

三、临床表现

（一）急性 UTI

急性 UTI 的临床症状随着患儿年龄组的不同存在着较大差异。

1.新生儿

新生儿临床症状极不典型，多以全身症状为主，如发热或体温不升，苍白、吃奶差、呕吐、腹泻、黄疸等较多见，部分患儿可有嗜睡、烦躁甚至惊厥等神经系统症状。新生儿 UTI 常伴有败血症，但尿路刺激症状多不明显，在 30％的病儿血和尿培养出的致病菌一致。

2.婴幼儿

婴幼儿 UTI 的临床症状常不典型，常以发热最突出。此外，拒食、呕吐、腹泻等全身症状也较明显。有时也可出现黄疸和神经系统症状如精神萎靡、昏睡、激惹甚至惊厥。在 3 个月龄以上的儿童可出现尿频、排尿困难、血尿、脓血尿、尿液混浊等。细心观察可发现排尿时哭闹不安，尿布有臭味和顽固性尿布疹等。

3.年长儿

年长儿以发热、寒战、腹痛等全身症状突出，常伴有腰痛和肾区叩击痛，肋脊角压痛等。同时尿路刺激症状明显，患儿可出现尿频、尿急、尿痛、尿液浑浊，偶见肉眼血尿。

（二）慢性 UTI

慢性 UTI 是指病程迁延或反复发作持续一年以上者，常伴有贫血、消瘦、生长迟缓、高血压或肾功能不全。

（三）无症状性菌尿

在常规的尿过筛检查中，可以发现健康儿童存在着有意义的菌尿，但无任何尿路感染症状。这种现象可见于各年龄组，在儿童中以学龄女孩常见。无症状性菌尿患儿常同时伴有尿路畸形和既往症状 UTI 史。病原体多数是大肠埃希菌。

四、辅助检查

(一)尿常规检查及尿细胞计数

1.尿常规检查

如清洁中段尿离心沉渣中白细胞数＞10 个/HPF,即可怀疑为尿路感染;血尿也很常见。肾盂肾炎患者有中等蛋白尿、白细胞管型尿及晨尿的比重和渗透压减低。

2.1 小时尿白细胞排泄率测定

白细胞数每小时＞$30×10^4$/L 为阳性,可怀疑 UTI;每小时＜$20×10^4$/L 为阴性,可排除尿路感染。

(二)尿培养细菌学检查

尿培养细菌学检查是诊断尿路感染的主要依据。通常认为中段尿培养菌落数≥10^5/mL 可确诊。10^4～10^5/mL 为可疑,＜10^4/mL 是污染。应结合病儿性别、有无症状、细菌种类及繁殖力综合分析评价临床意义。由于粪链球菌一个链含有 32 个细菌,一般认为菌落数在 10^3～10^4/mL 间即可诊断。通过耻骨上膀胱穿刺获取的尿培养,只要发现有细菌生长,即有诊断意义。至于伴有严重尿路刺激症状的女孩,如果尿中有较多白细胞,中段尿细菌定量培养≥10^2/mL,且致病菌为大肠埃希菌类或腐物寄生球菌等,也可诊断为 UTI,临床高度怀疑 UTI 而尿普通细菌培养阴性的,应作 L-型细菌和厌氧菌培养。

(三)尿液直接涂片法

油镜下找细菌,如每个视野都能找到一个细菌,表明尿内细菌数＞10^5/mL以上。

(四)亚硝酸盐试纸条试验和尿白细胞酯酶检测

大肠埃希菌、副大肠埃希菌和克雷伯杆菌试纸条亚硝酸盐试验呈阳性,产气杆菌、变形杆菌、铜绿假单胞菌和葡萄球菌亚硝酸盐试验呈弱阳性,而粪链球菌、结核分枝杆菌为阴性。

(五)影像学检查

目的:①检查泌尿系统有无先天性或获得性畸形;②了解以前由于漏诊或治疗不当所引起的慢性肾损害或瘢痕进展情况;③辅助上尿路感染的诊断。

常用的影像学检查有 B 型超声检查、静脉肾盂造影加断层摄片(检查肾瘢痕形成)、排泄性膀胱尿路造影(MCU 检查 VUR)、动态、静态肾核素造影、CT 扫描等。核素肾静态扫描(^{99m}Tc-DMSA)是诊断急性肾盂肾炎(APN)的金标准。APN 时,由于肾实质局部缺血及肾小管功能障碍致对 DMSA 摄取减少。典型表现呈肾单个或多个局灶放射性减低或缺损,也可呈弥漫的放射性稀疏伴外形肿大。其诊断该病的敏感性与特异性分别为 96％和 98％。推荐在急性感染后3 个月行^{99m}Tc-DMSA 以评估肾瘢痕。

1.＜2 岁的患儿

UTI 伴有发热症状者,无论男孩或女孩,在行尿路 B 超检查后无论超声检查是否异常,均建议在感染控制后行 MCU 检查。家属对 MCU 有顾虑者,宜尽早行 DMSA 检查。

2.＞4 岁的患儿

B 超显像泌尿系统异常者需在感染控制后进行 MCU 检查。

3.2～4 岁患儿

可根据病情而定。

五、诊断与鉴别诊断

UTI 的诊断年长儿症状与成人相似,尿路刺激症状明显,常是就诊的主诉。如能结合实验室检查,可立即得以确诊。但对于婴幼儿、特别是新生儿,由于排尿刺激症状不明显或阙如,而常以全身表现较为突出,易致漏诊。故对病因不明的发热患儿都应反复作尿液检查,争取在用抗生素治疗之前进行尿培养,菌落计数和药敏试验;凡具有真性菌尿者,即清洁中段尿定量培养菌落数≥10^5/mL,或耻骨上膀胱穿刺尿定性培养有细菌生长,即可确立诊断。

完整的 UTI 的诊断除了评定泌尿系统被细菌感染外,还应包括以下内容:①本次感染系初染、复发或再感;②确定致病菌的类型并做药敏试验;③有无尿路畸形如 VUR、尿路梗阻等,如有 VUR,还要进一步了解"反流"的严重程度和有无肾脏瘢痕形成;④感染的定位诊断,即是上尿路感染还是下尿路感染。

UTI 需与肾小球肾炎、肾结核及急性尿道综合征鉴别。急性尿道综合征的临床表现为尿频、尿急、尿痛、排尿困难等尿路刺激症状,但清洁中段尿培养无细菌生长或为无意义性菌尿。

六、治疗

治疗目的是控制症状,根除病原体,去除诱发因素,预测和防止再发。

(一)一般处理

(1)急性期需卧床休息,鼓励患儿多饮水以增加尿量,女孩还应注意外阴部的清洁卫生。

(2)鼓励患儿进食,供给足够的热量、丰富的蛋白质和维生素,以增强机体的抵抗力。

(3)对症治疗:对高热、头痛、腰痛的患儿应给予解热镇痛剂缓解症状;对尿路刺激症状明显者,可用阿托品、山莨菪碱等抗胆碱药物治疗或口服碳酸氢钠碱化尿液,减轻尿路刺激症状;有便秘者改善便秘。

(二)抗菌药物治疗

1.选用抗生素的原则

(1)感染部位:对肾盂肾炎应选择血浓度高的药物,对膀胱炎应选择尿浓度高的药物。

(2)感染途径:对上行性感染,首选磺胺类药物治疗。如发热等全身症状明显或属血源性感染,多选用青霉素类、氨基糖苷类或头孢菌素类单独使用或联合治疗。

(3)根据尿培养及药敏试验结果,同时结合临床疗效选用抗生素。

(4)药物在肾组织、尿液、血液中都应有较高的浓度。

(5)药物的抗菌能力强,抗菌谱广。

(6)对肾功能损害小的药物。

2.上尿路感染/急性肾盂肾炎的治疗

(1)<3个月婴儿:静脉敏感抗生素治疗10~14天。

(2)>3个月:口服敏感抗生素7~14天(若没有药敏试验结果,推荐使用头孢菌素、氨苄西林/棒酸盐复合物);可先静脉治疗2~4天后改用口服抗生素治疗,总疗程7~14天。

(3)在抗生素治疗48小时后需评估治疗效果,包括临床症状、尿检指标等。若抗生素治疗48小时后未能达到预期的治疗效果,需重新留取尿液进行尿培养细菌学检查。

3.下尿路感染/膀胱炎的治疗

(1)口服抗生素治疗7~14天(标准疗程)。

(2)口服抗生素2~4天(短疗程):短疗程(2~4天)口服抗生素治疗和标准疗程(7~14天)口服抗生素治疗相比,两组在临床症状持续时间、菌尿持续时间、UTI复发、药物依从性和耐药发生率方面均无明显差别。

（3）在抗生素治疗48小时后也需评估治疗效果。

4.无症状菌尿的治疗

单纯无症状菌尿一般无须治疗。但若合并尿路梗阻、VUR或其他尿路畸形存在，或既往感染使肾脏留有陈旧性瘢痕者，则应积极选用上述抗菌药物治疗。疗程为7～14天，继之给予小剂量抗菌药物预防，直至尿路畸形被矫治为止。

5.复发性泌尿道感染的治疗

复发性UTI包括UTI发作2次及以上且均为APN，1次APN且伴有1次及以上的下尿路感染，3次及以上的下尿路感染。

复发性UTI者在进行尿细菌培养后选用2种抗菌药物治疗，疗程10～14天为宜，然后需考虑使用预防性抗生素治疗以防复发。预防用药期间，选择敏感抗生素治疗剂量的1/3睡前顿服，首选呋喃妥因或磺胺甲基异噁唑。若小婴儿服用呋喃妥因出现消化道不良反应严重者，可选择阿莫西林-克拉维酸钾或头孢克洛类药物口服。如果患儿在接受预防性抗生素治疗期间出现了UTI，需换用其他抗生素而非增加原抗生素的剂量。

（三）积极矫治尿路畸形

小儿UTI约半数可伴有各种诱因，特别在慢性或反复复发的患者，多同时伴有尿路畸形。其中以VUR最常见，其次是尿路梗阻和膀胱憩室。一经证实，应及时予以矫治，否则UTI难被控制。

（四）UTI的局部治疗

局部治疗常采用膀胱内药液灌注治疗，主要治疗顽固性慢性膀胱炎经全身给药治疗无效者。灌注药液可根据致病菌特性或药敏试验结果选择。

七、预后

急性UTI经合理抗菌治疗，多数于数天内症状消失、治愈，但有近50%的患者可复发。复发病例多伴有尿路畸形，其中以VUR最常见，而VUR与肾瘢痕关系密切，肾瘢痕的形成是影响儿童UTI预后的最重要因素。由于肾瘢痕在学龄期儿童最易形成，10岁后进展不明显。一旦肾瘢痕引起高血压，如不能被有效控制，最终发展至慢性肾衰竭。

八、预防

UTI是可以预防的，可从以下几方面入手：注意个人卫生，勤洗外阴以防止细菌入侵;及时发现和处理男孩包茎、女孩处女膜伞、蛲虫感染等;及时矫治尿路畸形,防止尿路梗阻和肾瘢痕形成。

第四节 膀胱输尿管反流和反流性肾病

膀胱输尿管反流(vesicoureteric reflux,VUR)是指排尿时尿液从膀胱反流至输尿管和肾盂。反流性肾病(reflux nephropathy,RN)是由于 VUR 和肾内反流(intrarenal reflux,IRR)伴反复 UTI,导致肾脏形成瘢痕、萎缩,肾功能异常的综合征,若不及时治疗和纠正可发展到慢性肾衰竭。VUR 不仅发生在小儿,而且在反复 UTI 基础上持续到成年,导致肾功能损害。大量资料表明 RN 是终末期肾衰的重要原因之一。

一、病因及分类

导致 VUR 的主要机制是膀胱输尿管连接部异常。按发生原因可分以下两类。

(一)原发性 VUR

原发性 VUR 最常见,为先天性膀胱输尿管瓣膜机制不全,包括先天性膀胱黏膜下输尿管过短或水平位,输尿管开口异常,膀胱三角肌组织变薄、无力,Waldeyer 鞘先天异常等。膀胱逼尿肌功能异常者可致反流,占53%。

(二)继发性 VUR

导致 Waldeyer 鞘功能紊乱的因素有 UTI,膀胱颈及下尿路梗阻、创伤、妊娠等,小儿 UTI 并发反流者高达50%。UTI 时膀胱输尿管段因炎症、肿胀、变形、而失去正常瓣膜作用。UTI 的主要病原菌中伞状大肠埃希菌易与尿道上皮细胞结合而削弱输尿管的蠕动功能,使其产生反流,控制感染后反流可渐消失,若炎症迁延反复,则反流持续不易消除。尿路畸形合并反流者约占70%。此外膀胱输尿管功能不全,如原发性神经脊髓闭合不全,包括脑脊膜膨出等,约有19%病例发生 VUR。

二、发病机制

RN 的发病机制目前仍未阐明,VUR 引起肾损害可能是多因素所致。

（一）菌尿反流

把细菌带到肾内,损害肾组织是直接侵犯的后果。

（二）尿动力学改变

由于输尿管口呈鱼口状,反流量大,即使无感染,当肾盂内压力增高达 0.4 kPa(40 mmH$_2$O)时,可出现肾内反流而导致肾损害。残余尿是 VUR 最重要的结果之一,残余尿量可能在 UTI 的复发病因学方面起相当重要的作用。

（三）尿液漏入肾组织

尿液经肾盏,肾乳头的 Bellin 管或穹隆角的破裂处漏入肾间质。尿液在肾间质可直接刺激或通过自身免疫反应(抗原可能为尿液中的细菌或 Tamm-Horsfall 蛋白),导致炎症或纤维化。

（四）肾内血管狭窄

由于尿液漏溢到肾小管外的间质及毛细血管和直小血管引起炎症及纤维化导致肾内血管闭塞及狭窄。进一步引起肾内缺血性病变及继发性高血压。另外,当功能性尿路梗阻存在时,膀胱尿道压增高,致肾小管压增高及肾内反流,随后出现肾小球滤过率降低,出球小动脉血流减少,导致肾缺血而产生间质性肾炎。

（五）肾小球硬化

局灶性节段性肾小球硬化发病机制:①免疫损害;②大分子物质被摄取后系膜功能不全;③肾内血管病变;④肾小球高滤过作用。

（六）遗传因素

有人认为 VUR 的发病 10%～20% 与基因遗传有关,易感的家族中有约 40% 的一级亲属存在反流。

三、病理

有反流的乳头管、集合管明显扩张,管壁周围间质充血水肿,淋巴细胞及中性粒细胞浸润,继之肾小管萎缩,局灶纤维化及肾小球周围纤维化。肾盏、肾盂扩张、肾实质变薄,重度 VUR 伴反复 UTI 者瘢痕广泛,一般肾上、下极突出(即极性分布倾向)。小动脉可有增厚狭窄。

四、临床表现

RN 最常见的临床表现为反复发作的 UTI,膀胱刺激症状仅在 UTI 急性期出现。

(一)无症状性反流

无任何症状体征,仅在因其他原因作 B 超或排尿性膀胱造影时才被发现。许多患儿在胎儿期,作 B 超常规检查时就被发现,表现为肾盂积水、上尿路扩张或巨大膀胱。出生后 B 超及排尿性膀胱造影术可进一步证实。

(二)泌尿系统感染

VUR 常合并 UTI,且易反复,或迁延难治,伴有其他先天性尿路畸形。

(三)反流性肾病

蛋白尿可为 RN 的首发症状,亦可在严重瘢痕形成数年后才出现,随肾功能减退,蛋白尿增加,少数患者甚至可出现大量蛋白尿。蛋白尿出现提示 VUR 导致肾小球病变。高血压为 RN 的常见后期并发症,随瘢痕进展,高血压可加速肾功能恶化。

(四)其他

夜尿、多尿、尿淋漓不尽,在儿童可以遗尿作为首发症状。其他较常见的临床表现还有反复发热、腰痛、腹痛、发育不良、尿路结石、肾衰竭及肉眼血尿等,个别患者可有肾小管酸中毒症状。

五、辅助检查

(一)实验室检查

UTI 时尿常规检查有脓尿,尿细菌培养阳性。RN 时尿检可发现蛋白、红细胞、白细胞和各种管型。肾功能检查正常或异常。

(二)超声检查

通过 B 超可估计膀胱输尿管连接部功能,观察输尿管扩张、蠕动及膀胱基底部的连续性,观察肾盂、肾脏形态及实质改变情况。有人在 B 超时插入导尿管,注入气体(如 CO_2),若气体进入输尿管则 VUR 可诊断。晚近用彩色多普勒超声观测连接部功能及输尿管开口位置。但 B 超对上极瘢痕探测具有局限性,对 VUR 不能作分级。

(三)X 线检查

1.排尿性膀胱尿路造影(MCU)

此为常用的确诊 VUR 的基本方法及分级的"金标准"。国际反流委员会提出的 5 级分类法：Ⅰ级,尿反流只限于输尿管；Ⅱ级,尿反流至输尿管、肾盂,但无扩张,肾盏穹隆正常；Ⅲ级,输尿管轻、中度扩张和/或扭曲,肾盂中度扩张,穹隆无或有轻度变钝；Ⅳ级,输尿管中度扩张和扭曲,肾盂、肾盏中度扩张,穹隆角完全消失,大多数肾盏保持乳头压迹；Ⅴ级,输尿管严重扩张和扭曲,肾盂、肾盏严重扩张,大多数肾盏不显乳头压迹。

2.静脉肾盂造影(IVP)

IVP 可进一步确诊有无肾萎缩及肾瘢痕形成。近年学者们认为大剂量静脉肾盂造影加 X 线断层照片更能显示瘢痕。

(四)放射性核素检查

1.放射性核素膀胱显像

分直接测定法和间接测定法,用于测定 VUR。

2.DMSA 扫描技术

有学者认为 DMSA 扫描摄影用于尿无菌的患者,对诊断儿童 RN 是唯一的"金标准",特别是在 5 岁以上儿童。Coldraich 根据 DMSA 扫描摄影征象将肾瘢痕分成 4 级：Ⅰ级,一处或两处瘢痕；Ⅱ级,两处以上的瘢痕,但瘢痕之间肾实质正常；Ⅲ级,整个肾脏弥漫性损害,类似阻梗性肾病表现,即全肾萎缩,肾轮廓有或无瘢痕；Ⅳ级,终末期、萎缩肾,几乎无或根本无 DMSA 摄取(小于全肾功能的 10%)。

六、诊断

目前由于 VUR 临床诊断时,症状多不明显,有症状者也为非特异性表现。故确诊需依赖影像学检查。

(1)下列情况应考虑反流存在可能性：①反复复发和迁延的 UTI；②长期尿频、尿淋漓或遗尿；③年龄较小(<2 岁)和/或男孩的 UTI；④中段尿培养持续阳性；⑤UTI 伴尿路畸形；⑥家族中一级亲属有 VUR、RN 患者；⑦胎儿或婴儿期肾盂积水。

(2)RN 的诊断确诊依赖影像学检查,临床表现和肾活检病理改变有助诊断。

七、治疗

VUR 和 RN 的防治最主要是制止尿液反流和控制感染,防止肾功能进一步损害。

（一）内科治疗

目前常按 VUR 的不同分级采用治疗措施。

1.Ⅰ、Ⅱ级治疗

Ⅰ、Ⅱ级治疗可用 SMZco，按 SMZ 5～10 mg/kg，TMP 1～2 mg/kg 计算，睡前顿服，连服 1 年以上；呋喃妥因 1～2 mg/kg，用法同上。预防感染有效，每 3 个月须做尿培养一次；每年做核素检查或排尿性膀胱造影，观察反流程度；每两年做静脉造影观察肾瘢痕形成情况。反流消失后仍须每 3～6 个月做尿培养一次，因为反流有时可为间歇性。此外，应鼓励饮水，睡前排尿两次减轻膀胱内压，保持大便通畅和按时大便。

2.Ⅲ级治疗

同Ⅰ、Ⅱ级，但须每隔 6 个月检查一次反流，每年做静脉肾盂造影。

3.Ⅳ、Ⅴ级治疗

Ⅳ、Ⅴ级治疗应在预防性服药后手术矫正。

（二）外科治疗

既往文献有关 VUR 外科治疗方法多为整形手术。手术指征如下。

（1）Ⅳ级以上反流。

（2）Ⅲ级以下先予内科观察治疗，有持续反流和新瘢痕形成则应手术。

（3）反复泌尿道感染经积极治疗 6 个月反流无改善者。

（4）并有尿路梗阻者，目前国外盛行注射疗法。此方法死亡率低，仅短时麻醉，需短期住院或不需住院，易被父母接受。

八、预后

原发性 VUR 是一种先天性疾病，是小儿发育不成熟的一部分，随着年龄逐渐增大和发育的逐渐成熟，VUR 逐渐消失。很多生长中的小儿在Ⅰ～Ⅲ级反流可自愈，Ⅴ级则难自愈。如感染能被控制且无其他并发症，80％Ⅰ～Ⅱ级反流，50％Ⅲ级反流及 30％Ⅳ级反流可自愈。

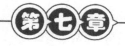

小儿内分泌系统疾病

第一节　先天性甲状腺功能减退症

先天性甲状腺功能减退症（congenital hypothyroidism，HT）（简称甲减）因甲状腺激素产生不足或其受体缺陷所致的先天性疾病。如果出生后未及时治疗，将导致生长迟缓和智力低下。

一、病理生理和发病机制

（一）甲状腺的胚胎发育

在妊娠第 3 周，妊娠第 5 周甲状舌导管萎缩，甲状腺移行，第 7 周移至颈前正常位置。妊娠 18～20 周脐血中可测到 TSH。

（二）甲状腺激素的合成和分泌

甲状腺激素的合成分以下几个步骤。

（1）食物中的碘经肠道吸收后以无机碘的形式进入血液，通过甲状腺上皮细胞膜上碘泵浓集，进入细胞内。

（2）无机碘被摄取到甲状腺滤泡上皮细胞内，经过甲状腺过氧化物酶的作用氧化为活性碘，再与酪氨酸结合成单碘酪氨酸（MIT）和双碘酪氨酸（DIT）。

（3）碘酪氨酸的偶联两分子 DIT 缩合成一分子 T_4，MIT、DIT 各一分子缩合成一分子 T_3。T_4 与 T_3 均是甲状腺激素。

（4）甲状腺激素的分泌、酪氨酸的碘化及 T_3、T_4 的合成，均是在甲状腺球蛋白分子上进行的。

甲状腺激素分泌入血后，绝大部分和血浆蛋白质结合，仅极少部分呈游离状态。T_3 的活性比 T_4 强 3～4 倍，机体所需的 T_3 约 80% 是 T_4 经周围组织 5'-脱碘酶的作用转化而来。

(三)甲状腺激素的分泌调节

甲状腺的功能受下丘脑、垂体前叶和血中 T_3、T_4 浓度的调节,三者组成一个反馈系统。下丘脑的神经分泌细胞产生促甲状腺激素释放激素(TRH)释放到垂体门脉系中,兴奋垂体前叶产生 TSH,TSH 再兴奋甲状腺分泌 T_3、T_4。血中游离 T_3、T_4 过高时,抑制 TSH 的分泌,过低时 TSH 分泌增多,从而兴奋甲状腺的分泌(图 7-1)。

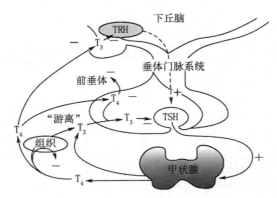

图 7-1　甲状腺激素的合成和分泌

(四)甲状腺激素的生理作用

1.产热作用

刺激物质氧化促进新陈代谢。

2.蛋白质代谢

生理剂量的甲状腺激素使蛋白质和核酸合成增加,大剂量甲状腺激素则抑制蛋白质的合成。

3.糖代谢

糖代谢促进小肠吸收葡萄糖和半乳糖,并使脂肪组织和肌肉组织摄取葡萄糖的速度增加,还可加强儿茶酚胺和胰岛素对糖代谢的作用。

4.脂肪代谢

脂肪代谢可以增强脂肪组织对儿茶酚胺、胰高糖素的敏感性,通过腺苷酸环化酶系统,活化细胞内的脂肪酶,促使脂肪水解。

5.水、盐代谢

水、盐代谢具有利尿作用,甲减细胞间液增多,并聚积大量清蛋白与黏蛋白,称为黏液性水肿。

6.生长发育

通过对蛋白质的合成作用能促进生长,与生长激素一起在促进生长方面具有协同作用。

7.促进大脑发育

胎儿脑细胞数目在妊娠末 3 月增长最快,出生后第一年仍快速增长。在脑细胞增殖、分化期,甲状腺激素必不可少。

(五)根据发病机制分类

根据发病机制,先天性甲减可分为两大类——原发性先天性甲减和继发性甲减。

1.原发性先天性甲减

原发性先天性甲减多见于甲状腺发育不全或异位。甲状腺在下移过程中停留在异常甲状腺部位,形成部分或完全丧失功能的异位甲状腺。甲状腺对 TSH 无反应、周围组织对甲状腺激素无反应也可导致甲减。

2.继发性甲减

继发性甲减源于垂体、下丘脑病变的甲减。

3.其他

胎儿在胚胎期即因碘缺乏而导致先天性甲减。

(六)根据血清 TSH 浓度分类

根据血清 TSH 浓度,先天性甲减可分为两类。

1.TSH 浓度增高

(1)原发性甲减:甲状腺阙如、甲状腺发育不良、甲状腺异位、甲状腺激素合成障碍、碘缺乏等。

(2)暂时性甲减:母亲或新生儿等各种原因使出生后甲状腺激素分泌出现暂时性缺乏,之后甲状腺功能可自行恢复正常。

2.TSH 浓度正常或降低

(1)下丘脑和/或垂体性甲减。

(2)低甲状腺结合球蛋白。

(3)暂时性甲减,可见于未成熟儿、非甲状腺疾病等情况。

二、临床表现

主要临床特征为生长发育落后、智能低下和基础代谢率降低。

(一)新生儿及婴儿甲减

新生儿甲减症状和体征缺乏特异性,大多数较轻微,或者无明显症状和体征,但仔细询问病史及体检常可发现可疑线索,如母怀孕时常感到胎动少,过期产,新生儿面部呈臃肿状、皮肤粗糙、生理性黄疸延迟、嗜睡、少哭、吸吮力差、体温低、便秘、前囟较大、后囟未闭、腹胀、脐疝、心率缓慢、心音低钝等。

(二)幼儿和儿童期

多数常在出生后数月或 1 岁后因发育落后就诊,此时甲状腺素缺乏严重,症状典型,主要表现为智力发育和体格发育异常。

1.特殊面容

头大、颈短、面部臃肿、眼睑水肿、眼距宽、鼻梁宽平、唇厚舌大、舌外伸、毛发稀疏、表情淡漠、反应迟钝。

2.神经系统功能障碍

智能低下,记忆力、注意力均下降。运动发育障碍,常有听力下降。

3.生长发育迟缓

身材矮小,骨龄发育落后。

4.心血管功能低下

脉搏弱,心音低钝,心脏扩大,可伴心包积液。

5.消化道功能紊乱

腹胀、便秘、大便干燥,易被误诊为先天性巨结肠。

三、实验室检查

(一)甲状腺功能检查

测定 TSH、FT_4、FT_3 能较好反映甲状腺功能。原发性甲低 TSH 升高,FT_3、FT_4 浓度下降;继发于下丘脑-垂体原因的甲低,FT_4,FT_3 浓度下降,TSH 正常或者下降。

(二)甲状腺核素显像(^{99m}Tc,I^{123})

甲状腺核素显像可判断甲状腺位置、大小、发育情况及摄碘功能。甲状腺 B 超亦可了解甲状腺位置及大小。

(三)骨龄测定

患儿骨骼生长和成熟均延迟。

四、诊断和鉴别诊断

(一)诊断

1.新生儿甲减筛查

目前广泛开展的新生儿疾病筛查可以在先天性甲减出现症状、体征之前,即作出早期诊断。由于出生时的环境刺激会引起新生儿一过性 TSH 增高,故应避开这一生理性 TSH 高峰,标本采集须在足月新生儿出生第 3 天以后,充分哺乳进行。测定 TSH 进行新生儿疾病筛查,对继发于下丘脑-垂体原因的甲减无法诊断。由于生理指标的变化和个体的差异,新生儿疾病筛查会出现假阴性。因此,对甲减筛查阴性病例,如临床有甲减可疑,仍应提高警惕,进一步详细检查甲状腺功能。

2.年幼儿童甲减

诊断根据典型的临床症状、有甲减,可以确诊。

(二)鉴别诊断

1.21-三体综合征

21-三体综合征亦称先天愚型。患儿智能、骨骼和运动发育均迟缓,有特殊面容:眼距宽、外眼角上斜、鼻梁低、舌外伸,关节松弛,皮肤和毛发正常,无黏液水肿。染色体核型分析呈 21-三体型。

2.先天性软骨发育不良

先天性软骨发育不良主要表现四肢短,尤其是上臂和股部,直立位时手指尖摸不到股骨大粗隆、头大、囟门大、额前突、鼻凹、常呈鸡胸和肋骨外翻、指短分开、腹膨隆、臀后翘,X 线检查可鉴别。

3.先天性巨结肠

患儿出生后即开始便秘、腹胀,可有脐疝,但其面容、精神反应和哭声等均正常,甲状腺功能检查均正常。

4.黏多糖病

本病是由于缺乏溶酶体酶,造成过多黏多糖积聚于组织器官而致病。头大,鼻梁低平,丑陋面容,毛发增多,肝、脾大,X 线检查可见特征性肋骨飘带状、椎体前部呈楔状,长骨骨骺增宽,掌骨和指骨较短。

五、治疗

(1)不论病因在甲状腺本身或在下丘脑-垂体,一旦确诊立即治疗。

（2）甲状腺发育异常者，需终身治疗。

（3）新生儿疾病筛查初次筛查结果显示干血滤纸片 TSH 值超过 40 mU/L，同时 B 超显示甲状腺阙如或发育不良者，或伴有甲减临床症状和体征者，可不必等甲状腺功能立即开始治疗。治疗剂量应该一次足量给予，尽早使血 FT_4、TSH 恢复到正常水平。FT_4 维持在平均值至正常上限值水平。

（4）若疑有暂时性甲减者，可在治疗 2～3 年后减药或停药 1 个月复查甲状腺功能。

（5）左旋甲状腺素钠（L-thyroxine，L-T_4）是治疗先天性甲减的最有效药物。每天 1 次口服。新生儿：最初 10～15 μg/kg，逐渐加量，常用量为每天 20～50 μg。1 个月～2 岁：最初 5～10 μg/kg，逐渐加量，常用量为每天 25～100 μg。2～12 岁：最初 5 μg/kg，逐渐加量，常用量为每天 75～100 μg。12～18 岁：最初 50～100 μg/kg，逐渐加量，常用量为每天 100～200 μg。目的使 FT_4 在 2 周内恢复正常，使 TSH 在治疗 4 周内达到正常范围，以尽早纠正甲减状态。定期随访需观察患者生长曲线、智商、骨龄，以及血清 FT_4、TSH 变化等。分别于 1 岁、3 岁、6 岁进行智力发育评估。

第二节　甲状腺功能亢进症

甲状腺功能亢进症（简称甲亢）是内分泌系统常见的疾病，儿童甲亢发病率较低，只占全部甲亢患者的 1%～5%，多见于青少年。女性发病率约是男性的 6 倍。近年来，儿童及青少年甲亢的发病率有增长趋势。儿童甲亢治愈难度大，治疗时间长，容易复发，对患儿生长发育、智力和精神影响较大。儿童甲状腺功能亢进症主要有两大病因。①自身免疫性 Graves 病：近代研究证明是在遗传的基础上，因感染、精神创伤等应激因素而诱发，属于抑制性 T 淋巴细胞功能缺陷所致的一种器官特异性自身免疫病，与自身免疫性甲状腺炎等同属自身免疫性甲状腺疾病。绝大部分的儿童甲亢都属于此类情况。随着年龄的增加及青春期的来临，发病率不断增加，且女性多于男性，比例为 6：1～8：1。②因遗传性 TSH 受体 G 偶联蛋白 α 亚单位基因的功能性突变所致的受体自律性激活性病变。

一、临床表现

甲亢临床表现复杂多样，多数起病缓慢，难以确定发病日期，少数患者在精神创伤或感染后应激急性起病。儿童甲亢常不典型，易误诊漏诊。多在颈部肿大及突眼时就诊。在典型甲亢症状出现前 6 个月，较大儿童经常有注意力不集中、记忆力差、学习成绩下降和性情改变。甲亢的临床表现不一，轻重差别甚大，病情轻者可与神经官能症相混淆，有的患者以心律失常、恶病质或肌病、突眼等为主要表现。临床上女性患者甲状腺肿大较明显，而男性患者则较女性患者为轻，女性心悸、情绪不稳定较多见，男性患者则多食易饥、消瘦、乏力较典型。

（一）甲状腺激素（TH）分泌过多所致的高代谢综合征

食欲亢进、易饥饿、大便次数增多、消瘦；身材略高于同龄儿，怕热、多汗，有时有低热；心悸、睡脉快，心间部可闻及收缩期杂音，脉压增大，可有高血压、心脏扩大及心律失常等，心力衰竭及房颤在小儿少见。多数患儿易激动、好动、兴奋感、失眠、多语、脾气急躁，手及舌出现细微而快速震颤等神经精神症状，肌肉乏力，但周期性瘫痪少见。骨质疏松可伴有骨痛等。性发育缓慢，可有月经紊乱、闭经及月经过少。

（二）甲状腺肿大

甲状腺峡部及体部肿大，可随气管上下移动。弥漫性肿大者腺体光滑、柔软，有震颤，可听到血管杂音。结节性肿大者可扪及大小不一、质硬、单个或多个结节。

（三）眼部表现

眼球可有不同程度突出、瞬目差、集合力弱、眼裂增宽、恶性突眼伴有暴露性眼炎、流泪、畏光和复视。年龄越小表现越不典型。

二、辅助检查

对可疑甲亢者应完善如下辅助检查以明确诊断。

（1）血清 FT_3、FT_4 和 TSH 测定：FT_3、FT_4 均升高（"T_3 型甲亢"仅血 FT_3 升高），TSH 降低。

（2）甲状腺抗体测定：查血中抗甲状腺球蛋白抗体和抗甲状腺微粒体抗体，以便明确是否为桥本病引起的甲亢。

（3）甲状腺彩超：甲状腺普遍肿大，边缘多规则，内部回声有较密集细小光点，一般无结节，可见血流增速和血管增多征象。

（4）^{131}I 吸碘率升高及高峰前移，目前已少用。

（5）血清胆固醇测定：甲亢者常有血清胆固醇下降。

（6）摄 X 线片检查：腕骨片可提示骨龄增速及骨质疏松。

（7）心电图：窦性心动过速、左心室高电压或左心室大。

（7）心脏彩超：注意心功能。

（8）对不明原因的甲状腺结节应做 ECT 检查。

三、治疗

甲亢的自然缓解率<30%，如果不能给予有效的治疗，将会对青少年和儿童患者的生长发育（特别是骨骼及神经系统的发育）造成严重影响。甲亢的治疗方法共有 3 种，即药物、放射性核素及手术治疗，各有其优缺点。目前，我国多数学者认为小儿甲亢的治疗不同于成人，在 3 种治疗中首选药物治疗。

（一）一般治疗

急性期患儿应卧床休息或住院治疗，减少体力活动。有的学者曾对比早期住院及门诊患儿的治疗效果，发现住院的患者恢复快，药量减得快。注意加强营养，多食蛋白质、糖类食物，特别是富含维生素的新鲜蔬菜和水果，紫菜、海带等海产品亦应尽量少吃或不吃，建议吃无碘盐。注意与患儿家长的沟通，使患儿减少精神紧张因素，保持精神愉快、心情舒畅，增强对疾病治愈的信心。

（二）治疗方法

目前，甲状腺功能亢进的治疗方法有抗甲状腺药物（antithyroid drugs，ATD）治疗、甲状腺次全切除术和 ^{131}I 治疗 3 种。这 3 种方法均已有 60 余年的临床应用史，各有优缺点。药物治疗比较安全，但疗程较长可达数年，完全缓解率低，复发率高。放射性核素治疗较方便易行，但后期可能出现永久性甲减，并且随时间的延长，甲减的发生率逐渐增高，故 ^{131}I 疗法在欧洲与我国仍被多数医师拒用。近年来，有些学者提倡对儿童甲亢行手术治疗，但手术疗法与医师经验有关，术后亦有甲亢复发或发生甲减的可能。目前，国内临床医师治疗青少年和儿童甲亢患者常首选抗甲状腺药物治疗。

ATD 分为咪唑类和硫脲类两种，两者的治疗原理：①抑制甲状腺过氧化物酶的活性和活性碘的形成；②抑制酪氨酸的碘化；③抑制二碘酪氨酸及单碘酪氨酸的耦联，阻止三碘甲腺原氨酸和甲状腺素的合成；④抑制甲状腺素在周围组织中转变为三碘甲腺原氨酸；⑤免疫抑制作用。ATD 的疗效明确，对初发、轻度的甲亢患者可以很好地控制其症状，但缓解甲亢症状所需时间较长。据文献报道，治疗青春期甲亢所需中位数时间为 4 年,青春前期则需 8 年。经过长期 ATD 治疗,儿童甲亢症状的缓解率最高为 50%～60%,但通常只能达到 30%～40%,青春期前儿童患者与青春期患者比较,其缓解率更低,仅为 15%。

（三）药物治疗方案

1.ATD

（1）ATD 全量期:①赛治(或甲巯咪唑):开始用量 $0.5～0.7\ mg/(kg \cdot d)$,总量不超过 30 mg/d,每天 3 次口服,服药物 2 周测 1 次血中 FT_3、FT_4、TSH,治疗后 2～3 周临床症状缓解,4～6 周甲状腺功能恢复正常。②丙基硫氧嘧啶:因其肝损害的不良反应大,目前已不用。

（2）减药期:临床甲状腺功能正常后,进入减量期。减掉全量的 1/3 或 1/2。即赛治(或甲巯咪唑)$0.3～0.4\ mg/(kg \cdot d)$。每 2 周复查一次血 FT_3、FT_4、TSH,如正常继续减量,疗程 1～3 个月。实验室指标主要参考 T_3、T_4,通常不包括 TSH(因为 TSH 较之前两项敏感,且恢复较慢,因而不作为减药指标。但对 FT_3、FT_4 已恢复正常而 TSH 仍较低者,减量不宜过快)。

（3）维持用药期:减到能维持甲状腺功能正常的最小有效药量,疗程不少于 6 年,每 3 个月复查 1 次 FT_3、FT_4、TSH。

（4）开始用药的 2 个月内,每周复查 1 次外周血常规,防止粒细胞数减少,每 3 个月复查肝功 1 次。若白细胞总数下降至 $3 \times 10^9/L$ 以下,或中性粒细胞数减少到 $1.5 \times 10^9/L$,应停药观察。

2.辅助药物治疗

（1）甲状腺制剂的应用:治疗过程中若出现甲低症状,T_4 水平降至正常以下,TSH 升高,甲状腺已由大变小,又逐渐增大者,可加服左甲状腺素钠,并酌情减少抗甲状腺药用量。

（2）普萘洛尔:心率增快者 $1～2\ mg/(kg \cdot d)$,分 3 次口服,不仅能有效减轻震颤、多汗、心悸和焦虑等临床症状,还能抑制 T_4 在周围组织转变为 T_3。有喘息、心脏传导阻滞者禁用。

（3）对症治疗:镇静剂、抗心力衰竭药物、各种维生素类药物。

3.突眼的治疗

突眼的治疗轻度不需要治疗,恶性突眼选用维生素 B_6 及泼尼松 $1～2\ mg/(kg \cdot d)$。

（四）疗程与停药指征

疗程与停药指征需因人而异。一般对临床症状完全缓解、体征消失,甲状腺功能正常并持续稳定 1 年以上,同时证明患儿已进入"免疫缓解"状态,总疗程已达 2～3 年的患儿可考虑停药观察。但对于治疗经过不顺利的患儿疗程要适当延长,对处于青春期的患儿主张延长维持治疗时间使患儿顺利渡过青春期,对甲状腺持续肿大、所需抗甲状腺药物维持量接近初始治疗量、甲状腺自身抗体居高不下者疗程更需延长,否则极易复发。为降低复发率,可观察有以下指标正常后再停药:①甲状腺激素恢复正常;②TSH 恢复正常;③TRAb(TSAb)降至正常。TRAb 是否消失并稳定一个时期,被认为是甲亢缓解或复发的指标。特别是其活性较高时,复发可能性大,活性越强,复发越早。一般每 3～6 个月复查 1 次,特别是在决定减量和停药之前,应常规复查 TRAb 以帮助判断病情是否缓解,是否适于停药观察。停药后遇劳累、紧张、感染等诸多因素可能诱发甲亢复发,须注意避免。甲亢复发的高峰期为停药后前 6 个月,约占 70% 左右,这期间要密切观察(隔 1 个月、3 个月、6 个月定期随访);6 个月以后复发的概率小,可每 6 个月复查一次。

(五)ATD 不良反应

ATD 不良反应包括白细胞数降低(应注意粒细胞绝对值)、药物疹、关节痛、肝功能受损等。治疗期间需定期复查白细胞,如降至 4×10^9/L 或以下应加服升白药,并减少 ATD 用量,严重粒细胞减少者应停用 ATD,并注射 G-CSF 升白细胞。根据情况不能继续服药者可改用中药、[131]I 或手术治疗。

(六)甲亢危象的治疗

甲亢危象病死率很高,但在儿童极少见。常因急性感染、创伤、手术应激及不适当的停用抗甲状腺药物而诱发,起病突然且急剧进展,其典型临床表现为高热、大汗淋漓、心动过速、频繁呕吐及腹泻、迅速出现全身衰竭、昏迷。常死于休克、心肺功能衰竭、黄疸及电解质紊乱。紧急处理措施,应迅速降低循环中 TH 水平及周围组织对 TH 的反应。

(1)立即鼻饲 PTU,每次 200～300 mg,6 小时 1 次。

(2)1 小时后静脉输入碘化钠每天 1～2 g。

(3)地塞米松 1～2 mg/kg,每 6 小时 1 次。

(4)静脉注射普萘洛尔,每次 0.1 mg/kg,最大量为 5 mg/次,每 10 分钟 1 次,共 4 次;

(5)肌内注射利血平,每次 0.07 mg/kg,最大量为 1 mg,必要时 4～6 小时重复或鼻饲胍乙啶 1～2 mg/(kg・d),同时保护重要器官,防止其功能衰竭并去除诱因。

（6）高热者积极物理降温，必要时采用人工冬眠疗法、给氧。

（7）纠正脱水、补充电解质、供给热量及大量维生素（特别是 B 族）。

（8）对伴其他并发症者给予对症处理，有感染者给予抗生素治疗。多数患者经积极治疗，在 24 小时内病情可得到控制，数天内可恢复。

第三节　先天性肾上腺皮质增生症

先天性肾上腺皮质增生症（congenital adrenal hyperplasia，CAH）是一组常染色体隐性遗传病，由于肾上腺皮质类固醇激素合成过程中某种酶的先天缺陷，引起肾上腺皮质激素合成不足，经负反馈作用促使下丘脑、垂体分泌促肾上腺皮质激素释放激素（corticotrophin releasing hormone，CRH）和促肾上腺皮质激素（adrenocorticotrophic hormone，ACTH）增加，导致肾上腺皮质增生和代谢紊乱。临床主要表现为不同程度的肾上腺皮质功能减退、性腺发育异常、伴或不伴水盐代谢紊乱与高血压。

CAH 主要包括 21-羟化酶缺乏症（21-hydroxylase deficiency，21-OHD）、11β-羟化酶缺乏症（11β-OHD）、3β-羟类固醇脱氢酶（3β-hydroxysteroid dehydrogenase，3β-HSD）缺乏症、17α-羟化酶缺乏症（17α-OHD）、胆固醇碳裂解酶缺乏症、类脂性肾上腺增生症等类型。其中 21-OHD 最常见，约占 CAH 总数的 $90\%\sim95\%$，11β-OHD 次之，约占 7%，再次为 3β-HSD 缺乏症，17α-OHD 和胆固醇碳裂解酶缺乏症则十分罕见。

一、病理生理和发病机制

（一）解剖

肾上腺皮质分为球状带、束状带和网状带，分别合成盐皮质激素、糖皮质激素和肾上腺性激素。在诸多类固醇激素合成酶中，除3β-HSD外均为细胞色素氧化酶 P450（cytochrome P450，CYP）家族成员。类固醇激素的生物合成途径见图 7-2。

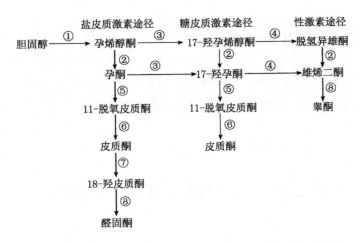

注：①20-羟化酶、22-羟化酶、20,22-碳裂解酶（CYP11A）；②3β-羟类固醇脱氢酶（3β-HSD）；③17-α羟化酶（CYP17）；④17,20-碳裂解酶（CYP17）；⑤21-羟化酶（CYP21）；⑥11β-羟化酶（CYP11B₁）；⑦18-羟化酶（CYP11B₂）；⑧18-氧化酶、醛固酮合成酶（CYP11B₂）

图 7-2 类固醇激素的生物合成途径

(二)病理生理

正常情况下,下丘脑分泌的 CRH 和垂体分泌的 ACTH 促进肾上腺皮质细胞增生、激素合成和分泌。当血中皮质醇达到一定浓度时,即通过反馈机制使 CRH 和 ACTH 分泌减少。若在类固醇激素合成途径中任何一个酶发生缺陷时,都会使血中皮质醇浓度降低,负反馈作用消失,以致 ACTH 分泌增加,刺激肾上腺皮质增生;同时酶缺陷导致前体中间代谢产物增多,经旁路代谢可致肾上腺雄激素产生过多。由于醛固酮合成和分泌在常见类型的 CAH 中亦大多同时受到影响,故常引起血浆肾素(PRA)活性增高。

(三)致病基因

CAH 的分子病理为相关基因的遗传突变,导致编码蛋白缺陷,故为单基因遗传病。

1.$CYP21(P450c21)$基因

人类 21-羟化酶基因定位于 6p21.3,由功能基因 $CYP21A2$ 和无活性的假基因 $CYP21A2$ 构成,两者高度同源。6p21.3 恰于 HLA 基因丛内,导致基因重组频率增加。$CYP21A2$ 和 $CYP21A2$ 各有 10 个外显子及 9 个内含子组成。95％以上的 21-OHD 患者可发现有 $CYP21A2$ 基因的完全缺失或转位,还发现有假基因来源的 8 个点突变和一个 8 个碱基对的缺失。在某些家族和较少人群中存在其他少有的独立于 $CYP21A2$ 功能基因的假基因无活性突变。

2.$CYP11B$（P450c11）基因

$P450$ 基因家族的 11B 亚家族包含两个基因，即 $CYP11B1$ 和 $CYP11B2$，分别定位于 8q21 和 8q24.3，两个基因相距 45 kb，分别由 9 个外显子和 8 个内含子组成。人类编码 11β-羟化酶的基因为 $CYP11B1$。$CYP11B1$ 基因失活突变存在于所有 9 个外显子编码区，没有突变热点，至今已发现 30 余种突变位点。$CYP11B2$ 编码一种多功能蛋白酶，兼具 11β-羟化酶、18-羟化酶、18 氧化酶和醛固酮合成酶活性。

3.$CYP17A1$（P450c17）基因

人类 $CYP17A1$ 基因定位于 10q24.3，包含 8 个外显子和 7 个内含子，基因全长 6.6 kb。$CYP17A1$ 编码的蛋白酶兼具 17α-羟化酶和 17,20-裂解酶的活性。至今已发现 90 余种突变，包括错义和无义突变、插入、缺失和剪切位点变异。

4.$HSD3B2$ 基因

与 CAH 发病相关的 3β-羟类固醇脱氢酶主要由 $HSD3B2$ 基因编码表达，定位于 1p13.1，由 4 个外显子和 3 个内含子组成，基因全长约 7.8 kb。目前已报道超过 30 种基因缺陷，主要包括移码突变、无义突变和错义突变。

二、临床表现

（一）21-羟化酶缺乏症（21-OHD）

典型的 21-OHD 发病率约为 1/10 000～1/15 000。根据酶缺乏程度不同，通常将其分为失盐型、单纯男性化型和非经典型。

1.失盐型（salt wasting,SW）

SW 是 21-羟化酶完全缺乏所致，占 21-OHD 患者总数约 75%。往往在生后 1～4 周出现喂养困难、呕吐、腹泻、脱水、体重不增和皮肤色素沉着，难以纠正的低血钠、高血钾症，代谢性酸中毒。严重者可出现血容量降低、血压下降、休克、循环功能衰竭甚至死亡。男孩 6 个月前多无性早熟表现，女孩生后可有外生殖器不同程度男性化。

2.单纯男性化型（simple virilizing,SV）

SV 约占 21-OHD 患者总数的 25%，是由于 21-羟化酶不完全缺乏所致（酶活性为正常的 1%～11%）。患者不能正常合成 11-脱氧皮质醇、皮质醇、11-脱氧皮质酮，致使其相应前体物质 17 羟孕酮、黄体酮和脱氢异雄酮合成增多，临床主要表现为雄激素增高的症状和体征。由于患儿仍有残存的 21-羟化酶活力,能少量合成皮质醇和醛固酮,故无失盐症状。

男孩表现有同性性早熟,在初生时多无任何症状,至 6 个月龄后逐步出现体格生长加速和性早熟,4～5 岁时更趋明显,表现为阴茎增大,但睾丸不增大,出现阴毛、变声、痤疮等,生长加速和肌肉发达、骨龄提前,但成年终身高落后,智能发育正常;女孩在出生时即可出现不同程度的男性化体征:阴蒂肥大、不同程度的阴唇融合而类似男孩尿道下裂样改变,子宫卵巢发育正常,亦有生长加速和肌肉发达、骨龄提前,成年终身高落后。

3.非经典型(non-classic,NC)

NC 多在肾上腺功能初现年龄阶段出现症状。男孩为阴毛早现、性早熟,生长加速、骨龄超前;女孩表现为阴毛早现、生长加速、初潮延迟、原发性闭经、多毛症、多囊卵巢综合征及成年后不孕等。

(二)11β-羟化酶缺乏症(11β-OHD)

因 11β-羟化酶缺乏而导致 11-脱氧皮质酮(DOC)和 11-脱氧皮质醇增加,部分患儿出现高血钠、低血钾、碱中毒及高血容量,导致高血压;肾上腺雄激素水平增高,出现高雄激素症状和体征。但一般女孩男性化体征较轻,男孩出生后外生殖器多正常,至儿童期后方出现性早熟体征。非经典型临床表现差异较大,女孩可至青春发育期因多毛、痤疮和月经不规则而就诊,大多血压正常,男孩有时仅表现为生长加速和阴毛早现,较难与 21-OHD 的非经典型患者区别。ACTH 兴奋试验检测 11-脱氧皮质酮有助于鉴别诊断。

(三)3β 羟类固醇脱氢酶(3β-HSD)缺乏症

临床表现多样,典型病例出生后即出现失盐和肾上腺皮质功能不全的症状,如厌食、呕吐、脱水、低血钠、高血钾及酸中毒等,严重者因循环衰竭而死亡。男性可有不同程度的外生殖器发育不良如小阴茎、尿道下裂。女性则出现不同程度男性化。非经典型病例约占本症 15%,出生时往往无异常,女孩至青春发育期前后出现轻度雄激素增高体征,如阴毛早现、多毛、痤疮、月经量少及多囊卵巢等。

(四)17α-羟化酶/17,20-裂解酶缺乏症

17α-羟化酶缺乏导致皮质醇合成障碍,17,20-裂解酶活性缺乏导致性激素合成受阻,而 DOC 和皮质酮分泌增多,导致临床发生高血压、低钾性、碱中毒和性发育缺陷。因皮质酮有部分糖皮质激素作用,故肾上腺皮质功能不足症状较轻,

无生命危险。女性青春期呈幼稚型性征和原发性闭经；男性则表现男性假两性畸形，外生殖器似女性，但无子宫、卵巢。

三、21-OHD 实验室检查

（1）血 17-羟孕酮（17-OHP）、ACTH 及睾酮水平均增高，其中 17-OHP 可增高达正常的几十倍，是 21 羟化酶缺乏症较可靠的诊断依据。非经典型 21-OHD 的诊断可做快速 ACTH 兴奋试验，静脉推注 ACTH 0.125～0.25 mg，用药前和 30、60 分钟取血查 17-OHP 和皮质醇。

（2）血浆肾素、血管紧张素、醛固酮水平测定所有患儿其血浆肾素、血管紧张素均有不同程度增高。

（3）血 ACTH、皮质醇测定经典型 ACTH 明显升高，皮质醇水平降低，非经典型 ACTH、皮质醇水平正常。

（4）血电解质测定失盐型患者出现低血钠、高血钾、代谢性酸中毒表现。

（5）影像学检查对女性男性化和外生殖器性别难辨者应行盆腔和外生殖器 B 超检查。肾上腺 B 超或 CT 可发现肾上腺增生。

（6）对于外生殖器两性难辨者，进一步作染色体核型检查以明确遗传性别。

（7）基因诊断可对 21-OHD 缺乏症的致病基因 *CYP*21*A*2 进行 DNA 序列分析。

四、诊断和鉴别诊断

各种类型 CAH 临床特征见表 7-1。新生儿期失盐型患儿应与幽门狭窄、食管闭锁等症相鉴别，儿童期患儿应与性早熟、真两性畸形、男（或女）性化肾上腺皮质肿瘤、性腺肿瘤等相鉴别。

表 7-1　各种类型 CAH 临床特征

酶缺乏	盐代谢	临床类型
21-羟化酶（失盐型）	失盐	男性假性性早熟，女性假两性畸形
21-羟化酶（单纯男性化型）	正常	同上
11β 羟化酶	高血压	同上
17-羟化酶	高血压	男性假两性畸形，女性性幼稚
3β-羟类固醇脱氢酶	失盐	男、女性假两性畸形
类脂质肾上腺皮质增生	失盐	男性假两性畸形，女性性幼稚
18-羟化酶	失盐	男、女性发育正常

五、治疗

治疗原则:①纠正水、电解质紊乱;②儿童首选氢化可的松或醋酸氢化可的松,有失盐者需补充盐皮质激素;③药物剂量应个体化;④应激情况应加大肾上腺皮质激素药物剂量;⑤女性患者及失盐型男女患者应终身治疗,单纯男性化型的男性患者在进入青春期和成年期后可酌情停药。

(1)糖皮质激素采用氢化可的松(HC)或醋酸氢化可的松治疗,儿童剂量按每天 10～20 mg/m²,总量一般分 2～3 次,每 8～12 小时服用 1 次。新生儿开始治疗剂量宜大些,以抑制 ACTH 分泌和纠正水、电解质紊乱。在应激情况下,激素可增加 2～3 倍。糖皮质激素剂量应根据生长速率、骨成熟度、17-OHP、睾酮、ACTH 等指标调整。

(2)盐皮质激素 9α-氟氢可的松(9α-fludrocortisone,9α-FHC)可协同糖皮质激素作用,使 ACTH 分泌进一步减少。常用剂量为 0.05～0.1 mg/d,失盐难纠正者可加大至 0.2 mg/d,分两次口服。大年龄儿童一般不需 9α-FHC 治疗。每天饮食中需加入 1～2 g 盐。

(3)急性肾上腺皮质功能衰竭处理:①纠正脱水;②纠正低血钠:补充生理盐水,必要时补充 3% 高张钠;9α-氟氢可的松 0.05～0.1 mg/d 口服;③氢化可的松 100～150 mg/(m²·d),分 3 次静脉滴注,一周后减量,3～4 周后减至维持量;④纠正严重高血钾:如高血钾难以纠正可予葡萄糖加胰岛素静脉滴注。

(4)外科治疗应在诊断明确且药物控制前提下行阴蒂退缩成形术,部分严重患儿需在青春期后行阴道成形术。

(5)对于骨骺闭合前骨龄明显增速、预测身材矮小的 CAH 患儿可予重组生长激素治疗。多项研究证实生长激素可明显改善 CAH 患儿的最终身高。患者开始治疗的年龄与骨龄越小,治疗时间越长,最终身高则越佳。促性腺素释放激素类似物的联合应用应考虑患者年龄和性早熟的社会影响,而不仅仅单纯为改善终身高。

六、预防

(一)新生儿筛查

新生儿筛查主要对 21-OHD 缺乏症筛查。目的是避免和预防延迟诊断治疗造成的以下问题:肾上腺皮质危象而导致的死亡,过多雄激素造成患儿日后身材矮小、心理生理发育异常。方法:生后 2～5 天足跟采血滴于特制滤纸片上,采用时间分辨荧光免疫分析法测定 17-OHP 浓度进行早期筛查。

（二）产前诊断

因 CAH 是常染色体隐性遗传病，每生育一胎就有 1/4 概率为 CAH 患者。因此，对家族中有本病先证者的孕妇应做羊水细胞或者取绒毛膜进行产前基因诊断。

第四节　嗜铬细胞瘤

嗜铬细胞瘤为起源于肾上腺髓质和肾上腺外嗜铬组织的肿瘤。由于肿瘤可持续或阵发性分泌大量儿茶酚胺（catecholamine，CA），包括去甲肾上腺素（NE）、肾上腺素（E）及多巴胺（DA），临床表现为持续或阵发性高血压、头痛、多汗、心悸及代谢紊乱等，甚至突发高血压危象而危及生命。嗜铬细胞瘤发病率为（0.3～1）/100 000，可发生于任何年龄，男女无性别差异。

一、病理生理和发病机制

肾上腺髓质主要分泌肾上腺素和去甲肾上腺素，最终代谢产物为 3-甲基-4-羟苦杏仁酸（vanilly mandelic acid，VMA）。肾上腺素和去甲肾上腺素作用于肾上腺素能受体而出现以心血管症状为主的临床表现如高血压、心悸、心动过速等。

嗜铬细胞瘤根据其遗传特性分为散发性和遗传性两种。

二、临床表现

典型的三联症包括头痛、心悸、多汗。约 15% 患者腹部可触及肿块。

（一）高血压

高血压是是嗜铬细胞瘤最常见症状，可表现为阵发性或持续性。发作时间数分钟到数天不等，多有精神刺激、体位变换、排尿和排便等诱因。患者可有剧烈头痛、心悸、多汗、乏力、恶心、呕吐、面色苍白、四肢凉等症状。严重高血压发作可有眼底出血、视盘水肿、高血压脑病，甚至危及生命。

（二）代谢紊乱

大量儿茶酚胺可引起糖代谢异常，肾上腺素和去甲肾上腺素可促进糖原分解和糖异生，抑制胰岛素分泌，使血糖升高；促进脂肪分解，使游离脂肪酸增多；

使基础代谢率上升,患者出现发热、多汗、体重减轻。

(三)其他系统症状

1.心血管系统

直立性低血压、心前区疼痛、心律失常、充血性心力衰竭、心电图缺血性改变。

2.消化系统

恶心、呕吐、上腹痛、便秘或腹泻、胆石症。

3.泌尿系统

膀胱内嗜铬细胞瘤排尿会刺激瘤体引起高血压发作、排尿晕厥,还可有蛋白尿、血尿、肾功能不全。

4.神经系统

精神紧张、烦躁、焦虑、恐惧、晕厥、抽搐等。

5.内分泌系统

多发内分泌腺瘤病可有甲状腺、甲状旁腺、胰腺等内分泌腺体受累表现。

6.血液系统

嗜铬细胞瘤可分泌红细胞生成素样物质,刺激骨髓导致红细胞生成增多。

三、实验室检查

(1)血与尿中儿茶酚胺及其代谢产物测定明显升高,但常受药物、精神紧张及其他疾病影响,应在检查前一周注意饮食种类和停服对测定有影响的药物。良性嗜铬细胞瘤患者的血浆神经元特异性烯醇化酶(NSE)水平正常,半数恶性嗜铬细胞瘤患者中 NSE 水平升高。

(2)药物激发试验阵发性高血压患者非发作期可采取此项检查。小儿常用胰高糖素 0.5～1 mg 加生理盐水 2 mL 迅速静脉推注后 15 秒左右血压骤升,如 3 分钟内血压增高 4.0～8.0 kPa(30～60 mmHg)及以上为阳性结果。如血压急剧上升,应静脉注射酚妥拉明 0.1 mg/kg,正常人和原发性高血压者一般血压不上升或上升不显著。

(3)药物抑制试验适用于持续高血压型患者。血压需在 22.7/14.7 kPa(170/110 mmHg)时方可实施。患者静卧半小时后,静脉注射酚妥拉明0.1 mg/kg,然后每30秒测血压1次共3分钟,接着每1分钟测血压1次共7分钟,或直至血压恢复至试验前水平。2～3 分钟内血压降低＞4.7/3.3 kPa(35/25 mmHg)且持续 3～5 分钟以上者为阳性。试验前一周应停用降压药、镇静药。

四、诊断

（一）定性诊断

对临床出现阵发性或持续性高血压伴头痛、心悸、多汗、面色苍白、紧张、焦虑等症状，急进性或恶性高血压，高、低血压反复发作，有多发性内分泌腺瘤、神经纤维瘤病、甲状腺髓样癌等家族史者须考虑嗜铬细胞瘤的可能。结合血尿 CA 及其代谢产物测定有助于诊断。

（二）定位诊断

嗜铬细胞瘤的定位诊断常常需要至少两种方法的联合应用。

（1）B 型超声检查：B 超简易无创，尤适于儿童，对肾上腺内嗜铬细胞瘤的筛查有很大实用价值，但准确性不高。应注意避免按压腹部诱发高血压。

（2）CT 扫描和磁共振成像（MRI）：CT 扫描对嗜铬细胞瘤定位准确率高，必要时可行增强扫描和三维重建。MRI 的表现与 CT 相似，适用于肾外、复发及转移肿瘤。但两者的特异性不佳。

（3）^{131}I-间碘苄胍（MIBG）闪烁扫描：MIBG 其结构与去甲肾上腺素相似，可被肾上腺髓质摄取，γ 照相时显影。目前是诊断嗜铬细胞瘤的安全、灵敏、特异的技术，被广泛应用于临床。尤其适于肾上腺外、多发、复发、或转移肿瘤。

（4）生长抑素受体显像可对 ^{131}I-MIBG 显像阴性的嗜铬细胞瘤进行互补检查协助诊断。

（5）正电子断层显像（positron emission tomography，PET）已广泛用于各种恶性肿瘤的诊断，对嗜铬细胞瘤这种特殊的内分泌系统来源并具有内分泌功能的肿瘤，因其特异性较低，应用受到限制。

五、鉴别诊断

（一）原发性高血压

患者表现为持续性高血压时与原发性高血压难于鉴别。不同之处在于本症除高血压外常伴有代谢率增高表现，如体重下降、出汗多、颤抖、无力甚至体温升高，有时血糖升高，尿糖阳性等，对有上述症状者进一步实验室检查可确诊。

（二）血管性高血压

如肾动脉狭窄、先天性主动脉狭窄、多发性大动脉炎等。体检时可发现上、中腹部等处血管杂音，上肢血压比下肢血压明显增高，无脉症等体征。血管造影可明确诊断。

(三)肾性高血压

可由急、慢性肾脏疾病所致,可从病史的采集,肾功能、尿常规等项检查来加以鉴别。

(四)内分泌性高血压

多种内分泌疾病均伴有高血压,如库欣综合征、原发性醛固酮增多症、肾素瘤、先天性肾上腺皮质增生症(17α-羟化酶、11β-羟化酶缺乏)和甲状腺功能亢进症等。

(五)颅内病变所致高血压

颅后窝肿瘤、蛛网膜下腔出血、癫痫、脑炎等可致高血压,需与本症鉴别。

六、治疗

手术切除肿瘤为本病的根治措施,术前应用酚苄明 $0.5 \sim 1$ mg/(kg·d)控制维持血压稳定在正常或接近正常的水平至少 2 周。术中严密监测血压变化,给予必要处理。

七、并发症及处理

(一)高血压危象的处理

需立即抢救,给氧及镇静剂(地西泮、氯丙嗪及苯巴比妥等),并立即应用酚妥拉明每次 0.1 mg/kg 静脉推注,继之以 5 mg 溶于 5% 葡萄糖 100 mL 中静脉滴注,以控制高血压发作。酌情使用酚苄明每次 $0.2 \sim 0.4$ mg/kg,一天 $2 \sim 3$ 次口服,必要时辅以 β-肾上腺素阻滞剂普萘洛尔 1 mg/(kg·d),分 $2 \sim 3$ 次口服。

(二)高血压与低血压交替发作危象

血压在短时间内大幅度而频繁的波动时,需在严密监测血压下灵活更换与调整用药。当血压下降时以快速补充血容量为主,给以葡萄糖盐水,低分子右旋糖酐等。当血压升高时则减慢输液速度,以滴注肾上腺能阻滞剂为主,如此反复交替应用,灵活掌握,直至病情稳定,原则上不使用升压药物处理低血压发作。

(三)并发心律失常

均应使用 α、β 肾上腺素能阻滞剂,并根据心律失常性质,配合应用有关抗心律失常药物。

八、预后

经手术切除肿瘤后,大多数患者的高血压可以治愈,75% 的患者在 1 个月内

血压回复正常,25％的患者血压较术前降低。恶性嗜铬细胞瘤患者 5 年存活率
＜50％,所有患者术后都应定期复查,注意多发性内分泌腺瘤病。

第五节　糖　尿　病

糖尿病(diabetes mellitus,DM)是由于胰岛素绝对或者相对缺乏而造成的
糖、脂肪、蛋白质代谢紊乱。儿童糖尿病以 1 型糖尿病为主,近年来,青少年 2 型
糖尿病较之前增加。

一、病理生理和发病机制

(一)病理生理

糖尿病患儿由于胰岛素分泌不足或阙如,使葡萄糖的利用减少,当血糖浓度
超过肾阈值时,即产生糖尿。渗透性利尿引起多尿症状,每天丢失大量的水分和
电解质,因而造成严重的电解质失衡和慢性脱水。由于机体的代偿作用,患儿渴
感增加、饮水增多;又因为组织不能利用葡萄糖、能量不足而产生饥饿感,引起多
食。胰岛素不足和胰岛素拮抗激素的增高也促进了脂肪分解,血中脂肪酸增高,
肌肉和胰岛素依赖性组织即利用这类游离脂肪酸供能以弥补细胞内葡萄糖不
足,而过多的游离脂肪酸在进入肝脏后则在胰高糖素等生酮激素作用下加速氧
化,导致乙酰乙酸、β-羟丁酸等酮体累积在各种体液中,形成酮症酸中毒。血渗
透压升高、水和电解质紊乱及酮症酸中毒等代谢失常的发生,最终都造成中枢神
经系统的损伤,甚至导致意识障碍或昏迷。

(二)发病机制

儿童糖尿病各年龄均可发病,但以 5～7 岁和 10～13 岁 2 组年龄多见,近年
来,婴幼儿糖尿病的发生率逐年增加。患病率男女无性别差异。秋冬季节相对
高发。1 型糖尿病的主要病理变化为胰岛 β 细胞数量明显减少,胰岛细胞破坏
80％左右可出现糖尿病临床症状。1 型糖尿病的发生与遗传易感性、胰岛自身
免疫及环境因素密切相关。

二、临床表现

1 型糖尿病起病多数较急骤,可表现突然明显多尿、多饮,每天饮水量和尿

量可达几升,易饿多食,但体重下降,称为"三多一少"。部分患儿因感染、饮食不当或情绪波动诱发而起病。婴幼儿多饮多尿不易发现,有相当多的患者常以急性酮症酸中毒为首发症状,表现为胃纳减退、恶心、呕吐、腹痛、关节肌肉疼痛、呼吸深快、呼气中带有酮味,神志萎靡、嗜睡、反应迟钝,严重者可出现昏迷。学龄儿童亦有因夜间遗尿、夜尿增多而就诊者。在病史较长的年长儿中,消瘦、精神不振、倦怠乏力等体质显著下降颇为突出。在长期的病程中,糖尿病有以下并发症。

(一)急性期并发症

1.糖尿病酮症酸中毒

儿童时期糖尿病约有 1/3 发生酮症酸中毒,表现为不规则深长呼吸、有酮体味,突然发生恶心、呕吐、厌食或腹痛、腿痛等症状,严重者出现神志改变。常易误诊为肺炎、败血症、急腹症或脑膜炎等。通常血糖甚高,血生化示不同程度酸中毒,血尿酮体增高。

2.低血糖

由于胰岛素用量过多或用药后未按时进食而引起,表现心悸、出汗、饥饿感、头晕或震颤等,严重者可致昏迷、惊厥,若不及时抢救可致死亡。反复低血糖发作可引起脑功能障碍。

3.感染

感染与免疫功能障碍有关。

4.高血糖高渗状态

高血糖高渗状态在儿童中较少见。表现为显著的高血糖,血糖＞33.3 mmol/L,但无酸中毒,血尿酮体无明显增高,血浆有效渗透压＞320 mmol/L。

(二)慢性并发症

若血糖长期控制不良,其为不可逆性。

1.生长障碍

生长障碍表现为生长落后、矮小,性发育延迟。

2.糖尿病视网膜病

糖尿病视网膜病是糖尿病微血管病变最常见的并发症,90％患者最终将出现此并发症,造成视力障碍,白内障甚至失明。

3.糖尿病肾病

其患病率随病程而增加,患儿有明显的肾病,表现为水肿、蛋白尿及高血压等,但少见终末期肾病。肾衰竭亦是引起儿童期糖尿病死亡的原因之一。

4.糖尿病周围神经病变及心血管等病变

儿童糖尿病相对少见。

三、实验室检查

(一)血糖和糖化血红蛋白

(1)血糖增高,空腹血糖≥7.0 mmol/L,随机血糖≥11.1 mmol/L。

(2)血糖和糖化血红蛋白是血中葡萄糖与血红蛋白非酶性结合而产生,其寿命周期与红细胞相同,反映过去 2～3 个月的血糖平均水平。正常人<6.5％,若血糖和糖化血红蛋白<7.5％,为较理想的控制水平。若血糖和糖化血红蛋白>9％,发生糖尿病微血管并发症的危险性明显增加。

(二)血电解质

酮症酸中毒时血电解质紊乱,应测血 Na^+、K^+、Cl^-、CO_2CP、血 pH、血浆渗透压。

(三)血脂

代谢紊乱期血清胆固醇、甘油三酯均明显增高。

(四)尿液检测

(1)当糖尿病患者血糖超过肾阈值(>8.0～10 mmol/L)尿糖呈现阳性。

(2)糖尿病酮症酸中毒时尿酮体阳性。

(3)尿微量清蛋白排泄率:定量分析尿中清蛋白含量,正常人<20 $\mu g/min$(<30 mg/24 h)。持续的 30～299 mg/24 h 蛋白尿是 TLDM 患者早期糖尿病肾病的主要表现。

(五)葡萄糖耐量试验

空腹或随机血糖能确诊 1 型糖尿病者,则一般不需做葡萄糖耐量试验,仅用于无明显症状、尿糖偶尔阳性而血糖正常或稍增高的患儿。

(六)抗体测定

检测抗体 GAD、IAA、IA2 和 ICA,主要用于 1 型糖尿病诊断和鉴别诊断。

(七)内分泌其他激素的监测

其他激素如甲状腺素、促肾上腺皮质激素、皮质醇等。

四、诊断和鉴别诊断

世界卫生组织和国际青少年糖尿病联盟对于糖尿病诊断标准如下：①空腹血糖≥7.0 mmol/L（≥126 mg/dL）；②随机血糖≥11.1 mmol/L（≥200 mg/dL）；③OGTT 2 小时血糖≥11.1 mmol/L（≥200 mg/dL）。凡符合上述任何一条即可诊断为糖尿病。儿童 1 型糖尿病一旦出现临床症状、尿糖阳性、空腹血糖达7.0 mmol/L以上和随机血糖在 11.1 mmol/L 以上，不需做糖耐量试验就能确诊。一般 1 型糖尿病症状典型，不需葡萄糖耐量试验即可诊断。

需与下列疾病相鉴别。

（一）肾性糖尿病

无糖尿病症状，多在体检或者做尿常规检查时发现，血糖正常，胰岛素分泌正常。

（二）假性高血糖

患者短期大量食入或者输入葡萄糖液，可使尿糖暂时阳性，血糖升高。另外，在应激状态时血糖也可一过性升高，需注意鉴别。

（三）甲状腺功能亢进症

该病由于甲状腺素释放增多可引起一系列高代谢表现，如多食、多饮、消瘦等，需注意鉴别。

五、治疗

（一）胰岛素治疗

1 型糖尿病必须用胰岛素治疗。

1.胰岛素制剂和作用

从作用时间上分为速效、短效、中效和长效四大类别，各类制剂作用时间见表 7-2。

表 7-2　胰岛素的种类和作用时间

胰岛素种类	起效时间	高峰时间	作用时间
速效	10～20 分钟	30～90 分钟	3 小时
短效	30 分钟～1 小时	2～4 小时	6～10 小时
中效	1～4 小时	4～12 小时	16～24 小时
长效	1～2 小时	无高峰	24 小时

2.新诊患儿

初始胰岛素治疗的剂量为每天 0.5～1.0 U/kg,部分缓解期患儿每天 <0.5 U/kg,青春期者常每天 1.2～1.5 U/kg 或更高剂量才可以使代谢控制满意。胰岛素治疗方案及剂量需要个体化,方案的选择依据年龄、病程、生活方式及既往健康情况和医师的经验等因素决定。胰岛素的治疗方案很多,每天 2 次、每天 3 次皮下注射方案、基础-餐前大剂量方案及胰岛素泵治疗等。胰岛素治疗不可避免会有低血糖发生。应及时加餐或饮含糖饮料。

(二)营养管理

热量需要:应满足儿童年龄、生长发育和日常生活的需要。每天总热量 kcal(千卡)＝1 000＋[年龄×(70～100)]。按碳水化合物 50%～55%,蛋白质 10%～15%、脂肪 30%配比。全日热量分 3 大餐和 3 次点心分配。

(三)运动治疗

运动可使肌肉对葡萄糖利用增加,血糖的调节得以改善。糖尿病患儿应每天安排适当的运动,在进行大运动量时应注意进食,防止发生低血糖。

(四)儿童糖尿病酮症酸中毒

儿童糖尿病酮症酸中毒(diabetes mellitus ketoacidosis DKA)是糖尿病最常见的死亡原因,大多是由于脑水肿的原因。治疗应该朱毅以下几个方面。

1.纠正脱水、酸中毒及电解质紊乱

补液方法有 48 小时均衡补液和 24 小时传统补液法,中重度脱水倾向于使用 48 小时均衡补液,此种方法一般不需要考虑额外丢失,液体复苏所补的液体量一般无须从总量中扣除。补液总量＝累积丢失量＋维持量。24 小时传统补液法应遵循先快后慢,先浓后淡的原则进行。前 8 小时输入累积丢失量的 1/2,余量在后 16 小时输入。维持液 24 小时均匀输入。继续丢失液体的补充按照丢失多少补多少。对于中重度脱水的患儿,尤其休克者,最先给予生理盐水 10～20 mL/kg,于 30～60 分钟快速输入,根据外周循环情况可重复使用。但第一小时不超过 30 mL/kg,以后根据血钠决定给半张或 1/3 张不含糖的液体。见排尿后即加入氯化钾 40 mmol/L。只有当血 pH<6.9 时才用碱性液纠正酸中毒,5%的碳酸氢钠 1～2 mL/kg 在 1 小时以上时间内输入,必要时可以重复。

2.胰岛素应用

胰岛素一般在补液后 1 小时开始使用。采用小剂量胰岛素持续静脉输入,儿童胰岛素用量为 0.05～0.1 U/(kg·h),加入生理盐水中输入,要检测血糖,血糖下降速度为 2～5 mmol/h,防止血糖下降过快。

3.监测

每小时监测血糖一次,每 2～4 小时重复一次电解质、血糖、尿糖、血气分析,直至酸中毒纠正。血清渗透压下降过快有脑水肿的危险。

(五)糖尿病的教育和监控

(1)糖尿病教育应根据不同的知识层次实行分层教育。

(2)糖尿病监控及并发症筛查。①血糖测定:每天应常规四次测量血糖(三餐前及临睡前),每周测一次凌晨 2～3 时血糖。根据血糖监测酌情调整胰岛素用量。②糖化血红蛋白(HbA1c)测定:应每 2～3 个月检测一次。国际青少年糖尿病联盟指南提示糖尿病患者 HbA1c＜7.5％为控制理想,＞9％控制不当。③尿微量清蛋白排泄率测定:一般 5 年以上病史者和青春期患儿每年检测 1～2 次,以监测早期糖尿病肾病的发生。同时严密观察血压,若发生高血压应予治疗。④视网膜病变筛查:青春期前诊断的患儿病史 5 年以上,或者年龄 11 岁,或进入青春期(达到其中条件之一即可)开始进行视网膜病变的筛查。青春期发病的患儿病史 2 年开始进行视网膜病变的筛查,应每年进行甲状腺功能的筛查。

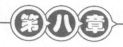

小儿传染性疾病

第一节　麻　疹

麻疹是由麻疹病毒引起的一种急性出疹性呼吸道传染病,临床以发热、咳嗽、流涕、结膜炎、口腔麻疹黏膜斑及全身斑丘疹,疹退后有糠麸样脱屑,色素沉着为主要特征。

一、病因

麻疹病毒属副黏液病毒科,为单股负链 RNA 病毒,只有一个血清型,但已发现有 8 个不同基因组共 15 个基因型。电镜下呈球形或丝杆状,直径 100~250 nm,由 6 种结构蛋白组成,即含 M、F 和 H 的包膜蛋白和 N、P 和 L 核衣壳蛋白。H 蛋白能与细胞受体结合;F 蛋白与病毒细胞融合有关;M 蛋白与病毒释出相关。其抗原性稳定,在体外生活力较弱,在阳光照射或流通空气中 20 分钟即可失去致病力。但耐寒冷及干燥,于 0 ℃可存活 1 个月,-70 ℃可保存活力数月至数年。

二、流行病学

麻疹患者为唯一传染源,无症状病毒携带者及隐性感染者传染性较低。传播方式主要为空气飞沫传播。麻疹患者的潜伏期末至出疹后 5 天内都具有传染性,其口、鼻、咽、眼结合膜的分泌物中均含有病毒,在咳嗽、打喷嚏、说话时,以飞沫形式传染易感者,而经被污染的衣物、食物及用具等间接传染的机会较少。该病的传染性较强,未患过麻疹而又未接种疫苗者,即易感者接触后,90%以上发病。在我国多见于 8 个月~5 岁的儿童。近年来发病年龄有向两极发展趋势,8 个月龄以下和 15 岁以上年龄组发病比例有所增加,好发季节为冬春季。

三、发病机制及病理

当麻疹病毒侵入易感者的呼吸道黏膜和眼结合膜时,在其局部上皮细胞内增殖,然后播散到局部淋巴组织,于感染后第 2～3 天病毒释放入血,引起第一次病毒血症,继之病毒在全身的单核-巨噬细胞系统内增殖,于感染后第 5～7 天,大量病毒释放入血,引起第二次病毒血症。病毒在感染后第 7～11 天播散至全身组织器官,但以口、呼吸道、眼结合膜、皮肤及胃肠道等部位为主,并表现出一系列的临床症状及体征。至感染后第 15～17 天,病毒血症逐渐消失,器官内病毒快速减少至消除。

麻疹病理特征是感染部位形成两种类型的多核巨细胞,其一为网状内皮巨细胞,又称"华-佛细胞",其二为上皮巨细胞。两者均系多个细胞融合而成。前者广泛存在于全身淋巴结及肝、脾等器官中,后者主要位于皮肤、眼结合膜、鼻、咽、呼吸道和胃肠道黏膜等处。

麻疹系全身性疾病,病毒直接损伤皮肤浅表血管内皮细胞,特异性细胞毒性T 细胞杀伤病毒感染的靶细胞上皮和内皮细胞、单核细胞和巨噬细胞,使真皮淋巴细胞浸润、充血肿胀,表皮细胞坏死及退行性变性形成脱屑,因红细胞崩解及血浆渗出使皮疹消退后留有色素沉着。呼吸道病变最明显,可表现为鼻炎、咽炎、支气管炎及肺炎。肠道黏膜可有受累,严重时可并发脑炎。

四、临床表现

(一)典型麻疹

1.潜伏期

一般为 6～18 天,可有低热及全身不适。

2.前驱期

一般持续 3～4 天,主要为上呼吸道及眼结膜炎的表现,有发热、咳嗽、流涕、流泪,眼结合膜充血、畏光及咽痛和周身乏力。病后的第 2～3 天,于第二下磨牙相对应的颊黏膜处,可见直径约 0.5～1.0 mm 灰白色斑点,外周有红晕,即麻疹黏膜斑,为麻疹前驱期的特异性体征,有诊断价值。初起时仅数个,1～2 天内迅速增多,可波及整个颊黏膜,甚至唇部黏膜,部分可融合,于出疹后 2～3 天迅速消失。部分患者也可有头痛,呕吐、腹泻等消化道症状。

3.出疹期

一般持续 3～5 天,此时发热、呼吸道症状达高峰。皮疹先出现于耳后、发际,渐及前额、面和颈部,自上而下至胸、腹、背及四肢,最后达手掌和足底。皮疹初为淡红色斑丘疹,压之退色,疹间皮肤正常,可融合成片,继之转为暗红色,部分病例可出现出血性皮疹。此期全身浅表淋巴结及肝脾可有轻度肿大,肺部可有湿啰音。

4.恢复期

一般持续3～4天,按出疹先后顺序依次消退。此期体温下降,全身症状明显减轻。疹退处有糠麸状脱屑及浅褐色色素沉着。整个病程为10～14天。

(二)非典型麻疹

1.轻型麻疹

轻型麻疹多见于对麻疹具有部分免疫力者,如6个月以内婴儿、近期接受过被动免疫或曾接种过麻疹疫苗者。前驱期较短,发热及上呼吸道症状较轻,麻疹黏膜斑不典型或不出现,皮疹稀疏,可不遗留色素沉着,无并发症,病程1周左右。

2.重型麻疹

重型麻疹多见于全身状况差,免疫力低下或继发严重感染者。起病急骤,持续高热或体温不升,全身中毒症状重,皮疹可呈出血性,或皮疹出不透,或皮疹出而骤退,常有肺炎和呼吸窘迫、神经系统症状或心血管功能不全。此型病情危重,病死率高。

3.异型麻疹(非典型麻疹综合征)

异型麻疹见于接种麻疹灭活疫苗或个别减毒活疫苗缺乏F蛋白抗体者。表现高热、头痛、肌痛、乏力等,多无麻疹黏膜斑,2～3天后出疹,但从四肢远端开始,渐及躯干及面部。皮疹为多形性,有斑丘疹、疱疹、紫癜或荨麻疹等。

4.无皮疹型麻疹

无皮疹型麻疹见于应用免疫抑制剂者、免疫能力较强者或者接种过麻疹疫苗后发生突破感染的患者全病程无皮疹,也可不出现麻疹黏膜斑,呼吸道症状可有可无、可轻可重,以发热为主要表现。临床诊断较困难,需通过血清麻疹抗体IgH和/或咽拭子麻疹病毒检测以确诊。

五、辅助检查

(一)血常规

白细胞总数减少,淋巴细胞相对增多。若白细胞总数增高,尤为中性粒细胞增加,提示继发细菌感染;若淋巴细胞严重减少,常提示预后不良。

(二)血清学检查

ELISA 测定血清特异性 IgM 和 IgG 抗体,敏感性及特异性较好。IgM 抗体于病后 5～20 天最高,故测定其是诊断麻疹的标准方法。IgG 抗体恢复期较早期增高 4 倍以上也有近期感染的诊断意义。

(三)病原学检测

取患儿鼻咽部分泌物、血细胞及尿沉渣细胞,应用免疫荧光或免疫酶法检测麻疹病毒抗原,可做出早期诊断。

(四)多核巨细胞检查

于出疹前 2 天至出疹后 1 天取患者鼻、咽、眼分泌物涂片,瑞氏染色后直接镜检多核巨细胞。

六、并发症

(一)肺炎

肺炎为麻疹最常见并发症,可发生于麻疹过程中各个时期,是麻疹死亡的主要原因之一。麻疹病毒引起的原发性肺炎多不严重,在病程早期发生,随热退和皮疹出齐而消散,但在细胞免疫缺陷者可呈致死性。可继发细菌或其他病毒肺炎,多发生在出疹期。

(二)喉炎

喉炎多见于 2～3 岁以下小儿,原发于麻疹病毒或继发细菌感染。临床表现为声音嘶哑、犬吠样咳嗽及吸气性呼吸困难。轻者随体温下降、皮疹消退,症状逐渐消失,重者可致气道阻塞,窒息而导致死亡。

(三)脑炎

脑炎多发生于出疹后的 2～6 天,也可在前驱期或恢复期,临床表现及脑脊液改变与其他病毒性脑炎相似。多数可恢复,重者可留有不同程度的智力低下、癫痫及瘫痪等神经系统后遗症。

(四)亚急性硬化性全脑炎

亚急性硬化性全脑炎(subacute sclerosing panencephalitis,SSPE)是麻疹的一种远期并发症,是致死性慢性进行性脑退行性病变,较罕见。其多发生麻疹后2～17 年(平均 7 年),临床表现为逐渐出现智力障碍、性格改变、运动不协调、语言障碍及癫痫发作等,最后因昏迷、强直性瘫痪而死亡。患者血清病毒抗体滴度很高;脑组织中有麻疹病毒或其抗原。

七、诊断

典型麻疹根据流行病学史,典型麻疹的各期临床表现,如前驱期的麻疹黏膜斑;出疹期高热出疹特点和出疹顺序与皮疹形态;恢复期疹退脱屑和色素沉着等即可做出临床诊断。非典型麻疹需依赖于实验室的病原学检查。

八、鉴别诊断

(一)风疹

呼吸道表现及全身中毒症状较轻,无口腔麻疹黏膜斑。常于发热 1~2 天后出疹,皮疹分布以面、颈及躯干为主,疹退后无脱屑及色素沉着,常伴有耳后及颈部淋巴结肿大。

(二)幼儿急疹

突然高热,持续 3~5 天,上呼吸道症状较轻,热骤降而出现皮疹,皮疹分布以躯干为主,1~3 天皮疹退尽。热退疹出为本病特点。

(三)猩红热

发热、咽痛明显,1~2 天内全身出现针尖大小的丘疹,疹间皮肤充血,面部无皮疹,口周苍白圈,持续 3~5 天皮疹消退,1 周后全身大片脱皮。血白细胞总数及中性粒细胞明显增高。

(四)药物疹

近期有用药史,皮疹痒,伴低热或无热,停药后皮疹逐渐消退。血嗜酸性粒细胞可升高。儿童出疹性疾病的鉴别诊断见表 8-1。

表 8-1　儿童出疹性疾病的鉴别诊断

出疹性疾病	病原	全身症状及其体征	皮疹特点	发热与皮疹关系
麻疹	麻疹病毒	呼吸道卡他性炎症,结膜炎,发热第 2~3 天口腔黏膜斑	红色斑丘疹,自头面部→颈→躯干→四肢,退疹后有色素沉着及细小脱屑	发热 3~4 天,出疹期热更高
风疹	风疹病毒	全身症状轻,耳后、枕部淋巴结肿大并触痛	面部→躯干→四肢,斑丘疹,疹间有正常皮肤,退疹后无色素沉着及脱屑	发热后半天至 1 天出疹

出疹性疾病	病原	全身症状及其体征	皮疹特点	发热与皮疹关系
幼儿急疹	人疱疹病毒6型或7型	一般情况好,高热时可有惊厥,耳后枕部淋巴结亦可肿大	红色斑丘疹,颈及躯干部多见,一天出齐,次日消退	高热3～5天,热退疹出
猩红热	乙型溶血性链球菌	高热,中毒症状重,咽峡炎,杨梅舌,环口苍白圈,扁桃体炎	皮肤弥漫充血,上有密集针尖大小丘疹,持续3～5天退疹,1周后全身大片脱皮	发热1～2天出疹,出疹时高热
药物疹		原发病症状	皮疹痒感,摩擦及受压部位多,与用药有关,斑丘疹、疱疹、猩红热样皮疹、荨麻疹	发热、服药史

九、治疗

目前尚无特效抗麻疹病毒药物。其主要治疗原则为对症治疗,加强护理和防止并发症的发生。

(一)一般治疗

应卧床休息,保持室内空气新鲜,注意温度及湿度。保持眼、鼻及口腔清洁,避免强光刺激,给予营养丰富并易于消化的食物,注意补充维生素,尤其是维生素 A 和维生素 D。

(二)对症治疗

高热可采用物理降温或酌用小剂量退热药,切忌退热过猛引起虚脱,咳嗽可适用祛痰镇咳剂,惊厥时可给予镇静止惊剂。此外,还应保持水电解质及酸碱平衡。

(三)并发症治疗

根据各种并发症的发生,及时给予相应的有效治疗。抗生素无预防并发症的作用,故不宜滥用。

十、预防

预防麻疹的关键是对易感者接种麻疹疫苗,提高其免疫力。

(一)管理传染源

应做到早发现、早报告、早隔离及早治疗麻疹患儿。一般患者应隔离至出疹后5天,合并肺炎者应延长到出疹后10天。接触者应检疫3周,并给予被动免疫制剂。

（二）切断传播途径

在麻疹流行期间,易感者尽量避免去人群密集的场所,患者居住处应通风并用紫外线照射。

（三）保护易感人群

1.主动免疫

采用麻疹减毒活疫苗进行预防接种。我国儿童计划免疫程序规定初种麻疹疫苗年龄为生后 8 个月,1 岁半和 4～6 岁再次加强。在麻疹流行地区,易感者可在接触患者 2 天内进行应急接种,可防止麻疹发生或减轻病情。

2.被动免疫

对体弱多病儿和婴幼儿,未接受过麻疹预防接种者,在接触麻疹 5 天内,注射人血丙种球蛋白 0.25 mL/kg 可预防发病;若在接触麻疹 5 天后注射,则只能减轻症状。被动免疫维持 3～8 周,以后还应采取主动免疫。

第二节 风 疹

风疹是由风疹病毒引起的一种急性呼吸道传染病,临床以低热、皮疹及耳后、枕部淋巴结肿大和全身症状轻微为特征。主要经飞沫传播。妊娠早期感染风疹后,病毒可通过胎盘传给胎儿而导致各种先天畸形,称之为先天性风疹综合征。

一、病因

风疹病毒属披膜病毒科,其直径约 60 nm,核心为单股正链 RNA,外有包膜,由脂蛋白等组成,目前所知只有一个血清型。不耐热,37 ℃和室温中很快灭活,但能耐寒和干燥,−60 ℃可存活几个月。

二、流行病学

人类为风疹病毒的唯一宿主,患者从出疹前 1 周到出疹后 1 周均具有传染性。其鼻咽部分泌物、血、尿及粪便中均带有病毒。主要通过空气飞沫经呼吸道传播,多见于 1～5 岁儿童,一年四季均可发生,但以冬春季发病最高。病后可获持久免疫力。先天性风疹患儿在生后数月内仍有病毒排出,具有传染性。约50%感染者为无症状感染。

三、发病机制

病毒首先侵入上呼吸道黏膜及颈部淋巴结,并在其内增殖,从而导致上呼吸道炎症和病毒血症,临床表现为发热、皮疹及浅表淋巴结肿大。而皮疹、血小板减少和关节症状可能与免疫反应相关。若在妊娠早期(3个月内)感染风疹病毒,其病毒可通过胎盘而传给胎儿,并在其体内不断增殖,最终可导致胎儿畸形。

四、临床表现

(一)获得性风疹

1.潜伏期

一般为14~21天。

2.前驱期

约1~2天,症状多较轻微,低热和卡他症状,耳后、枕部及后颈部淋巴结稍大伴轻度压痛。

3.出疹期

多于发热1~2天后出疹,最早见于面颊部,迅速扩展至躯干和四肢,1天内布满全身,但手掌及足底常无皮疹。皮疹初为稀疏红色斑疹、斑丘疹,面部及四肢远端皮疹较稀疏,以后躯干、背部皮疹融合。皮疹多于3天内迅速消退,疹退后不留有色素沉着。此期患儿耳后、枕部及后颈部淋巴结肿大明显,偶可并发肺炎、心肌炎及血小板减少等,个别不出现皮疹,仅有全身及上呼吸道感染症状,故称无皮疹风疹。

(二)先天性风疹综合征

妊娠早期患风疹的妇女,风疹病毒可传递至胎儿,使胎儿发生严重的全身感染,引起多种畸形,称之为"先天性风疹综合征"。先天畸形以先天性心脏病、白内障、唇腭裂、耳聋、头小畸形及骨发育障碍等多见。出生感染可持续存在,并可引起多器官的损害,如血小板减少性紫癜、进行性风疹全脑炎及肝脾肿大等。

五、诊断和鉴别诊断

典型风疹可根据流行病学史,典型风疹全身症状轻,耳后淋巴结肿大,全身斑丘疹,短期内迅速消退,不留有色素沉着等临床特点。对不典型风疹,可做病原学或血清学检测。妊娠初3~4个月感染风疹,出生时婴儿,若有畸形和多种病症,血中特异性抗风疹 IgM 阳性或血清中风疹病毒 IgG 逐渐升高,可诊断为先天性风疹综合征,若未见畸形,仅有实验室证据,可称之为先天性风疹感染。

六、治疗

目前尚无特效的抗病毒治疗方法。主要是对症治疗,如退热、止咳等,加强护理和适当的支持疗法。

七、预防

一般患者出疹 5 天后即无传染性。妊娠 3 个月内应避免与风疹患者接触,若有接触史,可于接触后 5 天内注射丙种球蛋白,可能减轻疾病的症状或阻止疾病发生。对已确诊为风疹的早期孕妇,应考虑终止妊娠。对儿童及易感育龄妇女,可接种风疹减毒活疫苗。因风疹减毒活疫苗可通过胎盘感染胎儿,故孕妇不宜接种该疫苗。

第三节　水　　痘

水痘是由水痘-带状疱疹病毒初次感染引起的急性传染病,临床以斑疹、丘疹、疱疹和结痂的皮疹共同存在为特征。具有较强的传染性,以冬春季为多见,常呈流行性。

一、病因

水痘-带状疱疹病毒是 α 疱疹病毒,呈球形颗粒,直径 150～200 nm,核酸为双链 DNA。该病毒仅有一个血清型,在外界环境中生活力较弱,不耐高温,不耐酸,在痂皮中不能存活。人类是该病毒的唯一宿主。

二、流行病学

患者是唯一的传染源。自发病前 1～2 天至皮疹干燥结痂均有传染性,主要通过空气飞沫和接触传播,传染性极强。任何年龄均可发病,以学龄前儿童发病率较高,病后免疫力持久。本病遍布全球,一年四季均可发生,但以冬春季多见。

三、发病机制及病理

水痘-带状疱疹病毒初次经口、鼻侵入人体,首先在呼吸道黏膜内增殖,2～

3 天后入血,产生病毒血症,并在肝、脾及单核-吞噬细胞系统内增殖后再次入血,产生第二次病毒血症,并向全身扩散,主要在肝脾及网状内皮系统,导致器官病变,水痘的恢复依赖于 T 细胞免疫,在 T 细胞免疫功能缺陷的患者中水痘病情更为严重。其主要损害部位在皮肤黏膜,较少累及内脏。皮疹分批出现与间隙性病毒血症相一致。通常在皮疹出现后 1～4 天,特异性抗体产生,病毒血症消失,症状也随之缓解。原发感染后,病毒潜伏在神经节内,如果再激活,临床上就表现为带状疱疹。

水痘的皮肤病变主要在表皮棘细胞层,呈退行性变性和水肿,组织液渗入形成水痘疱疹,内含大量病毒。水疱液开始透明,继之上皮细胞脱落及炎性细胞浸润,疱内液体减少并变混浊。如有继发感染,可变为脓疱。最后上皮细胞再生,结痂后脱落,一般不留瘢痕。

四、临床表现

(一)潜伏期

一般为 14 天左右(10～20 天)。

(二)前驱期

婴幼儿常无前驱症状或症状轻微,皮疹和全身表现多同时出现。年长儿可有畏寒、低热、头痛、乏力及咽痛等表现,持续 1～2 天后出现皮疹。

(三)出疹期

发热数小时至 24 小时出现皮疹。皮疹先于躯干和头部,后波及面部和四肢。初为红色斑疹,数小时变为丘疹,再数小时左右发展成疱疹。疱疹为单房性,疱液初清亮,呈珠状,后稍混浊,周围有红晕。1～2 天后疱疹从中心开始干枯、结痂,红晕消失。1 周左右痂皮脱落,一般不留瘢痕。皮疹呈向心性分布,主要位于躯干,其次头面部,四肢相对较少,手掌、足底更少。黏膜也常受累,见于口咽部、眼结膜、外阴及肛门等处,皮疹分批出现,故可见丘疹、疱疹和痂疹同时存在。

水痘多为自限性疾病,10 天左右可自愈。除了上述的典型水痘外,可有疱疹内出血的出血型水痘,该型病情极严重,常因血小板减少或弥散性血管内出血所致。

五、辅助检查

(一)血常规

白细胞总数正常或稍低。

（二）疱疹刮片

刮取新鲜疱疹基底组织涂片，用瑞特或吉姆萨染色可发现多核巨细胞，用苏木素-伊红染色可见核内包涵体。

（三）血清学检查

补体结合抗体高滴度或双份血清抗体滴度 4 倍以上升高可明确诊断。

（四）病毒分离

将疱疹液直接接种于人胚成纤维细胞，分离出病毒再进一步鉴定。该方法仅用于非典型病例。

（五）核酸检测

PCR 法检测患儿皮损或疱液中的病毒 DNA 片段，是敏感、快速的早期诊断方法。

六、并发症

常见为皮肤继发细菌感染，如脓疱疮、丹毒、蜂窝织炎等，严重时可发生败血症；继发性血小板减少可致皮肤、黏膜出血，严重内脏出血；水痘肺炎多见于成人患者或免疫缺陷者；神经系统受累可见水痘后脑炎、吉兰-巴雷综合征等。此外，少数病例可发生心肌炎、肝炎、肾炎等。

七、诊断及鉴别诊断

典型水痘根据流行病学及皮疹特点，如向心性分布、分批出现、不同形态皮疹同时存在等可做出临床诊断。目前临床广泛应用外周血检测抗原、抗体，该方法敏感、可靠。水痘应注意与丘疹性荨麻疹和能引起疱疹性皮肤损害的疾病，如肠道病毒和金黄色葡萄球菌感染、虫咬性皮疹、药物和接触性皮炎等相鉴别。

八、治疗

（一）一般治疗

对水痘患儿应早期隔离，直到全部皮疹结痂为止。轻者给予易消化的食物和注意补充水分，重者必要时可静脉输液。局部治疗以止痒和防止继发感染为主。皮肤瘙痒可局部涂擦润肤剂和内服抗组胺药物，继发感染可用抗生素软膏。发热患儿应卧床休息，并保持水、电解质平衡，因为水痘时使用阿司匹林与 Reye 综合征的发生有关，应避免使用阿司匹林。

(二)抗病毒治疗

阿昔洛韦是目前治疗水痘-带状疱疹病毒的首选抗病毒药物。此外,也可应用 α-干扰素等。

(三)防治并发症

继发细菌感染时应及早给予抗生素,并发脑炎时应适当应用脱水剂。

九、预防

控制传染源,隔离患儿至皮疹全部结痂为止;对已接触的易感儿,应检疫3周。对于免疫功能低下、应用免疫抑制剂者及孕妇,若有接触史,应尽早(在暴露后的 10 天内)使用丙种球蛋白或水痘-带状疱疹免疫球蛋白。对于易感者接种水痘减毒活疫苗,可预防水痘,如在暴露于水痘患者后 72 小时内,采取应急接种水痘疫苗可预防水痘的发生。

第四节 流行性腮腺炎

流行性腮腺炎是由腮腺炎病毒引起的急性呼吸道传染病。其临床特征为腮腺(包括颌下腺和舌下腺)的非化脓性肿胀、疼痛和发热,并可累及其他各种腺体及其他器官。传染性仅次于麻疹、水痘。本病预后良好,感染后可获持久免疫。

一、病因

腮腺炎病毒属副黏液病毒科的单股 RNA 病毒。其直径 100～200 nm,呈球形,只有一个血清型,有 12 个基因型(A～L)。对物理和化学因素敏感,加热至 55～60 ℃后 20 分钟即可失去活力,甲醛或紫外线也能将其灭活,但耐低温,4 ℃可存活 2 个月以上。

二、流行性

人是流行性腮腺炎病毒的唯一宿主,可通过直接接触、飞沫、唾液污染食具或玩具等途径传播。一年四季均可发生,但以冬春季为高峰。人群对本病普遍易感,感染后可获持久免疫,仅有 1%～2% 的人可能再次感染。

三、发病机制及病理

病毒首先侵犯口腔和鼻黏膜,在其局部上皮细胞增殖,并释放入血,形成第一次病毒血症。病毒经血液至全身各器官,首先累及各种腺体,如腮腺、颌下腺、舌下腺及胰腺、生殖腺等,并在其腺上皮细胞增殖,再次入血,形成第二次病毒血症,进一步波及其他脏器。

病理特征为腮腺非化脓性炎症,包括间质水肿、点状出血、淋巴细胞浸润和腺泡坏死。腺体导管水肿,管腔内脱落的坏死上皮细胞堆积,使腺体分泌排出受阻,唾液淀粉酶经淋巴系统进入血液而使血、尿淀粉酶升高。此外,其他器官如胰腺、睾丸可有类似病理改变。

四、临床表现

潜伏期 14～25 天,多无前驱症状。起病较急,可有发热、头痛、咽痛、食欲缺乏、恶心及呕吐等,数小时至 1～2 天出现腮腺肿大,初为一侧,继之对侧也出现肿大。腮腺肿大以耳垂为中心,并向前、后、下发展,边界不清,局部表面热而不红,触之有弹性感并有压痛。当腮腺肿大明显时出现胀痛,咀嚼或进酸性食物时疼痛加剧。腮腺导管口(位于上颌第二磨牙旁的颊黏膜处)在早期常有红肿。腮腺肿大约 1～3 天达高峰,一周左右消退,整个病程约 10～14 天。

此外,颌下腺和舌下腺也可同时受累。常合并有脑膜炎、胰腺炎和生殖腺炎(多见睾丸炎)。不典型病例可无腮腺肿大,仅以单纯睾丸炎或脑膜炎的症状为临床表现。

五、辅助检查

(一)一般检查

1.血常规

白细胞总数大多正常或稍高,淋巴细胞相对增高。

2.血清及尿淀粉酶测定

其增高程度常与腮腺肿胀程度相平行。90％患儿发病早期血清及尿淀粉酶增高,有助于诊断。

3.脑脊液检测

约半数腮腺炎患者在无脑膜炎症状和体征时,脑脊液中白细胞数可轻度升高。

(二)血清学检查

ELISA 检测血清中腮腺炎病毒核蛋白的 IgM 抗体在临床症状后 3 天逐渐升高可作为近期感染的诊断;近年来应用特异性抗体或单克隆抗体检测腮腺炎

病毒抗原,可作早期诊断;逆转录 PCR 技术检测腮腺炎病毒 RNA,可提高对可疑患者的诊断率。

(三)病毒分离

可从患儿唾液、尿及脑脊液中分离出病毒。

六、并发症

流行性腮腺炎是全身性疾病,病毒常侵犯中枢神经系统及其他腺体而出现症状。甚至某些并发症可不伴有腮腺肿大而单独出现。

(一)神经系统

1.脑膜脑炎

脑膜脑炎较为常见,多在腮腺肿大后 1 周左右出现,也可发生在腮腺肿大前或腮腺肿后 2 周,临床表现及脑脊液改变与其他病毒性脑膜脑炎相似。疾病早期,脑脊液中可分离出腮腺炎病毒,大多数预后良好,但也偶有死亡及留有神经系统后遗症者。

2.多发性神经炎、脑脊髓炎

偶有腮腺炎后 1～3 周出现多发性神经炎、脑脊髓炎,但预后多良好。肿大腮腺可压迫面神经引起暂时性面神经麻痹,有时出现三叉神经炎、偏瘫、截瘫及上升性麻痹等。

3.耳聋

耳聋由听神经受累所致。发生率虽不高(约 1/15 000),但可发展成永久性和完全性耳聋,所幸 75% 为单侧,故影响较小。

(二)生殖系统睾丸炎

是青春发育期男孩常见的并发症,多为单侧,肿大且有压痛,近半数病例发生不同程度睾丸萎缩,但很少引起不育症。7% 青春期后女性患者可并发卵巢炎,表现下腹疼痛及压痛,目前尚未见因此导致不孕的报告。

(三)胰腺炎

胰腺炎常发生于腮腺肿大后 3、4 天至 1 周左右出现,以中上腹疼痛为主要症状,可伴有发热、呕吐、腹胀或腹泻等,轻型及亚临床型较常见,发生严重胰腺炎的极少见。由于单纯腮腺炎即可引起血、尿淀粉酶升高,故血、尿淀粉酶不宜作为诊断依据。血脂肪酶检测有助于胰腺炎的诊断。

(四)其他

还可有心肌炎、肾炎、乳腺炎、关节炎、肝炎等。

七、诊断及鉴别诊断

（1）依据流行病学史、腮腺及其他唾液腺非化脓性肿大的特点，可作出临床诊断。

（2）对非典型的流行性腮腺炎需依靠血清学抗体 IgM 检查或病毒检测分离确诊。

（3）鉴别诊断包括其他病原（细菌、流感病毒、副流感病毒等）引起的腮腺炎和其他原因引起的腮腺肿大，如白血病、淋巴瘤及腮腺肿瘤等。

八、治疗

自限性疾病，目前尚无抗流行性腮腺病毒的特效药物。主要是对症治疗，镇痛及退热。急性期应避免食刺激性食物，多饮水，保持口腔卫生。高热患儿可采用物理降温或使用解热剂，严重头痛和并发睾丸炎者可酌情应用止痛药。此外，也可采用中医中药内外兼治。对重症脑膜脑炎、睾丸炎或心肌炎者，可短程给予糖皮质激素治疗。此外，氦氖激光局部照射治疗腮腺炎，对止痛、消肿有一定疗效。

九、预防

及早隔离患者直至腮腺肿胀完全消退为止。集体机构的易感儿应检疫3周。流行性腮腺炎减毒活疫苗具有较好的预防效果。此外，对鸡蛋过敏者不能使用腮腺炎减毒活疫苗。

第五节 手足口病

手足口病是由多种人肠道病毒引起的常见传染病，以婴幼儿发病为主。大多数患者症状轻微，以发热和手、足、口腔等部位的皮疹或疱疹为主要特征。少数患儿可出现中枢神经系统、呼吸系统受累，引发无菌性脑膜炎、脑干脑炎、急性弛缓性麻痹、神经源性肺水肿和心肌炎等，个别重症患儿病情进展快，导致死亡。青少年和成人感染后多不发病，但能够传播病毒。引起手足口病的肠道病毒包括肠道病毒 71 型（EV71）和 A 组柯萨奇病毒、埃可病毒的某些血清型。

一、病因

引起手足口病的病原体主要为单股线形小 RNA 病毒科，肠道病毒属的柯萨奇病毒 A 组（Coxasckievirus A，Cox A）的 2、4、5、7、9、10、16 型等，B 组（Cox-asckievirus B，Cox B）的 1、2、3、4、5 型等；肠道病毒 71 型（human enterovirus 71，EV71）；埃可病毒（Echovirus，ECHO）等。其中以 EV71 及 Cox A16 型较为常见。

肠道病毒适合在湿、热的环境下生存与传播，对乙醚、去氯胆酸盐等不敏感，75％乙醇和 5％来苏亦不能将其灭活，但对紫外线及干燥敏感。各种氧化剂（高锰酸钾、漂白粉等）、甲醛、碘酒都能灭活病毒。病毒在 50 ℃可被迅速灭活，但 1 mol浓度二价阳离子环境可提高病毒对热灭活的抵抗力，病毒在 4 ℃可存活 1 年，在 −20 ℃可长期保存，在外环境中病毒可长期存活。

二、流行病学

（一）流行概况

手足口病是全球性传染病，世界大部分地区均有此病流行的报道。1957 年新西兰首次报道，1958 年分离出柯萨奇病毒，1959 年正式命名 HFMD。1969 年 EV71 在美国被首次确认。此后 EV71 感染与 Cox A16 感染交替出现，成为手足口病主要病原体。手足口病分布广泛，流行无明显的地区性，全年均可发生，一般 4～7 月为发病高峰。托幼机构等易感人群集中处可发生暴发。肠道病毒传染性强、隐性感染比例高、传播途径复杂、传播速度快，控制难度大，容易出现暴发和短时间内较大范围流行。

（二）传染源

人是人肠道病毒的唯一宿主，患者和隐性感染者为传染源。发病前数天，感染者咽部与粪便就可检出病毒，通常以发病后一周内传染性最强。

（三）传播途径

肠道病毒可经胃肠道（粪-口途径）传播，也可经呼吸道（飞沫、咳嗽、打喷嚏等）传播，亦可因接触患者口鼻分泌物、皮肤或黏膜疱疹液及被污染的手及物品等造成传播。尚不能明确是否可经水或食物传播。

（四）易感性

人普遍易感。各年龄组儿童均可感染发病，多发生于学龄前儿童，尤以 3 岁及以下儿童发病率最高。显性感染和隐性感染后均可获得特异性免疫力,产生的中和抗体可在体内存留较长时间,对同血清型病毒产生比较牢固的免疫力,但不同血清型间无交叉免疫。

三、发病机制及病理

引起手足口病的常见病毒是 EV71 及 Cox A16,导致手足口病肺水肿或肺出血死亡的病毒主要是 EV71。当肠道病毒通过咽部或肠道侵入易感者体内,在其局部黏膜、淋巴结内增殖,然后释放入血,引起第一次病毒血症,继之病毒在全身淋巴结、肝脾内增殖,释放入血,引起第二次病毒血症,到达全身的靶器官。目前肠道病毒导致重症的机制尚不完全清楚,EV71 具有嗜神经性,侵犯外周神经末梢,通过逆向神经转运进入中枢神经感系统,直接感染和免疫损伤引起神经系统临床表现;EV71 感染导致肺水肿的机制为神经源性。

四、临床表现

潜伏期为 2～10 天,平均 3～5 天,病程一般为 7～10 天。

(一)普通病例

急性起病,初期有轻度上感症状,部分患儿可伴有咳嗽、流涕、食欲缺乏、恶心、呕吐和头痛等症状,半数患者发病前 1～2 天或发病的同时有发热,多在 38 ℃左右。患儿手、足、口、臀四个部位可出现斑丘疹和/或疱疹,皮疹具有不痛、不痒、不结痂、不结疤的四不特征。疱疹周围可有炎性红晕,疱内液体较少。手、足、口病损在同一患者不一定全部出现。水疱和皮疹通常在 1 周内消退。

(二)重症病例

少数病例,尤其在＜3 岁的儿童,病情进展迅速,在发病的 1～5 天内出现神经系统受累、呼吸及循环功能障碍等表现,极少数病例病情危重,可致死亡,存活者可留有神经系统后遗症。

1.神经系统损害

精神差、嗜睡、易惊、头痛、呕吐、烦躁、肢体抖动、急性肢体无力、肌阵挛、眼球震颤、共济失调、眼球运动障碍、颈项强直等。

2.呼吸系统表现

呼吸浅快或节律改变,呼吸困难,口唇发绀,咳嗽、有粉红色或血性泡沫痰。

3.循环系统表现

面色青灰、皮肤花纹、四肢发凉、出冷汗、毛细血管充盈时间延长,心率增快或减慢,血压升高或下降。

五、辅助检查

(一)血常规

白细胞计数正常或偏低,病情危重者白细胞计数可明显升高。

(二)血生化检查

部分病例谷丙转氨酶(ALT)、谷草转氨酶(AST)、肌酸激酶同工酶(CK-MB)轻度升高。重症病例可有肌钙蛋白、血糖升高。C 反应蛋白一般不升高。

(三)脑脊液检查

在神经系统受累时可表现为外观清亮,压力增高,白细胞计数增多,多以单核细胞为主,蛋白正常或轻度增多,糖和氯化物正常。

(四)X 线胸片

肺水肿患儿可表现为双肺纹理增多,网络状、点片状、大片状阴影,部分病例以单侧为主,快速进展为双侧大片阴影。

(五)磁共振

磁共振在神经系统受累时可有异常改变,以脑干、脊髓灰质损害为主。

(六)脑电图

部分病例可表现为弥漫性慢波,少数可出现棘(尖)慢波。

(七)心电图

心电图无特异性改变,可见窦性心动过速或过缓,ST-T 改变。

(八)病原学检测

1.病毒核酸检测或病毒分离

咽及气道分泌物、疱疹液、粪便和脑、肺、脾、淋巴结等组织标本中肠道病毒特异性核酸阳性或分离到肠道病毒,如 EV71、Cox A16 或其他肠道病毒。

2.血清学检测

急性期与恢复期血清 EV71、Cox A16 或其他肠道病毒中和抗体有 4 倍或4 倍以上升高。

六、诊断及鉴别诊断

临床诊断主要依据流行病学资料、临床表现及实验室检查,确诊须有病原学证据。主要依据包括学龄前儿童为主要发病对象,常以婴幼儿多见,在集聚的场所呈流行趋势;临床主要表现为初起发热,继而口腔、手、足和臀等部位出现斑丘疹及疱疹样损害。

不典型、散在性手足口病很难与其他出疹发热性疾病鉴别,须结合病原学及血清学检查作出诊断。手足口病普通病例常需与其他儿童发疹性疾病相鉴别,如与丘疹性荨麻疹、水痘、不典型麻疹、幼儿急疹、带状疱疹及风疹等鉴别。可根据流行病学特点、皮疹形态、部位、出疹时间、有无淋巴结肿大及伴随症状等进行鉴别,以皮疹形态及部位最为重要。最终可依据病原学和血清学检测进行鉴别。

对于手足口病的重症病例要与其他病毒所致脑炎或脑膜炎、肺炎、暴发性心肌炎相鉴别,可根据流行病学史尽快留取标本进行肠道病毒,尤其是 EV71 的病毒学检查,结合病原学或血清学检查做出诊断。

七、治疗

(一)普通病例治疗

1.加强隔离

避免交叉感染,适当休息,清淡饮食,做好口腔和皮肤护理。

2.对症治疗

发热、呕吐、腹泻等给予相应处理。

3.病因治疗

选用利巴韦林等。

(二)重症病例治疗

1.合并神经系统受累的病例

(1)对症治疗:如降温,镇静,止惊(地西泮、苯巴比妥钠、水合氯醛等)。

(2)控制颅高压:限制入量,给予甘露醇脱水,剂量每次 $0.5\sim1.0$ g/kg,每 4 小时一次或每 8 小时一次,根据病情调整给药时间和剂量,必要时加用呋塞米。

(3)静脉注射丙种球蛋白:每次 1 g/kg×2 次或每次 2 g/kg×1 次。

(4)酌情使用糖皮质激素。

(5)呼吸衰竭者进行机械通气,加强呼吸管理。

2.合并呼吸、循环系统受累的病例

(1)保持呼吸道通畅,吸氧。

(2)建立静脉通路,监测呼吸、心率、血压及血氧饱和度。

(3)呼吸衰竭时及时气管插管,使用正压机械通气,根据血气分析随时调整呼吸参数。

（4）必要时使用血管活性药物、丙种球蛋白等。

八、预防

本病至今尚无特异性预防方法。加强监测、提高监测敏感性是控制本病流行的关键。各地要做好疫情报告，托幼单位应做好晨间检查，及时发现患者，采集标本，明确病原学诊断，并做好患者粪便及其用具的消毒处理，预防疾病的蔓延扩散。流行期间，家长应尽量少让孩子到拥挤的公共场所，减少感染的机会。医院应加强预防，设立专门诊室，严防交叉感染。密切接触患者的体弱婴幼儿可酌情注射丙种球蛋白。

第六节 猩 红 热

猩红热是一种由 A 组溶血性链球菌所致的急性呼吸道传染病，其临床以发热、咽峡炎、全身弥漫性红色皮疹及疹退后皮肤脱屑为特征。本病多见于 5～15 岁的儿童，少数患儿于病后 2～3 周可因为变态反应发生风湿热或急性肾小球肾炎。

一、病因

病原菌为 A 组 β 溶血性链球菌。其直径约 0.6～1.0 μm，依据其表面抗原 M，可分为 80 个血清型。M 蛋白是细菌的菌体成分，对中性粒细胞和血小板都有免疫毒性作用。链球菌能产生 A、B、C 3 种抗原性不同的红疹毒素，其抗体无交叉保护力，均能致发热和猩红热皮疹。此外，该细菌还能产生链激酶和透明质酸酶，前者可溶解血块并阻止血液凝固，后者可溶解组织间的透明质酸，使细菌在组织内扩散。细菌的致热性外毒素可引起发热、头痛等全身中毒症状。

A 组 β 溶血性链球菌对热及干燥抵抗力不强，经 55 ℃处理 30 分钟可全部灭活，也很容易被各种消毒剂杀死，但在 0 ℃环境中可生活几个月。

二、流行病学

猩红热通过飞沫传播，由于这种链球菌在外界环境中普遍存在，患者带菌者和不典型的病例为主要传染源。被污染的日常用品的间接传播偶可发生，皮肤脱屑本身没有传染性。人群普遍易感,冬春季为发病高峰,夏秋季较少。

三、发病机制及病理

溶血性链球菌从呼吸道侵入咽、扁桃体,引起局部炎症,表现为咽峡及扁桃体急性充血、水肿,有中性粒细胞浸润,纤维素渗出,可为卡他性、脓性或膜性,并可向邻近组织器官扩散,亦可通过血源播散。炎症病灶处溶血性链球菌产生红疹毒素,经吸收后使机体表皮毛细血管扩张,真皮层广泛充血,在毛囊口周围有淋巴细胞及单核细胞浸润,形成猩红热样皮疹。恢复期表皮细胞角化过度,并逐渐脱落形成临床上的脱皮。舌乳头红肿突起,形成杨梅舌。重型患者可有全身淋巴结、肝、脾等网状内皮组织增生,心肌发生中毒性退行性变。部分患者于2~3周后可出现变态反应,主要表现为肾小球肾炎或风湿热。

四、临床表观

(一)潜伏期

通常为2~3天,短者1天,长者5~6天。外科性猩红热潜伏期较短,一般为1~2天。

(二)前驱期

从发病到出疹为前驱期,一般不超过24小时,少数病例可达2天。起病多急骤,当局部细菌繁殖到一定数量,并产生足够的外毒素时即出现症状,有畏寒,高热伴头痛、恶心、呕吐、咽痛等。婴儿在起病时烦躁或惊厥。检查时轻者仅咽部或扁桃体充血,重者咽及软腭有脓性渗出物和点状红疹或出血性红疹,或有假膜形成。颈及颌下淋巴结肿大及压痛。

(三)出疹期

多见于发病后1~2天出疹。皮疹从颈、上胸部开始,然后迅速波及躯干及上肢,最后到下肢。皮疹特点是全身皮肤弥漫性发红,其上有红色点状皮疹,高出皮面,扪之有粗糙感,压之退色,有痒感,疹间无正常皮肤,以手按压则红色可暂时消退数秒钟,出现苍白的手印,此种现象称为贫血性皮肤划痕,为猩红热的特征之一。在皮肤皱褶处,如腋窝、肘弯和腹股沟等处,皮疹密集成线压之不退,称为帕氏线,为猩红热特征之二。前驱期或发疹初期,舌质淡红,其上被覆灰白色苔,边缘充血水肿,舌刺突起,2~3天后舌苔由边缘消退,舌面清净呈牛肉样深红色,舌刺红肿明显,突出于舌面上,形成"杨梅"样舌,为猩红热特征之三。猩红热患者还可出现口周苍白区,是口周皮肤与面颊部发红的皮肤比较相对苍白。

(四)恢复期

皮疹于 3～5 天后颜色转暗,逐渐隐退。并按出疹先后顺序脱皮,皮疹愈多,脱屑愈明显。轻症患者呈细屑状或片状屑。重症患者有时呈大片脱皮,以指、趾部最显。此时全身中毒症状及局部炎症也很快消退。此期约 1 周。

除了上述典型的临床表现外,随着细菌毒力的强弱,侵入部位的差异和机体反应性的不同,又有其特殊表现。

(1)脓毒型:咽峡炎明显,渗出物多,局部黏膜可坏死而形成溃疡。细菌扩散到附近组织,发生化脓性中耳炎、鼻窦炎、乳突炎及颈部淋巴结炎,重者导致败血症。目前该型已较少见。

(2)中毒型:全身中毒症状重,高热 40 ℃以上。往往出现意识障碍、萎靡、嗜睡或烦躁,重者谵妄,惊厥及昏迷。亦可呈循环衰竭及中毒性心肌炎表现。皮疹可为出血性,延时较久,但咽峡炎不明显。此型患者易引起全身或局部的细菌感染性并发症。自抗生素应用以来,已很少见到。

(3)外科型(包括产科型):病原菌通过咽外途径如伤口、产道、烧烫伤创面或皮肤感染侵入人体引起发病,其皮疹先出现于细菌入侵部位附近,邻近的淋巴结炎较显著,全身症状轻,咽扁桃体无炎症。预后良好。

五、辅助检查

(一)血常规

白细胞总数增加,约在$(10～20)×10^9/L$,中性粒细胞可达 80％,严重者可出现中毒颗粒。

(二)快速抗原检测

免疫荧光法或乳胶凝集法检测咽拭子或伤口分泌物 A 组 β 溶血性链球菌,用于快速诊断。

(三)细菌培养

从咽拭子或其他病灶内取标本培养,分离出 A 组 β 溶血性链球菌。

六、诊断和鉴别诊断

典型皮疹、帕氏线、"杨梅"舌等是临床诊断猩红热的主要依据,再结合全身症状如发热、咽痛、扁桃体红肿及流行病学特点,诊断并不难。诊断困难者多系极轻和极重的或就诊时恰在出疹期与脱屑期之间,缺乏显著症状的病例。应仔细询问病史,体检时尤需注意本病特征性表现。咽拭子细菌培养阳性有助于诊断。

本病应与下列疾病作鉴别诊断。

（一）风疹

其皮疹有时与猩红热不易鉴别，但枕后淋巴结肿大，白细胞减少，当地流行情况可供鉴别。

（二）麻疹

典型麻疹皮疹与猩红热皮疹不相同，但在麻疹前驱期偶或暂现猩红热样的皮疹，反之猩红热患儿四肢有时可见麻疹样皮疹。但麻疹的卡他症状，麻疹黏膜斑，皮疹特点及出疹顺序及疹退后的色素沉着，白细胞降低，流行史等有助于鉴别。

（三）药物疹

奎宁、苯巴比妥、磺胺类、安替比林、颠茄合剂、阿托品等药物，有时可致皮肤弥漫性潮红，或可表现为斑丘疹。但缺乏全身症状、无咽峡炎症，皮疹分布不均匀，主要靠仔细询问药物史有助鉴别。

（四）金黄色葡萄球菌败血症

部分金黄色葡萄球菌可产生红疹毒素也可引起类似猩红热样皮疹，与中毒型猩红热不易鉴别，其皮疹多在起病后 3～5 天出现，持续时间较短，中毒症状更为明显，大多有金黄色葡萄球菌感染灶，最重要的鉴别是病灶的细菌培养、血培养。

七、治疗

（一）一般治疗

供给充分的营养、热量。在发热，咽痛期间可给予流质或半流质饮食，保持口腔清洁，较大儿童可用温盐水漱口。高热者，应物理降温或用退热剂。

（二）抗生素治疗

青霉素能迅速消灭链球菌，预防和治疗脓毒并发症，是治疗猩红热的首选药物。更重要的在于预防并发症如急性肾小球肾炎和急性风湿热的发生。治疗开始愈早，预防效果愈好，疗程至少 10 天。青霉素过敏者可选用头孢菌素，或酌情选用红霉素、克林霉素，但后者对 A 组溶血性链球菌耐药性很高，需根据药物敏感性结果选用，疗程 7～10 天。

八、预防

（一）早期隔离

患者明确诊断后将患儿进行隔离治疗，由于早期使用抗生素，病原菌很快消失,隔离期限缩短为 1 周。病情不需住院者,尽可能在家隔离治疗。最好咽培养 3 次阴性后解除隔离。

(二)接触者的处理

儿童机构发生猩红热时,应严密观察接触者。认真进行晨间检查,有条件可做咽拭子培养。对可疑猩红热、咽峡炎患者,都应给予隔离治疗。

第七节 中毒型细菌性痢疾

细菌性痢疾是由志贺菌属引起的肠道传染病,而中毒型细菌性痢疾则是急性细菌性痢疾的危重型。起病急骤,临床以高热、嗜睡、惊厥、迅速发生休克及昏迷为特征。本病多见于 3～5 岁体格健康的儿童,病死率高,必须积极抢救。

一、病因及流行病学

本病的病原体为痢疾志贺菌,属肠杆菌的志贺菌属。志贺菌属分成 A、B、C、D 4 群,A 群为痢疾志贺菌,B 群为福氏志贺菌,C 群为鲍氏志贺菌,D 群宋内志贺菌。

我国引起流行的多数为福氏志贺菌,其次为宋内志贺菌。

急性、慢性痢疾患者及带菌者是主要传染源。其传播方式通过消化道传播,可通过污染的水和食物传播,夏秋季多见,多见于体格健壮的小儿,发病年龄以 3～5 岁多见。

二、发病机制

目前尚未完全清楚。引起中毒型细菌性痢疾与普通急性细菌性痢疾的机制不同,与机体对志贺菌的毒素反应有关。志贺菌侵袭人体后,细菌裂解,产生大量内毒素和少量外毒素。志贺菌内毒素从肠壁吸收入血,引起发热、毒血症及微循环障碍。内毒素作用于肾上腺髓质及兴奋交感神经系统释放肾上腺素及去甲肾上腺素等,使小动脉和小静脉发生痉挛性收缩。内毒素直接作用或通过刺激网状内皮系统,使组氨酸脱羧酶活性增加,或通过溶酶体释放,导致大量血管扩张物质释放,使血浆外渗,血液浓缩。此外,血小板凝聚,释放血小板因子 3,促进血管内凝血,加重微循环障碍。

中毒型细菌性痢疾的病变在脑组织中最为明显,可发生脑水肿,甚至脑疝,临床表现为昏迷、抽搐及呼吸衰竭,常是导致中毒型细菌性痢疾的死亡原因。

三、病理

中毒型细菌性痢疾的肠道病变轻而不典型,特别在疾病的早期,中毒症状虽极严重,但病理改变并不明显,甚至在死亡病例中,结肠仅见充血、水肿。主要病理改变为大脑及脑干水肿,神经细胞变性及点状出血,肾小管上皮细胞变性坏死,部分肾上腺充血、皮质出血和萎缩。

四、临床表现

潜伏期通常为 1～2 天,但可短至数小时,长达 8 天。

(一)发病特点

起病急骤,突发高热,常在肠道症状出现前发生惊厥,短时期内(一般在数小时内)即可出现中毒症状。起病后体温很快上升至 39 ℃以上,可达 41 ℃,可伴有头痛,畏寒等症状,但无上呼吸道感染症状。肠道症状往往在数小时或数十小时后出现,故常被误诊为其他热性疾病。

(二)分型

根据其临床表现,分为如下几型。

1.休克型(皮肤内脏微循环障碍型)

主要表现为感染性休克。初起面色灰白,唇周青灰,四肢冷,指趾甲发白,脉细速,心率增快。后期出现青紫,血压下降,尿量减少,脉细速或细弱,甚至不能触及,心音低钝,无尿。重者青紫严重,心率减慢,心音微弱,血压测不出。并可同时伴心、肺、血液及肾脏等多器官功能不全的表现。

2.脑型(脑微循环障碍型)

病初起时小儿烦躁或萎靡、嗜睡,严重者出现惊厥。惊厥可反复发作,病初发作前后神志清楚,继之可转入谵妄昏迷,并可在持续惊厥后呼吸突然停止,这是由于脑细胞缺氧引起脑水肿产生脑疝所致。眼底检查可见小动脉直径变细,小静脉淤血扩张。此型较重,病死率高。

3.肺型(肺微循环障碍型)

肺型主要表现为呼吸窘迫综合征。以肺微循环障碍为主,常由中毒型细菌性痢疾的休克型或脑型发展而来,病情危重,病死率高。

4.混合型

上述 2 型或 3 型同时存在或先后出现,此型极为凶险,病死率更高。

五、辅助检查

(一)血常规

白细胞总数及中性粒细胞增高,但发热仅数小时的患儿可以不高。

(二)大便常规

大便常规可见成堆白细胞、吞噬细胞和红细胞。尚无腹泻的早期病例,应用生理盐水灌肠后作粪便检查。粪便常规一次正常,不能排除该病的诊断,需要复查。

(三)大便培养

大便培养可分离出志贺菌属痢疾杆菌。

(四)特异性核酸检测

采用核酸杂交或聚合酶链反应可直接检查大便中的痢疾志贺菌核酸,其灵敏度较高,特异性较强,快捷方便,是较有发展前途的检测方法。

六、诊断及鉴别诊断

3～5 岁的健康儿童,夏秋季节突然高热,伴反复惊厥、脑病和休克表现者,均应考虑本病。可用肛拭子或灌肠取便,若镜检发现大量脓细胞或红细胞可临床诊断,但需与下列疾病相鉴别。

(一)上呼吸道感染

初起高热可伴有惊厥,但惊厥很少反复,且高热时及惊厥后精神尚可,面颊潮红,而中毒型细菌性痢疾患者常精神萎靡,面色灰白。还可结合流行病学史以资区别。

(二)流行性乙型脑炎

也有发热,惊厥等表现。但其发热的热度是逐日升高,初 1～2 天热度并不很高,神经症状也常在发热 1～2 天后出现。乙型脑炎很少有循环障碍,脑脊液检查常有异常,而中毒型细菌性痢疾的脑脊液检查无异常可资鉴别。

(三)流行性脑膜炎

也有高热、惊厥、昏迷,亦可伴有面灰、肢冷而很快发展为休克,但流脑常伴有呕吐,皮肤瘀点或瘀斑,脑膜刺激征亦较为明显,且多见于冬春季节。脑脊液检查可资区别。

（四）大叶性肺炎、尿路感染或败血症

这类细菌性感染亦常以发高热起病，偶尔也可发生抽搐，面色苍白等中毒症状，鉴别需依赖肺部体征、胸部 X 线检查，尿常规及血培养等加以区别。

（五）急性出血性坏死性小肠炎

常以发热起病，有血便，粪便具有特殊的臭味，腹痛较剧。热度一般不高，腹泻症状明显，严重时便血较多。休克常出现在后期。

七、治疗

本病病情凶险，必须及时抢救治疗。

（一）降温止惊

可采用物理、药物降温或亚冬眠疗法。持续惊厥者，可用地西泮 0.3 mg/kg 肌内注射或静脉注射（最大剂量≤每次 10 mg）；或用水合氯醛 40～60 mg/kg 保留灌肠；或苯巴比妥钠肌内注射。

（二）控制感染

通常选用两种痢疾志贺菌敏感的抗生素静脉滴注。因近年来痢疾志贺菌对氨苄西林、庆大霉素等耐药菌株日益增多，故可选用阿米卡星、头孢噻肟钠或头孢曲松钠等药物。

（三）抗休克治疗

（1）扩充血容量，纠正酸中毒，维持水、电解质酸碱平衡。

（2）改善微循环：在充分扩容的基础上，适当应用血管活性药物，如多巴胺、酚妥拉明等。

（3）糖皮质激素可及早应用，地塞米松每次 0.2～0.5 mg/kg 静脉滴注，每天 1～2 次，疗程 3～5 天。

（四）防治脑水肿和呼吸衰竭

首选 20％甘露醇减低颅内压，剂量每次 0.5～1 g/kg 静脉注射，每天 3～4 次，疗程 3～5 天，必要时与利尿剂交替使用。此外，保持患儿呼吸道通畅，保证血氧在正常范围内，若出现呼吸衰竭，及早给予机械通气治疗。

第八节 原发型肺结核

原发型肺结核是原发性结核病中最常见的一种类型,为结核分枝杆菌(简称结核杆菌)初次侵入肺部后发生的原发感染,是小儿肺结核的主要类型,占儿童各型肺结核总数的 85.3%。原发型肺结核包括原发综合征与支气管淋巴结结核。前者由肺原发病灶、局部淋巴结病变和两者相连的淋巴管炎组成;后者以胸腔内肿大淋巴结为主。肺部原发病灶或因其范围较小,或被纵隔影掩盖,X线片无法查出,或原发病灶已经吸收,仅遗留局部肿大的淋巴结,故在临床上诊断为支气管淋巴结结核。此两者并为一型,即原发型肺结核。

一、病理

肺部原发病灶多位于胸膜下,肺上叶底部和下叶的上部,右侧较多见。基本病变为渗出、增殖、坏死。渗出性病变以炎症细胞、单核细胞及纤维蛋白为主要成分;增殖性改变以结核结节及结核性肉芽肿为主;坏死的特征性改变为干酪样改变,常出现于渗出性病变中。结核性炎症的主要特征是上皮样细胞结节及朗格汉斯细胞。

典型的原发综合征呈"双极"病变,即一端为原发病灶,一端为肿大的肺门淋巴结。由于小儿机体处于高度过敏状态,使病灶周围炎症甚广泛,原发病灶范围扩大到一个肺段甚至一叶。小儿年龄愈小,此种大片性病变愈明显。引流淋巴结肿大多为单侧,但亦有对侧淋巴结受累者。

原发型肺结核的病理转归如下。

(一)吸收好转

病变完全吸收,钙化或硬结(潜伏或痊愈)。此种转归最常见,出现钙化表示病变至少已有 6～12 个月。

(二)进展

(1)原发病灶扩大,产生空洞。

(2)支气管淋巴结周围炎,形成淋巴结支气管瘘,导致支气管内膜结核或干酪性肺炎。

(3)支气管淋巴结肿大,造成肺不张或阻塞性肺气肿。

(4)结核性胸膜炎。

(三)恶化

血行播散,导致急性粟粒性肺结核或全身性粟粒性结核病。

二、临床表现

症状轻重不一。轻者可无症状,一般起病缓慢,可有低热、食欲减退、疲乏、盗汗等结核中毒症状,多见于年龄较大儿童。婴幼儿及症状较重者可急性起病,高热可达 40 ℃,但一般情况尚好,与发热不相称,持续 2～3 周后转为低热,并伴结核中毒症状,干咳和轻度呼吸困难是最常见的症状。婴儿可表现为体重不增或生长发育障碍。部分高度过敏状态小儿可出现眼疱疹性结膜炎,皮肤结节性红斑和/或多发性一过性关节炎。当胸内淋巴结高度肿大时,可产生一系列压迫症状:压迫气管分叉处可出现类似百日咳样痉挛性咳嗽;压迫支气管使其部分阻塞时可引起喘鸣;压迫喉返神经可致声嘶;压迫静脉可致胸部一侧或双侧静脉怒张。

体格检查可见周围淋巴结不同程度肿大。肺部体征可不明显,与肺内病变不一致。胸片呈中到重度肺结核病变者,50％以上可无体征。如原发病灶较大,叩诊呈浊音,听诊呼吸音减低或有少许干湿音。婴儿可伴肝大。

三、诊断和鉴别诊断

(一)诊断

早期诊断很重要。应结合病史、临床表现及其有关检查进行综合分析。

1.病史

应详细询问临床症状和卡介苗接种史,结核接触史及有关麻疹或百日咳等传染病既往史。

2.体格检查

应注意检查双上臂有无卡介苗接种后瘢痕;若发现眼疱疹性结膜炎、皮肤结节性红斑者,活动性结核病的可能性较大。

3.结核菌素试验

结核菌素试验为简便实用的诊断方法。结核菌素试验呈强阳性或由阴性转为阳性者,应作进一步检查。

4.X 线检查

对确定肺结核病灶的性质、部位、范围及其发展情况和决定治疗方案等具有重要作用,是诊断小儿肺结核的重要方法之一。最好同时作正、侧位胸片检查,对发现肿大淋巴结或靠近肺门部位的原发病灶,侧位片有不可忽视的作用。

(1)原发综合征:肺内原发灶大小不一。局部炎性淋巴结相对较大而肺部的感染灶相对较小是原发型肺结核的特征。婴幼儿病灶范围较广,可占据一肺段甚至一肺叶(图8-1);年长儿病灶周围炎症较轻,阴影范围不大,多呈小圆形或小片状影。部分病例可见局部胸膜病变。小儿原发型肺结核在 X 线胸片上呈现典型哑铃状双极影者已少见。

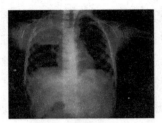

图 8-1　原 发 综 合 征

(2)支气管淋巴结结核:小儿原发型肺结核 X 线胸片最为常见者。分两种类型:①炎症型(图8-2):淋巴结周围肺组织的渗出性炎性浸润,呈现从肺门向外扩展的密度增高阴影,边缘模糊,此为肺门部肿大淋巴结阴影;②结节型(图8-3):表现为肺门区域圆形或卵圆形致密阴影,边缘清楚,突向肺野。

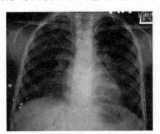

图 8-2　支气管淋巴结结核(炎症型)

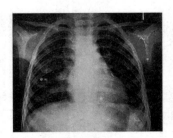

图 8-3　支气管淋巴结结核(结节型)

　　除以上肿大淋巴结影像外，胸片常显示伴随影像，如气管、支气管受压、变形、移位，局限性狭窄，气管分枝部变宽等。以上影像特别易见于婴幼儿。此改变多系肿大淋巴结压迫或溃入支气管内腔而引起。

　　如有下列征象可提示原发型肺结核或曾感染肺结核：①肺门影增浓，轮廓不整；②肺野内有钙化点且附近有增粗或僵直的肺纹理；③某些部位肺纹理走行僵直、增粗。横膈位置升高可由胸内或腹内病变引起。在小儿原发型肺结核病例中，增大的肺门和气管旁，尤其是纵隔淋巴结可累及膈神经造成膈神经麻痹，X线上表现为膈上升，膈活动受限。

　　CT扫描可显示纵隔和肺门淋巴结肿大。对疑诊肺结核但胸部平片正常病例有助于诊断。CT表现为肺门增大、变形、肺门血管移位，纵隔淋巴结肿大，且大都为多个、多组淋巴结肿大，以气管旁侧及肺门组、气管支气管组淋巴结肿大为多见，单侧多于双侧，双侧者则大都不对称，淋巴结内可有钙化。增强扫描后淋巴结周围有环型强化，中心因干酪性坏死呈低密度（图8-4）。

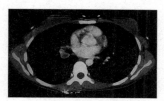

图 8-4　支气管淋巴结结核 CT 扫描

5.纤维支气管镜检查

　　结核病变蔓延至支气管内造成支气管结核，纤维支气管镜检查可见到以下病变。

　　（1）肿大淋巴结压迫支气管致管腔狭窄，或与支气管壁粘连固定，以致活动受限。

　　（2）黏膜充血、水肿、炎性浸润、溃疡或肉芽肿。

　　（3）在淋巴结穿孔前期，可见突入支气管腔的肿块。

　　（4）淋巴结穿孔形成淋巴结支气管瘘，穿孔口呈火山样突起，色泽红而有干酪样物质排出。

（二）鉴别诊断

　　本病在X线检查前，应与上呼吸道感染、支气管炎、百日咳、风湿热、伤寒等相鉴别；在X线检查后应与各种肺炎、支气管扩张相鉴别；胸内淋巴结肿大明显时，应与纵隔良性及恶性肿瘤相鉴别。X线表现为肺不张-肺实变或肺段性结核病者需与异物吸入鉴别。鉴别方法为寻找结核杆菌,结核菌素试验、实验室检查、X线摄片动态观察及淋巴结活检等。

四、治疗

抗结核药物的应用:选用短程疗法,每天服用 INH、RFP 和 EMB,强化治疗阶段 2~3 个月,后以 INH,RFP 巩固维持治疗 4~6 个月。总疗程 6~9 个月。

判断小儿活动性结核病的参考指标:①结核菌素试验强阳性和极强阳性;②未接种卡介苗且<3 岁,尤其是<1 岁婴儿结核菌素试验中度阳性者;③排出物中找到结核杆菌;④胸部 X 线检查示活动性原发型肺结核改变者;⑤纤维支气管镜检查有明显支气管结核病变者。

参 考 文 献

［1］戴淑凤.新生儿疾病诊疗速查［M］.北京:北京大学医学出版社,2022.

［2］周伟,吴本清.新生儿无创呼吸支持技术［M］.北京:人民卫生出版社,2021.

［3］朱鹏立.新生儿诊疗常规［M］.福州:福建科学技术出版社,2020.

［4］安文辉.小儿内科疾病临床诊疗思维［M］.长春:吉林科学技术出版社,2019.

［5］陈超,杜立中,封志纯.新生儿学［M］.北京:人民卫生出版社,2020.

［6］周晓光,肖昕,农绍汉.新生儿机械通气治疗学［M］.北京:人民卫生出版社,2021.

［7］陈惠芬,魏彦敏,邱净净,等.实用新生儿疾病诊疗手册［M］.石家庄:河北科学技术出版社,2020.

［8］刘峰.现代儿科疾病诊疗学［M］.长春:吉林科学技术出版社,2019.

［9］王伟丽.儿科与新生儿疾病诊疗实践［M］.北京:科学技术文献出版社,2021.

［10］石晶,母得志,陈大鹏.新生儿疾病症状鉴别诊断学［M］.北京:科学出版社,2020.

［11］惠晓霞.儿科疾病诊断与重症救治［M］.长春:吉林科学技术出版社,2019.

［12］赵小然,代冰,陈继昌.儿科常见疾病临床处置［M］.北京:中国纺织出版社,2021.

［13］吴玉芹.小儿临床呼吸病学［M］.天津:天津科学技术出版社,2020.

［14］闫军.实用儿科常见疾病诊疗实践［M］.长春:吉林科学技术出版社,2019.

［15］吕伟刚.现代儿科疾病临床诊治与进展［M］.开封:河南大学出版社,2021.

［16］李斌.儿科疾病临床诊疗实践［M］.开封:河南大学出版社,2020.

［17］谭国军.儿科常见疾病临床诊治要点［M］.长春:吉林科学技术出版社,2019.

［18］温杨.儿科常见感染性疾病循证释疑［M］.成都:四川大学出版社,2021.

[19] 李倩.临床儿科常见病诊疗精要[M].北京:中国纺织出版社,2020.

[20] 梅梅.儿科学基础与诊疗要点[M].北京:中国纺织出版社,2021.

[21] 江载芳.实用小儿呼吸病学[M].北京:人民卫生出版社,2020.

[22] 魏淑英.儿科诊疗技术[M].长春:吉林科学技术出版社,2018.

[23] 张姣姣.实用儿科常见病临床诊疗[M].北京:科学技术文献出版社,2020.

[24] 孙勇.儿科疾病诊断与治疗[M].长春:吉林科学技术出版社,2019.

[25] 冯仕品.儿科常见病诊断与治疗[M].济南:山东大学出版社,2021.

[26] 张成红.实用临床儿科疾病诊疗常规[M].哈尔滨:黑龙江科学技术出版社,2020.

[27] 马德元.儿科疾病救治实践[M].长春:吉林科学技术出版社,2019.

[28] 王敏,杨丽霞,牛宛柯.儿科常见病诊断与治疗[M].北京/西安:世界图书出版公司,2021.

[29] 李冬梅.儿科疾病临床诊断与治疗规范[M].北京:科学技术文献出版社,2020.

[30] 周春,杨玲,赵洪春.儿科疾病临床治疗[M].南昌:江西科学技术出版社,2019.

[31] 郝德华.儿科常见病诊疗[M].长春:吉林科学技术出版社,2019.

[32] 黄春华.儿科疾病诊疗与救护[M].长春:吉林大学出版社,2019.

[33] 林晓燕.儿科诊疗技术[M].长春:吉林科学技术出版社,2018.

[34] 万忆春.实用儿科疾病诊疗精要[M].长春:吉林科学技术出版社,2019.

[35] 刘雅琳.新编儿科诊疗学[M].长春:吉林科学技术出版社,2018.

[36] 罗路路,王秋丽,王丹,等.胰岛素泵治疗儿童糖尿病酮症酸中毒的临床效果及血糖水平的研究[J].西藏医药,2022,43(1):72-73.

[37] 许玉莲,郑敏燕.儿童糖尿病膳食食谱制定的营养治疗方法及效果[J].糖尿病新世界,2020,23(6):20-21.

[38] 李丹,姚爱玲,李茜.新生儿先天性甲状腺功能减低症的筛查与治疗随访[J].中国医药指南,2021,19(2):71-73.

[39] 胡凤鸣,钟锦炜,毕礼思.去甲肾上腺素与多巴胺在治疗新生儿休克中的临床对比研究[J].现代医院,2020,20(6):907-910.

[40] 马晓.间歇性蓝光照射治疗新生儿黄疸的效果评价[J].中国现代药物应用,2022,16(8):35-37.